Sommaire détaillé

Remerciements ... 15

1. Introduction ... 17

2. Présupposés philosophiques ... 25

Une visée pluridimensionnelle de l'être humain ... 25
- Être biologique ... 25
- Être psychique ... 26
- Être spirituel ... 28
- Être social ... 29

Nécessité et richesse de la transdisciplinarité et de la transculturalité ... 30

3. Une vision holistique de l'Être Humain ... 35

L'apport de la culture orientale ... 36
- Le Tout est en tout ... 36
- La loi des polarités est la loi centrale de tout l'univers. Que sont ces polarités ? ... 37
- Polarités dans la culture orientale ... 38
  - Le Ciel antérieur ... 39
  - Le Ciel postérieur ... 40
- Latéralité dans la culture orientale ... 40

L'apport de la culture occidentale ... 41
- Polarités dans la culture occidentale ... 41
- Latéralité dans la culture occidentale ... 41

La latéralité employée dans ce livre ... 44
- Arguments de l'auteur Michel Odoul ... 44
  - Le Système Nerveux Autonome ou Neurovégétatif ... 45
  - Le Système Nerveux Central ou Moteur ... 45
- Mon point de vue personnel ... 46

4. Clés de lecture ... 49
- Tensions physiques et psychologiques ... 54
- Traumatismes du corps ... 56
- Maladies organiques et psychologiques ... 56

5. Dialoguer avec le corps ... 63

6. Dialoguer avec le squelette ... 65

> LE SQUELETTE ... 66

> LA COLONNE VERTÉBRALE — 68

Problèmes au niveau des vertèbres — 70
Fractures de vertèbres — 71

Problèmes spécifiques à chaque vertèbre — 71

> LES VERTÈBRES CERVICALES — 71
- 1re vertèbre cervicale appelée Atlas — 72
- 2e vertèbre cervicale — 73
- 3e vertèbre cervicale — 73
- 4e vertèbre cervicale — 74
- 5e vertèbre cervicale — 75
- 6e vertèbre cervicale — 75
- 7e vertèbre cervicale — 76

> LES VERTÈBRES DORSALES — 76
- Vertèbre dorsale 1 — 77
- Vertèbre dorsale 2 — 78
- Vertèbre dorsale 3 — 79
- Vertèbre dorsale 4 — 79
- Vertèbre dorsale 5 — 80
- Vertèbre dorsale 6 — 80
- Vertèbre dorsale 7 — 81
- Vertèbres dorsales 8 et 9 — 81
- Vertèbre dorsale 10 — 82
- Vertèbre dorsale 11 — 83
- Vertèbre dorsale 12 — 83

> LES VERTÈBRES LOMBAIRES — 84
- Vertèbre lombaire 1 — 85
- Vertèbre lombaire 2 — 85
- Vertèbre lombaire 3 — 86
- Vertèbre lombaire 4 — 86
- Vertèbre lombaire 5 — 87
- Hernie discale — 88

> VERTÈBRES SACRÉES ET COCCYGIENNES — 88
- Vertèbres sacrées — 89
- Vertèbres sacrées 1, 2 et 3 — 89
- Vertèbres sacrées 4 et 5 — 90
- Vertèbres coccygiennes — 90

> LES FESSES — 92

Problèmes osseux — 93
- Cancer des os — 94
- Fractures osseuses — 95
- Ostéomyélite — 96
- Ostéoporose — 98
- Scoliose — 99

> LES ARTICULATIONS — 101

Problèmes articulaires — 101
- Inflammations (arthrites) — 101
- Douleurs articulaires — 102
- Douleurs dans les genoux — 103
- Douleurs dans les épaules — 104
- Douleurs dans les poignets — 104
- Douleurs dans les chevilles — 105
- Arthroses — 105
- Dégénérescence articulaire — 106

7. Dialoguer avec la tête et le cerveau — 107

> LE CERVEAU — 108
- Les hémisphères cérébraux — 109
  - Hémisphère Gauche : Yang - masculin — 109
  - Hémisphère Droit : Yin - féminin — 110

Problèmes au niveau de la tête et du cerveau — 112
- Maux de tête ou céphalées — 113
- Migraine — 114
- Dégénérescence des cellules cérébrales — 116
  - Maladie d'Alzheimer — 116
- Tumeur au cerveau — 118
- Abcès au cerveau — 119
- Accident Vasculaire Cérébral (AVC) — 120
- Hémiplégie — 121

8. Dialoguer avec le Système Nerveux — 123

Problèmes au niveau du système nerveux — 126
- Syncope — 126
- Épilepsie — 127

9. Dialoguer avec les cheveux — 129

Problèmes au niveau des cheveux — 131
- Pellicules — 131
- Folliculite — 131
- Cheveux cassants — 132
- Calvitie — 132

10. Dialoguer avec la face et le visage — 133

11. Dialoguer avec les yeux — 137

Problèmes aux yeux — 139
- Inflammations, conjonctivite, kératite — 139
- Cécité — 139
- Daltonisme - Dyschromatopsie — 140
- Yeux rouges — 140
- Astigmatisme — 140
- Myopie — 140
- Hypermétropie — 141
- Cataracte — 142
- Glaucome — 142
- Yeux exophtalmiques ou yeux exorbités — 142
- Décollement de rétine — 143
- Strabisme — 143
- Ptosis (Chute de la paupière supérieure) — 144

12. Dialoguer avec le nez — 145

Problèmes au niveau du nez — 147
- Enchifrènement (nez bouché) — 147
- Dysosmie (perte de l'odorat) — 148
- Polype nasal — 148
- Epistaxis (saignement de nez) - Hémorragie nasale — 149

13. Dialoguer avec l'ouïe (les oreilles) et la capacité à écouter — 151

Problèmes au niveau des oreilles et de l'ouïe — 152
- Infections dans les oreilles — 152
- Problèmes d'audition — 153
- Hypoacousie ou surdité — 153
- Otite — 154
- Bouchons de cérumen dans les oreilles — 154
- Bourdonnements d'oreilles - acouphènes — 154

14. Dialoguer avec la bouche, les lèvres, la langue et les dents — 155

› LA LANGUE — 156

Affections au niveau de la bouche — 157
- Bouche sèche — 158
- Morsures de l'intérieur des joues et de la langue — 158
- Aphtes — 158
- Mauvaise haleine — 159
- Mutisme — 159

› LES DENTS — 160
- Caries — 161
- Grincements de dents — 161
- Abcès dentaires — 161

15. Dialoguer avec la gorge, le pharynx et le larynx — 163

› LA GORGE — 164

Problèmes au niveau de la gorge — 164
- Bégaiement — 164
- Dysphagie — 165

› LE PHARYNX — 166

Affections du pharynx — 167
- Pharyngite — 167

› LE LARYNX — 167

Affections du larynx — 168
- Laryngite — 168
- Enrouement, aphonie ou perte de la voix — 168

16. Dialoguer avec le cou et la nuque — 169

› LE COU — 170

Problèmes au niveau du cou — 171
- Torticolis — 171

› LA NUQUE — 173

17. Dialoguer avec les épaules, les clavicules et les omoplates — 175

› LES ÉPAULES — 176

Douleurs dans les épaules — 177
- Fractures des os de l'épaule — 178
- Gibbosité — 178

› LES CLAVICULES — 180

› LES OMOPLATES — 181

18. Dialoguer avec les membres — 183

› LES MEMBRES SUPÉRIEURS — 184

Douleurs et problèmes au niveau des bras — 186
- Messages des avant-bras — 187
- Messages des coudes — 188
- Messages des poignets — 190
- Douleurs, entorses, fractures au niveau des poignets — 190
- Crampe de l'écrivain — 191

Douleurs et problèmes au niveau des mains — 192
- Messages des mains — 192
- Messages des doigts — 194
- Blessures aux doigts — 196
  - Messages du pouce — 196
  - Messages de l'index — 198
  - Messages du majeur — 199
  - Messages de l'annulaire — 200
  - Messages de l'auriculaire ou petit doigt — 202
  - Messages des ongles — 203

› LES MEMBRES INFÉRIEURS — 204

Douleurs et problèmes au niveau des cuisses et des jambes — 204
- Messages de l'articulation de la cuisse — 205
- Messages des cuisses — 207

Affections au niveau de la cuisse et du fémur — 209
- Messages des genoux — 210

Affections du genou — 211
- Déboîtement du genou — 212
- Fracture du genou — 212
- Messages de la partie inférieure des jambes — 213

Affections du mollet — 213
- Phlébites — 214
- Crampes — 214
- Varices — 214
  - Varices durant la grossesse — 215
- Messages des chevilles — 216
- Messages des pieds — 218

Douleurs dans les pieds — 219
- Messages des doigts de pieds — 221
  - Messages du gros orteil — 222
  - Messages de l'orteil Index (latin = indicateur) — 222
  - Messages de l'orteil Majeur — 223
  - Messages de l'orteil Annulaire — 223
  - Messages du petit orteil — 224

19. Dialoguer avec les seins — 225

Problèmes au niveau des seins — 226

La "Personne Sein" — 229

20. Dialoguer avec le cœur et le système circulatoire — 233

› LE SANG — 234
- Les globules rouges — 234
- Les globules blancs — 235

Problèmes au niveau des globules blancs — 235
- Lymphome — 235
- Leucémie — 236
- Les plaquettes — 237
- Hémorragies — 237
  - Hémorragie digestive — 237
  - Hémorragie utérine — 238
  - Hémorragie nasale — 238

› LE SYSTÈME LYMPHATIQUE — 238
- Les amygdales — 238
- L'appendice — 238

› LE SYSTÈME CIRCULATOIRE — 239

Maladies du système artériel — 240
- Artériosclérose — 241

Maladies du système veineux — 241
- Phlébite — 242

› LE CŒUR — 243

La "Personne Cœur" — 246

21. Dialoguer avec les poumons — 249

Problèmes respiratoires — 253
- Toux irritantes — 253
- Bronchites — 253
- Asthmes - Eczémas - Angines purulentes — 254

La "Personne Poumon" — 255

22. Dialoguer avec le système digestif — 259

Les différents organes du système digestif et leurs problèmes respectifs — 261

› L'ŒSOPHAGE — 261
- Œsophagite — 261

› L'ESTOMAC — 261
- Aérophagie — 263
- Hyperacidité gastrique ou aigreurs d'estomac — 263
- Vomissements — 263
- Fermentation dans l'estomac — 263

Gastrite	264
Ulcères	264
Cancer de l'estomac	264

La "Personne Estomac" — 264

› LE FOIE — 267
Cancer du foie — 271

La "Personne Foie" — 272

› LA VÉSICULE BILIAIRE — 273
Calculs biliaires — 275

La "Personne Vésicule" — 275

› LA RATE ET LE PANCRÉAS — 277
La rate — 278
Le pancréas — 279
Hypoglycémie (manque de sucre dans le sang) — 280
Hyperglycémie (excès de sucre dans le sang) ou Diabète — 280

La "Personne Rate-Pancréas" — 281

› L'INTESTIN GRÊLE ET LE GROS INTESTIN — 283
L'intestin grêle — 284
Diarrhée — 285
Ulcères — 286
Le gros intestin — 286
Constipation — 286
Recto-colite — 288
Cancer du côlon — 289
Hémorroïdes — 289

La "Personne Intestin" — 290
Obésité — 293

23. Dialoguer avec le système génito-urinaire — 297

› LES REINS — 298

Problèmes au niveau des reins — 298
Taux d'acide urique élevé — 299
Calculs rénaux — 299

La "Personne Rein" — 301

› LA VESSIE — 303

Troubles vésicaux — 304
Cystites (infections urinaires) — 304
Pertes d'urine — 304
Calculs dans la vessie — 304

| La "Personne Vessie" | 304 |

24. Dialoguer avec le système reproducteur et les organes génitaux 307

> **LE SYSTÈME REPRODUCTEUR** — 308

Problèmes au niveau du système reproducteur — 308
- Frigidité — 309
- Stérilité — 310

> **LES ORGANES DE L'APPAREIL REPRODUCTEUR FÉMININ** — 311
- L'utérus — 311
- Les ovaires — 312
  - Les douleurs menstruelles ou dysménorrhées — 312
  - La grossesse — 313
  - La ménopause — 313

Les affections de l'appareil reproducteur féminin — 313
- Kystes aux ovaires — 313
- Cancer des ovaires — 314
- Cancers utérins — 314
  - Cancer du col de l'utérus — 314
  - Cancer de l'utérus — 314
- Endométriose — 315

> **LES ORGANES DE L'APPAREIL REPRODUCTEUR MASCULIN** — 315
- Le pénis - Les testicules — 315

Problèmes au pénis et aux testicules — 316
- Inflammation des testicules — 316
- Torsion des testicules — 316
- Cryptorchidie — 316
- Éjaculation précoce — 316
- La prostate — 317

Problèmes au niveau de la prostate — 318
- Inflammation de la prostate — 318
- Adénome au niveau de la prostate — 318
- Cancer de la prostate — 318

La "Personne Génitale" — 319

25. Dialoguer avec le système glandulaire 321

Quels types de souffrance nous révèlent ces glandes ? — 322
- Les glandes lacrymales — 322
- La glande pinéale ou l'épiphyse — 323
- La glande pituitaire ou l'hypophyse — 324
- La thyroïde — 326

Problèmes fréquents au niveau de la thyroïde — 328
- Hypothyroïdie — 328
- Hyperthyroïdie — 328
- Thyroïdite — 330
- Goitre — 330
- Nodules à la thyroïde — 330
- Le pancréas — 331
- Les glandes surrénales — 331

26. Dialoguer avec la peau — 333

> LA PEAU — 334

Affections de la peau — 336
- Plaques bleutées — 337
- Irritations cutanées — 337
- Acné et boutons — 338
- Peau sèche — 338
- Eczéma — 338
- Séborrhée ou peau grasse — 338
- Psoriasis — 339
- Vitiligo — 339
- Verrues — 340
- Lupus érythémateux — 341

La "Personne Peau" — 342

Réflexions finales — 345

Références bibliographiques — 349

Autres livres vendus au profit du projet Quatro Varas — 352

Index — 353

Remerciements

ON N'ÉCRIT PAS SEUL UN LIVRE. Le produit final d'un ouvrage est toujours le fruit d'un processus de rencontres, de critiques, d'incitations, d'échanges d'expériences avec des amis et d'encouragements des uns et des autres. Je remercie tout d'abord toutes les personnes en souffrance rencontrées, sans qui ce travail n'existerait même pas. De plus, pour que ce livre puisse être édité, la collaboration de chacune des personnes citées ci-dessous fut précieuse. À travers elles, je veux aussi remercier tous ceux et celles qui ont apporté leur contribution pour que ce travail parvienne jusqu'à vous, cher lecteur.

- Martha Ferro Gatah, chamane brésilienne, thérapeute holistique, qui m'a initié à observer le langage subtil du corps, et avec qui j'ai appris beaucoup de ce que je sais aujourd'hui.

- Dona Zilma Saturnino, la guérisseuse de la Communauté de Quatro Varas, qui m'a permis de l'accompagner dans sa pratique quotidienne, au sein de la communauté.

- Doralice Oliveira Gomes, dont la lecture attentive m'a aidé à améliorer le texte.

- Ma très chère amie Eridam Mendonça qui, depuis le début, soutient le Projet Quatro Varas.

- Les membres des diverses communautés qui fréquentent le Projet Quatro Varas, et qui m'ont permis de vérifier tous les concepts théoriques exprimés dans ce livre.

• Toutes les personnes qui ont participé aux sessions sur le "Décodage du Langage Corporel" et qui ont pu proposer corrections, ajouts et approfondissements.

• Le Pr. Maria de Fátima Gonçalves Matos, qui a participé, de manière très active, à la mise en forme de la version actuelle de cet ouvrage.

Et enfin, un merci spécial à Mônica Quintas d'Able Silva, l'auteur des illustrations de cet ouvrage.

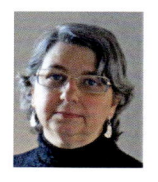

Une passion pour les arts a très tôt habité **Mônica Quintas d'Able Silva** : la musique, la danse, la poésie, la littérature, les arts scéniques. Mais ce fut vers les arts plastiques qu'elle se tourna, et auxquels elle se consacra entièrement. Enfant, elle était déjà émerveillée par toutes les possibilités offertes par ce mode particulier de communication, d'expression, qui accompagne l'humanité depuis ses origines.

Née à Recife en 1958, licenciée en Psychologie Clinique, Sociale et Communautaire, ce fut seulement en 2004, qu'elle put s'investir totalement dans une formation en arts plastiques, et préparer une licence en Education Artistique – Arts Plastiques, à l'Université Fédérale du Pernambuc (UFPE). Elle a participé à trois expositions collectives, en 1984, en 1990 et en 2009.

C'est à la demande du Pr. A. Barreto lui-même, et parce que son travail, ses sollicitations et suggestions l'inspiraient, que Mônica a accepté de faire les illustrations de ce livre. Elle les a réalisées en utilisant diverses techniques sur papier. Ancrée dans le surréalisme qui l'a enrichie, influencée tout au long de sa vie, elle a nourri aussi son inspiration, de divers livres, revues et personnages réels ou imaginaires, pour répondre au défi que représentait l'illustration d'un tel ouvrage. Cependant ce qui apparaît au coeur de son travail, ce sont sa sensibilité et son art à laisser entrevoir le figuratif dans l'abstrait.

1.
INTRODUCTION

Que ce livre parvienne jusqu'à vos mains, cher lecteur, est pour moi source de beaucoup de joie et de satisfaction. Il est l'aboutissement de nombreuses années d'études et de pratiques cliniques et psychopédagogiques. Créateur de la Thérapie Communautaire Systémique Intégrative (TCI), et formateur de nombreux thérapeutes communautaires au Brésil et à l'étranger, j'ai aussi exercé en parallèle ma pratique ethno-psychiatrique, avec des prises en charges cliniques individuelles et collectives (Thérapie Familiale – Prendre soin des soignants – Restauration de l'estime de soi). J'ai pu ainsi observer, découvrir et explorer des connaissances très intéressantes sur nous, êtres humains, à partir de nos multiples codes d'expression et de la richesse de notre diversité culturelle.

Dans ma pratique médicale, le corps a toujours été présent. Cependant, ma perception de ce corps n'a cessé de se modifier et de s'affiner au fil du temps. J'ai découvert que le corps possède un langage propre, qui lui permet d'exprimer les non-dits, les difficultés relationnelles et les héritages transgénérationnels présents dans les autres dimensions constitutives de l'être humain (psychique, spirituelle et sociale).

Au cours de mon parcours professionnel, j'ai constaté que le corps cherchait à ce que l'on prenne soin de lui. Il le manifeste, de prime abord, de manière subtile puis avec plus d'intensité, s'il le sent nécessaire. C'est d'abord un murmure presque imperceptible, par exemple une légère brûlure d'estomac, qui si elle n'est pas entendue et comprise, peut évoluer vers une gastrite ou même un cancer. Le corps chuchote, crie, puis hurle pour attirer l'attention. Qu'essaie-t-il de communiquer, que nous ne parvenons pas à repérer, à décoder ? Écouter ce que notre corps nous dit requiert une vigilance accrue, pour parvenir à plonger en nous-mêmes, à naviguer dans notre histoire de vie, dans celle de nos ancêtres. Tout est gravé en nous, inscrit dans la mémoire de nos cellules.

Au début, l'expression de notre corps peut nous paraître étrange. Qu'est-ce que cette brûlure d'estomac cherche à me dire ? Ai-je de la difficulté à accepter ou digérer quelque chose ? Le corps utilise un langage tellement singulier, étonnant, inhabituel que, ne parvenant pas à déceler le sens de son message, nous avons tendance à l'étouffer de mille et une manières. Pour que notre corps n'ait pas besoin de crier, de tomber malade, nous devons nous mobiliser et investir notre énergie pour prendre soin de notre santé, en faisant les ajustements nécessaires pour interrompre et neutraliser le processus générateur de pathologies. "Mieux vaut prévenir que guérir" ! Adoptons une attitude résolument positive, préventive, faisons de notre corps un allié et du symptôme un appel à prendre soin de notre santé, de nous, de notre vie. Que nous le voulions ou non, tout ce qui arrive à notre corps n'est pas uniquement de nature physiologique ; c'est aussi l'expression, la manifestation de l'être profond qui nous habite, qui crie pour que nous procédions aux changements qui s'imposent. Il appartient à chacun d'entre nous de découvrir le message secret qu'exprime la douleur. Connaître la fonction symbolique de chaque organe constitue une excellente piste pour accéder à cette lecture bénéfique.

Ce livre est une incitation à dialoguer avec son corps. Surtout, ne regardons pas le symptôme comme un signe de fragilité ou de menace, mais comme une communication inconsciente, précieuse, qui tente de nous alerter, et de nous inciter à amorcer les transformations indispensables. Ma proposition est d'accueillir notre mal-être et de dialoguer avec lui. Dialogue qui ne sera possible, que si nous sommes disposés à explorer notre histoire et notre rapport aux autres, en nous ouvrant à d'autres lectures, qui permettent de percevoir l'être humain dans sa totalité, notamment son immersion culturelle. C'est une invitation à assumer une action interdisciplinaire, transculturelle, qui navigue entre la biomédecine et l'ethnomédecine, en offrant à chacun de nous la possibilité d'être autonome et responsable de son bien-être, de son équilibre et de sa santé.

Je désire vous offrir un outil, facile à comprendre, à utiliser, une tentative de synthèse des expériences millénaires des cultures orientales et occidentales, autour du processus santé-maladie et du langage corporel. Ce livre a été écrit avec l'intention de clarifier et donner sens aux maladies et souffrances vécues par chacun. Je n'ai pas la prétention de vous fournir un manuel décrivant les pathologies selon le point de vue biomédical. Je désire seulement attirer votre regard sur le langage symbolique, sur la symptomatologie des différentes maladies. Je ne cherche pas à imposer des lectures ou des vérités irréfutables, mais plutôt à suggérer des pistes qui pourront vous aider à établir un dialogue entre les symptômes, les douleurs exprimés dans le corps et la problématique vécue.

C'est dans cette optique que la maladie peut être entendue comme un "cri d'alerte", un appel lancé par le corps, pour nous encourager à revisiter nos comportements, attitudes et valeurs, afin de nous engager vers une plus grande responsabilité de notre santé et de nous-mêmes.

Cet ouvrage ne cherche pas à contrecarrer les connaissances scientifiques et les avancées de la biomédecine si nécessaires, mais à apporter des éléments complémentaires, pour comprendre la maladie comme un processus bio-psycho-socio-culturo-spirituel, subjectif et subtil.

Dans la perspective que j'adopte, la souffrance et le symptôme sont appréhendés comme la face visible d'un processus invisible, qui influence tout comportement humain. Au-delà du dysfonctionnement biologique qu'elle manifeste, la maladie a aussi valeur de communication. Je désire partager avec vous, cher lecteur, ces quelques pistes pour que vous puissiez, vous aussi, décrypter ce message inconscient et nouer un dialogue entre le corps et le mental.

En tant que professionnel, cette approche m'a ouvert des voies nouvelles, permettant d'entrer très rapidement dans le vif du sujet. Cela m'évite de procéder à une anamnèse classique et longue qui, à mes yeux, répond beaucoup plus au besoin du professionnel, soucieux de la guérison du symptôme, qu'à ce que le patient veut me dire de sa souffrance. Je tiens, de prime abord, à concentrer mon attention à la compréhension du sens que la personne attribue à sa souffrance.

En effet, pour moi, le symptôme nous alerte et nous invite à explorer au-delà du diagnostic de la maladie, pour repérer les subtils messages dont il est porteur. La lecture symbolique du symptôme, en dévoilant la communication inconsciente qu'elle contient, peut aider la personne malade et/ou en souffrance, à redonner sens à ses conduites, à ses comportements et à son style de vie.

J'aimerais encore préciser que si, à certains moments, j'ai utilisé le mot *doença* (*disease* en anglais), je n'ai cessé de me référer à l'*enfermidade* (*illness*[1] en anglais). La différence consiste en ceci : *disease* appartient au domaine biomédical, et renvoie à l'explication scientifique et universelle des maladies, étudiées du point de vue académique, alors qu'*illness* évoque la perception que le malade a de sa maladie et de ses symptômes, à partir de sa culture et de ses valeurs.

Un même symptôme peut être lu de diverses manières, selon l'histoire de la personne et les contextes dans lesquels elle vit et a vécu. Pouvoir décoder le message inconscient contenu dans ce symptôme, offre la possibilité à toute personne d'entendre dans la maladie et la souffrance, les cris d'alerte, les apprentissages et enseignements, qui vont lui permettre d'améliorer sa qualité de vie.

Ces dernières années, j'ai cherché à comprendre les messages inconscients du langage corporel que mes collaborateurs, les guérisseurs du Projet Quatro Varas, manient avec brio. Durant cette période, j'ai récolté des informations, effectué des recherches dans d'autres cultures, puis synthétisé toutes ces données. Ce livre a été écrit dans une langue simple et accessible, mon but étant essentiellement de partager avec le plus grand nombre tout ce savoir accumulé, si utile dans le travail de santé communautaire que je pratique.

Toutes ces informations et connaissances recueillies au fil des ans et qui se confirment quotidiennement dans ma pratique, sont issues :
- de l'observation minutieuse de l'approche des maladies et de la souffrance humaine, par les guérisseurs du Mouvement Intégré de Santé Mentale Communautaire (MISMEC),
- des observations faites dans ma pratique clinique et pédagogique,
- des savoirs collectés dans diverses cultures, grâce à mes rencontres et mes lectures.

---

1. Définie par Kleinman (1986) comme la compréhension culturelle de la maladie.

J'aimerais préciser que la lecture symbolique des symptômes n'annule pas les autres explications biochimiques ou mécaniques du processus santé-maladie ; elle apporte un regard différent, intégratif et complémentaire, et nous rappelle qu'un symptôme est bien plus que l'expression d'un dysfonctionnement organique.

Ce livre puisse-t-il être un outil permettant à chacun, de réfléchir aux différents aspects de sa vie relationnelle et/ou de sa pratique professionnelle, et non pas un simple dictionnaire de décodage de symptômes. Comme disait Reich (1995) : "L'amour, le travail et la connaissance sont les sources de notre vie."

J'espère que cet ouvrage pourra être un instrument utile à toute personne, professionnel de santé ou non, souhaitant approfondir sa compréhension de l'expérience de la douleur et de la maladie. Puisse-t-il lui apporter des pistes pertinentes, l'inciter à explorer son passé, les aspects particuliers de ses maladies et de ses souffrances, à établir un dialogue avec lui-même, avec l'autre, avec le monde, avec le transcendant et ainsi lui offrir une réflexion, une ouverture sur l'être total qu'il est.

Quand la bouche se tait, les organes parlent
Quand la bouche parle, les organes guérissent.
———

J'ai l'ambition, par ce travail, d'attirer l'attention des professionnels sur la manière dont ils conduisent leurs investigations, leurs questionnements et recueillent dans leurs dossiers, les histoires personnelles (anamnèses) de leurs patients. Et je les invite à s'interroger sur les questions spécifiques, pertinentes, que le symptôme appelle à se poser pour dépister, découvrir la problématique qui demande à être entendue et comprise.

Que nous dit le corps quand apparaît le symptôme ? Voici la question centrale que je vous suggère. Les propos de ce livre n'ont pas valeur de vérité intangible, absolue, immuable ou de dogme à suivre à la lettre, mais bien de pistes, de suggestions, pour établir un dialogue avec soi-même, avec son patient, à partir de n'importe quelle manifestation corporelle.

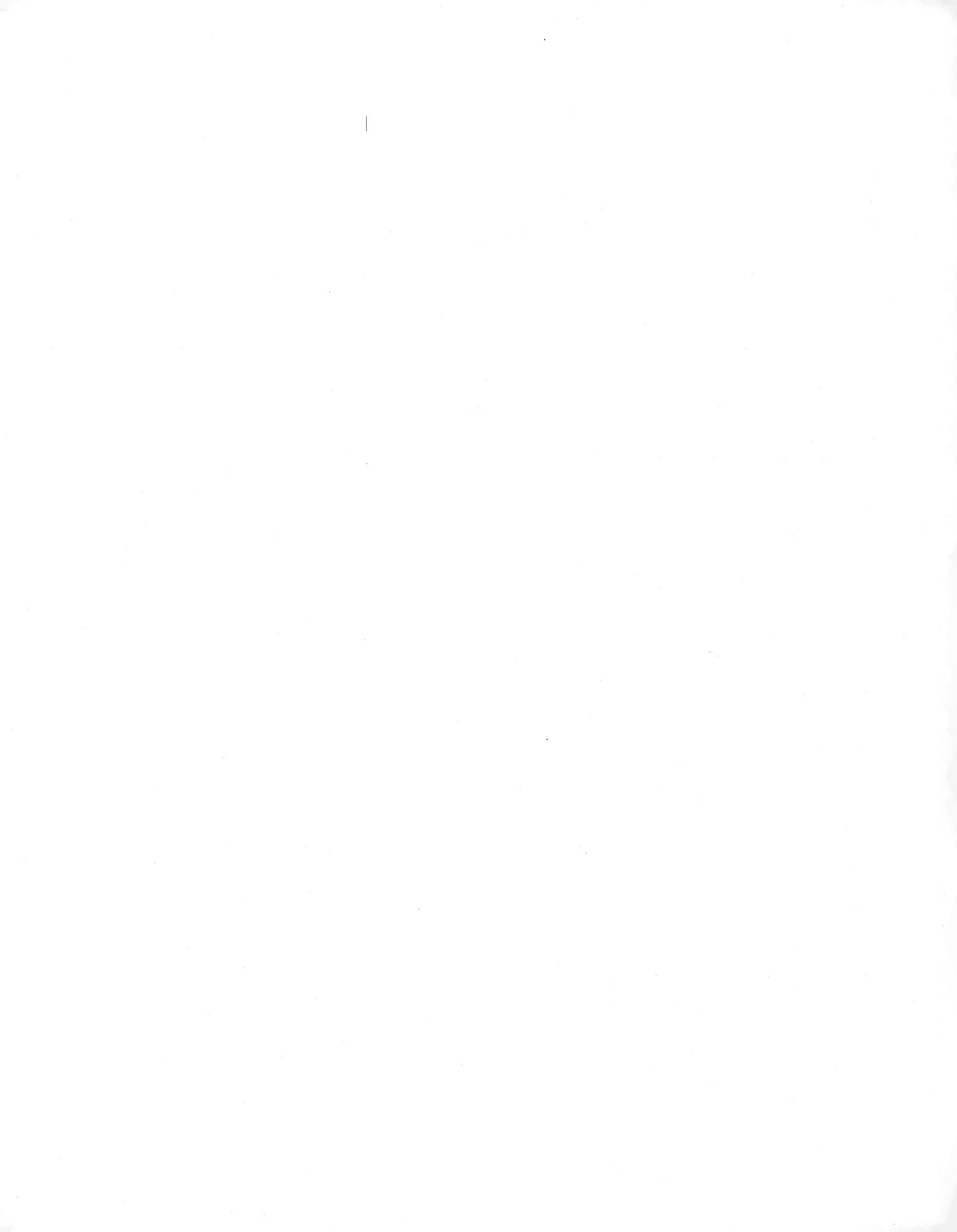

2.
PRÉSUPPOSÉS PHILOSOPHIQUES

Une visée pluridimensionnelle de l'être humain

SI NOUS NE CONCEVONS L'ÊTRE HUMAIN que comme un être biologique, composé de cellules, de tissus, d'organes, de systèmes, nous nous limitons à ne percevoir que la matérialité, la fonctionnalité des organes et à partir d'un quelconque symptôme, ne décelons que l'expression d'un dysfonctionnement organique. Le traitement proposé consistera donc, principalement, en une prise de médicaments ou une intervention chirurgicale précise, pour tenter de rétablir le fonctionnement de l'organe.

Par contre, si nous considérons l'homme comme un être ayant un corps qui agit (soma = bio), un mental qui pense (psyché = psychique), un esprit qui transcende (pneuma = esprit) et pour qui avoir des relations (aspect social) est une nécessité vitale, l'approche et la lecture d'un quelconque symptôme, des maladies et/ou de la souffrance humaine s'en trouveront d'autant enrichies.

Examinons ces quatre dimensions de l'être humain.

Être biologique

En tant qu'être biologique, nous avons un corps physique, composé de cellules qui, en s'organisant en tissus et organes, constituent les systèmes responsables du fonctionnement et de la régulation de ce corps. Les maladies interfèrent dans ces systèmes, en laissant des traces visibles et détectables, par des examens physiques, biochimiques et/ou radiologiques.

La maladie est considérée comme un événement, objectivable et scientifiquement analysable, que les médecins traitent avec des drogues et/ou le bistouri, la réduisant ainsi à un phénomène purement biologique.

S'il est vrai que l'être humain est avant tout un être biologique, le limiter à cela a très souvent de fâcheuses conséquences pour le patient : par exemple, les ablations vécues comme des mutilations, ou les maladies iatrogènes (causées par un acte médical ou des médicaments) peuvent faire apparaître de nouveaux maux. Cela perturbe la relation de soin, le patient ne se sentant pas compris dans sa souffrance.

Ainsi la biomédecine dispose de tout un arsenal technique, qui permet de soigner plus ou moins efficacement les pathologies, mais seuls les professionnels de la santé peuvent l'utiliser.

Être psychique

Notre mental (cerveau), c'est-à-dire notre corps psychique, enregistre dans notre corps physique tous les événements que nous vivons. Guyton (2009) affirme que la mémoire humaine enregistre en priorité les expériences intenses, qu'elles soient douloureuses ou très agréables.

Les informations sont archivées dans la mémoire de notre corps, dès notre conception, et s'ajoutent au répertoire des mémoires de nos ancêtres gravées dans nos cellules, qui souvent influenceront et conditionneront nos conduites.

Grâce à nos cinq sens – vue, odorat, toucher, ouïe et goût – notre cerveau enregistre tous ces renseignements, puis les traite en déformant ce que nous ne comprenons pas, et en éliminant ce qui ne nous intéresse pas. À l'aide de symboles et de croyances, il codifie ces informations puis les classe dans des registres mnésiques qui sont archivés dans notre inconscient et ancrés dans notre corps. Le rêve, par exemple, a cette fonction d'archivage de nos vécus quotidiens.

Deepak Chopra, philosophe et médecin indien, spécialisé en endocrinologie, l'exprime dans son livre *La santé parfaite* (2009) :

"Sur la Terre, nous sommes les seules créatures capables de changer notre organisme, par ce que nous pensons et ressentons ! Nos cellules, constamment en train de bavarder, de cancaner avec nos pensées, sont modifiées par elles. Un accès dépressif peut anéantir notre système immunologique ; une passion, au contraire, peut énormément le renforcer.

Nos cellules sont toujours en train de traiter les expériences, de les métaboliser, en accord avec nos points de vue personnels. Par exemple, une personne déprimée parce qu'elle a perdu son emploi, projette sa tristesse dans tout son corps : la production de neurotransmetteurs par le cerveau diminue, le niveau des hormones baisse, le cycle du sommeil est interrompu, les récepteurs neuro-peptidiques de la surface externe des cellules de la peau deviennent distordues, les plaquettes sanguines sont plus visqueuses et plus propices à former des "grumeaux" et jusque dans les larmes, on observe des traces chimiques, différentes de celles repérées dans les larmes de joie.

Tout ce profil biochimique peut être altéré quand nous sommes conduits à changer de positionnement, d'orientation dans la vie. Voilà qui exige une réflexion sur ce que nous pouvons faire, pour engendrer le corps que nous désirons réellement.

Vous voulez savoir comment se porte votre corps, aujourd'hui ?
Rappelez-vous ce que vous avez pensé et ressenti, hier.

Vous voulez savoir comment sera votre corps, demain ?
Voyez quelles sont vos pensées, aujourd'hui."

Ainsi, nos pensées et notre état d'esprit déclenchent des processus biochimiques. Les neurotransmetteurs sont responsables de la transmission de ces messages à chaque cellule de notre corps. Notre système immunologique répond immédiatement à ces modifications, en se renforçant ou en s'affaiblissant.

Il existe de nombreuses méthodes pour traiter les pathologies psychiques ; chaque personne peut choisir celle qui lui paraît la plus appropriée pour elle : de la consultation brève pour une demande de conseils, au travail psychothérapeutique de type psychanalytique pendant des années. Il existe plus de 300 approches psychothérapeutiques, toutes s'inspirant de théories subjectives.

La dimension psychique nous qualifie, nous définit comme être humain, mais elle ne doit pas éclipser les autres dimensions de l'existence humaine, au risque de nous faire prendre nos rêves pour la réalité.

Être spirituel

Le recours à l'imaginaire a accompagné l'humanité dans son processus évolutif. Il a constitué un recours salutaire pour assumer la souffrance et tisser des liens sociaux. Il nous permet de penser au-delà de la matière, du visible, du palpable, du mesurable.

Du fait de la pluralité indéniable de notre société, la dimension spirituelle s'exprime à travers une multitude de croyances, de credo, de dogmes : constat qui nous invite à comprendre et admettre la nécessité de nous sentir équilibrés, "bien dans nos baskets", en paix avec nous-mêmes et les autres, pour respecter cette diversité, ces différences, sans jamais chercher à aliéner ou exclure quiconque.

La spiritualité est une ressource culturelle indispensable, pour les individus et les groupes, notamment dans les situations de grande souffrance. Elle est source d'espérance et nous procure le sentiment d'appartenir à un collectif, où nous trouvons soutien, solidarité et espace de partage. Grâce à la spiritualité, nous pouvons régénérer nos forces et notre croyance dans un avenir meilleur.

Selon les racines socioculturelles, les croyances familiales, les convictions personnelles, chacun dispose d'un large éventail de choix pour vivre sa spiritualité. En effet, cette dernière se décline sous de multiples aspects, allant de pratiques religieuses millénaires telles que le Judaïsme, le Christianisme, l'Islam, l'Hindouisme… aux principes philosophiques ancestraux comme le Spiritualisme, le Taoïsme, le Bouddhisme, etc. Mais ériger sa dimension spirituelle en absolu, en vérité universelle, conduit à la promotion de l'intolérance, au sectarisme, au fanatisme, à l'aliénation et l'exclusion des autres croyances et valeurs humaines, ce qui a été et est encore aujourd'hui à l'origine de nombreuses violences fratricides.

Être social

Pour le philosophe médiéval Augustin d'Hippone (400), dans son *Traité de la connaissance de soi*, "la personne est relation"; vivre, c'est vivre avec… Chacun est un et en même temps, ne peut être un "être" totalement accompli sans "les autres".

Jean Furtos (2003) nous rappelle que tout être humain naît incomplet et que pour "être", pour vivre, chacun a, par essence, besoin des autres. Cette faille innée, qu'il nomme la "précarité saine", constitue le moteur d'élaboration pour construire des liens inter-humains, familiaux et sociaux. Il évoque aussi le besoin de tout être humain d'être protégé dans sa fragilité, accueilli avec affection, respecté dans sa singularité, reconnu dans sa différence, soutenu dans son action et valorisé pour ce qu'il est et non pour ce qu'il fait ou donne aux autres.

La société brésilienne est composée de personnes issues de métissages variés, de descendants d'Indigènes, d'Africains, d'Européens et d'Orientaux. Donc, il est indispensable de prendre en considération cette pluralité d'appartenances culturelles, pour mieux soigner les maladies et soulager les souffrances, qui bien souvent, résultent d'un manque d'intégration équilibrée de ces diverses influences. Le Brésil est un monde de contrastes, où coexistent la diversité, les contradictions et les différences.

La pluralité de races et de cultures a produit dans ce pays, une multitude de codes, de lectures des maladies et de la souffrance. Notre grand défi est de parvenir à identifier et connaître tous ces codes culturels, pour décrypter (comprendre) au mieux les symptômes, en adéquation avec les valeurs culturelles de chacun.

Cette pluralité doit aussi servir de référence aux personnes qui travaillent à la promotion humaine, surtout quand leur objectif est de promouvoir et de développer une habileté à construire des relations intra et interpersonnelles équilibrées et saines. Les principes de la sociologie, de l'anthropologie, de l'économie, de la politique, de la psychologie sociale, de la psychologie communautaire, de la dynamique des groupes sont des ressources pouvant fournir des orientations pour mettre en valeur et développer "l'être relationnel". Réduire les phénomènes humains à une *sociose*, sans prendre en considération les trois autres dimensions (psychique, spirituel et biologique), appauvrit les stratégies d'intervention.

Nécessité et richesse de la transdisciplinarité et de la transculturalité

Je pense que pour être thérapeute (soignant) de nos semblables, nous ne pouvons et ne devons pas nous limiter à une approche unique (biologique, psychique, sociale, spirituelle), au risque de réduire la grandeur, la complexité de l'humain, à une seule de ses dimensions, et d'appauvrir ainsi notre pensée et notre démarche thérapeutique. Pouvoir compter sur les ressources de la médecine, de la psychologie, de la sociologie, de la philosophie et de la théologie – pour n'en citer que quelques-unes – et les intégrer à notre système de pensée, augmente notre potentiel d'action, d'attention à l'autre, de soin et de promotion de la santé. Quelque fanatisme que ce soit, biologique, psychologique, sociologique, philosophique ou religieux, il constitue toujours une entrave au développement de réflexions et d'actions en faveur de la vie. Il est crucial de dépasser les préjugés qui nous rendent myopes, limitent notre vision et restreignent nos connaissances personnelles et professionnelles.

Toute pratique humaine est déterminée par une perception. Avant de juger, d'expertiser une situation, une action ou un discours comme une folie ou une ignorance, nous devons chercher à connaître et comprendre la logique des habitudes, des mœurs de cette personne, des coutumes de son groupe d'appartenance et/ou de sa culture. L'Anthropologie de la Santé (Kleinman, 1986 ; Laplantine, 1988 ; Turner, 1985 ; Blacking, 1977 ; Comaroff, 1985) démontre que les phénomènes relatifs à la santé sont culturellement construits et interprétés. Au Brésil, par exemple, l'*encosto* (possession par un esprit) le *quebranto* (ensorcellement), et le *mauvais œil* sont des modèles culturels de perception de maladies, construits à partir des vécus socioculturels et enracinés dans des croyances socialement élaborées. Il est donc capital de connaître ces modèles, historiquement construits et propres à chacun, pour identifier la logique et la symbolique élaborées au fil du temps, afin de pouvoir apporter une aide satisfaisante.

Il n'est pas nécessaire de croire à ces modèles de perception des maladies, mais il faut les connaître, les comprendre et les articuler avec nos propres modèles explicatifs, pour interagir avec la personne malade et mobiliser ses ressources culturelles.

Par exemple, s'il m'apparaît indispensable de délivrer un traitement médical à une personne et qu'elle manifeste une résistance, voire un refus de prendre la prescription médicamenteuse, je lui demande si elle pratique une religion. Si c'est le cas, je lui suggère, qu'avant toute ingestion du traitement, elle demande à son entité spirituelle (Dieu chrétien, Orixá, Bouddha, esprit de lumière) de bénir cette médication afin qu'elle combatte efficacement la maladie et ait un effet bénéfique.

Cette démarche équivaut à prendre conscience et accepter que, dans ma pratique clinique, je participe au processus de soin, mais n'en suis qu'un maillon, avec mes limites. Je considère qu'il est indispensable de faire appel aux ressources socioculturelles de chacun, pour donner davantage de force aux actions de promotion de la santé. Cela exige d'aller au-delà de la démarche interdisciplinaire, pour inclure une action transculturelle effective. Il s'agit d'unir les efforts, autour d'un objectif commun.

Kleinman (1986) fournit un cadre théorique et méthodologique, pour analyser comment les facteurs culturels interviennent dans le champ de la santé. Pour lui, la compréhension des désordres physiques et psychiques n'est accessible que par la médiation culturelle. Tout désordre doit être interprété selon la vision conjointe du malade, de sa famille et du médecin. Ainsi, toutes les actions de soin pour une meilleure santé sont des réponses socialement organisées, qui peuvent être étudiées comme un système culturel.

Tout groupe vit des expériences d'irruption de la maladie chez l'un ou l'autre de ses membres. Il les partage, leur donne du sens, ce qui va permettre ensuite de construire ensemble des réseaux sémantiques et des symboles empreints des trois dimensions fondamentales, le cognitif, l'expérientiel et l'affectif. C'est à partir de ces éléments que l'individu interprète les maladies et la souffrance.

Prenons un exemple : une personne vit une relation extraconjugale et a les deux jambes fracturées dans un accident de voiture. Elle connaît les causes mécaniques de ses fractures, mais cette manière de voir est limitée. Dans cette situation, la personne peut chercher à avoir une compréhension plus ample de ce qui lui est arrivé, en incluant la dimension expérimentale et affective. Cet accident peut susciter en elle une série d'interrogations du type : *Quelles relations affectives suis-je en train de vouloir rompre ou mettre à distance ? Quels sont les obstacles qui m'empêchent de refaire des choix et/ou de construire de nouvelles relations ?* À travers ces questionnements, elle cherche à donner un sens existentiel aux causes mécaniques. Les questions peuvent provenir de la personne elle-même ou de ses proches et peuvent également interroger au-delà du cadre familial avec des réflexions comme : *Qu'est-ce que cet accident révèle de ma vie sociale ? Comment est-ce que je suis en train de me mouvoir au sein de ma famille et de la société ? Comment est-ce que je me situe face aux lois qui structurent la société ? Quelles croyances et valeurs m'ont limité dans mon cheminement personnel ?*

L'approche, présentée dans cet ouvrage, se propose d'articuler ces deux lectures et de les appréhender dans leur complémentarité, c'est-à-dire, de permettre à la personne, pour se soigner, d'avoir accès à la médecine scientifique mais aussi aux ressources de sa culture. Bien entendu, en tant que soignant, plus notre vision de l'être humain est large et complexe, plus il nous sera possible d'utiliser les ressources complémentaires, pour promouvoir la vie et lutter contre les maladies et la souffrance. Comme je l'ai déjà dit, je n'ai pas la prétention de substituer de nouvelles vérités aux anciennes certitudes. Je désire seulement mettre à la disposition du lecteur, des éléments, des informations qui pourront lui être utiles quand, confronté aux épreuves de la maladie et de la vie, il souhaitera réfléchir aux aspects inconscients et invisibles qui s'y cachent.

Pour nous les soignants, il est important d'être humble, de reconnaître nos limites, et d'avoir une bonne dose de courage, pour nous libérer de certains modèles qui nous emprisonnent.

Créativité, liberté et affectivité sont nécessaires, pour créer de nouvelles manières de traiter et de soigner les personnes, au-delà de notre spécificité.

3.
UNE VISION HOLISTIQUE DE L'ÊTRE HUMAIN

Dévoiler les messages des symptômes

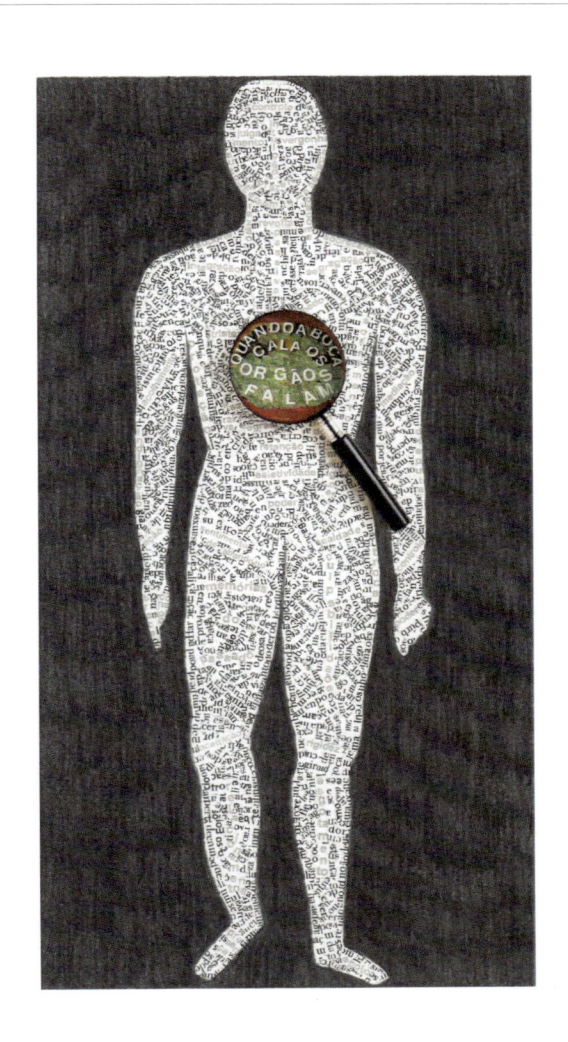

L'apport de la culture orientale

La culture traditionnelle chinoise appréhende l'être humain dans une perspective holistique. Ses principes philosophiques, fruit de l'observation empirique et intelligente du monde, considèrent que :

Le Tout est en tout

Le microcosme que constitue l'homme est identique au macrocosme de l'univers, autrement dit, les lois qui structurent l'univers sont les mêmes que celles qui structurent l'homme. Tout comme la nature a son cycle de vie régi par les saisons de l'année (printemps, été, automne, hiver), l'être humain comme tout l'Univers, a son cycle de vie (naissance, croissance, vieillissement et mort). Les lois qui déterminent l'expansion d'une galaxie sont les mêmes que celles permettant que dans les mains du pizzaïolo, la pâte s'étire jusqu'à prendre la forme de la pizza souhaitée.

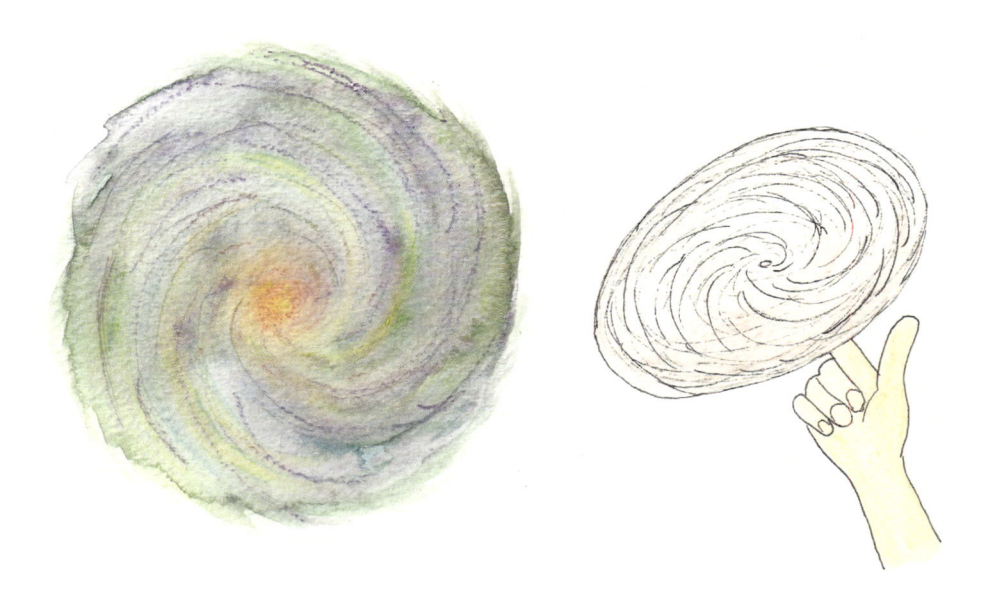

La loi des polarités est la loi centrale de tout l'univers. Que sont ces polarités ?

Afin d'essayer de comprendre le monde, notre conscience classe toutes choses en fonction de leur similarité ou leur opposition. C'est ce que nous désignons par le terme polarité : sujet/objet, droite/gauche, noir/blanc, bien/mal, Dieu/Diable, dedans/dehors, inspiration/expiration...

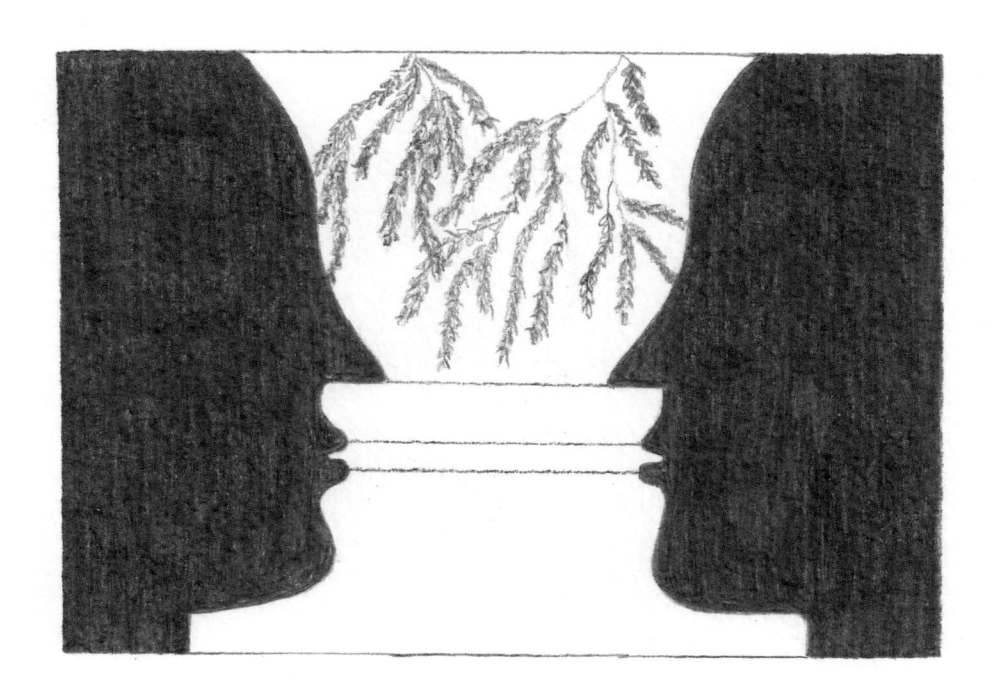

Chaque pôle dépend de l'autre. L'un n'existe pas sans l'autre. Si on en élimine un, l'autre disparaît. Les pôles se complètent et se compensent. Ces deux polarités, en constante interaction et complémentarité, sont présentes en toute matérialisation de la vie. Les philosophes chinois ont découvert que cette loi s'appliquait à tout l'univers, du microcosme au macrocosme. Regarde l'image ci-dessous et observe un exemple de polarité : pour obtenir les visages dans un ton proche du noir, un contraste dans un ton de blanc a été absolument nécessaire. Si nous éliminons l'une de ces couleurs, l'autre disparaît. De la même manière, l'inspiration n'existe que parce qu'il y a l'expiration.

Quand nous nous focalisons sur un seul de ces aspects, nous occultons l'autre. Bien que ces polarités paraissent, à première vue, antagonistes et contradictoires, ou semblent s'exclurent mutuellement, ce sont, dans la réalité, des oppositions éminemment complémentaires.

Nous n'entrevoyons la lumière que parce qu'il y a l'obscurité. Si nous désirons apprendre, c'est grâce à notre ignorance. Si nous avons du courage, c'est parce que nous ressentons la peur. Si nous donnons une réponse, c'est parce qu'une question est posée. Il n'y a du bruit que parce qu'existe le silence. Comme le rappelle le chanteur brésilien Lulu Santos dans sa chanson *Certaines Choses* (2011) "Les sons n'existeraient pas, s'il n'y avait pas le silence, et sans obscurité, il n'y aurait pas de lumière..."

Imaginons une main en mouvement : c'est le contact avec l'autre main, qui crée un choc, un bruit, un rythme. Pour produire un son qui devienne applaudissement, musique rythmée ou mélodie, elle doit obligatoirement rencontrer l'autre main. C'est seulement ainsi que cette main, ces mains produiront un choc créatif, un applaudissement scandé, valorisant la vie par ses rythmes harmonieux.

Polarités dans la culture orientale

Le Taoïsme (philosophie chinoise) décrit les polarités en se référant à deux concepts : le Yin = côté droit = principe féminin et le Yang = côté gauche = principe masculin. Dans le symbole chinois du *Tao* (cf. la figure suivante), chacune des deux parties comprend en son sein un point de la couleur de son contraire.

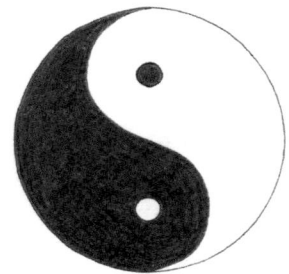

S'appuyant sur la loi de la Polarité, la Philosophie taoïste nous dit que, dans la vie de tout être humain, il existe deux plans qui s'imbriquent et se complètent, à savoir :

Le Ciel antérieur

Il correspond à la phase intra-utérine qui précède la naissance, la période durant laquelle l'âme se structure. C'est le monde du non manifeste, de l'infini. Durant cette étape, toute la potentialité, toutes les mémoires ancestrales de cet être humain sont présentes en cet embryon. Chaque cellule porte en elle le germe de la vie, comme une semence porte en elle l'arbre tout entier, les fleurs et les fruits. Ainsi, durant cette phase, l'être humain issu d'une cellule se prépare à suivre le chemin de vie qui le conduira à son accomplissement.

Ces mémoires ancestrales qui nous habitent, nous devons nous les approprier, en prendre conscience, leur donner sens. Rappelons-nous le dicton "Tel père, tel fils !" ou "Tel bois, telle écharde !". En effet, nous avons tendance à reproduire l'histoire de nos ancêtres, qui est enregistrée dans nos cellules.

La philosophie orientale, nous incite à comprendre que "l'homme, qui n'est pas présent à son histoire, au niveau mental, est condamné à la répéter". C'est pourquoi, il est fréquent de retrouver des problématiques qui se reproduisent sur plusieurs générations, comme par exemple l'abus sexuel, le suicide, car elles se sont transmises à travers la lignée, sous forme de secrets, de non-dits. À notre naissance, nous portons en nous l'héritage de nos ancêtres. Notre défi sera de trier le bon grain de l'ivraie. D'une part, il s'agira d'effectuer les ruptures que nos ascendants ne sont pas parvenus à faire avec les traumatismes familiaux antérieurs, pour éviter de les perpétuer et de poursuivre ce cycle de malheurs à l'origine de tant de souffrance, et d'autre part, de conserver et accroître les richesses, les trésors de notre héritage, véritable terreau de notre épanouissement et de ceux de nos descendants.

Le Ciel postérieur

Il représente la phase qui commence à la naissance et se termine à la mort. Là, nous sommes dans le domaine du fini, du manifeste, du matérialisé, du conscient. Nous avons un corps physique, vulnérable, que les énergies ambiantes peuvent facilement influencer. Ce corps a des besoins qu'il est nécessaire de satisfaire (alimentation, sommeil, sexe, loisir…) quel que soit le contexte culturel dans lequel il évolue.

Latéralité dans la culture orientale

Dans ces deux dimensions, Ciel antérieur et Ciel postérieur, nous avons deux pôles : un pôle droit et un pôle gauche qui s'inversent à la naissance.

Pour les Orientaux, la vie émerge du chaos, du désordre et c'est par la force du *Tao* (la voie) qu'elle se structure. Elle se manifeste selon deux polarités : Yin = Droite (Terre) et Yang = Gauche (Ciel). C'est pourquoi l'être humain chemine toujours, cherchant à unir et intégrer ces deux pôles opposés. Ceci nous permet de comprendre l'éternel conflit, tellement présent dans notre culture, entre raison et émotion, matière et esprit.

En Orient, la lecture holistique-énergétique de l'être humain donne la faveur à "l'ici et maintenant", au manifeste, au corps physique, à la réalité matérielle, c'est-à-dire au Ciel postérieur, à la phase qui commence après la naissance.

Elle privilégie l'expression de la force vitale, le *Chi*, que provoque à la naissance l'inversion de la symbolique de la Droite = féminin et de la Gauche = masculin.

Pour les Orientaux, le côté droit du corps est en relation avec le Yin (symbolique maternelle) et le côté gauche avec la symbolique paternelle (Yang).

Cependant, souvenons-nous toujours que tout ce qui se passe dans l'imaginaire, le rêve ou dans la psycho-morphologie fut conçu avant la naissance et appartient donc au Ciel antérieur. Dans ce cas, la lecture de la latéralité est inversée. Par exemple, pour un enfant né avec une malformation osseuse au pied droit, nous ferons une lecture de cette malformation en lien avec une problématique paternelle, masculine, et non pas maternelle bien que du côté droit, parce qu'elle est survenue pendant la grossesse et donc dans le ciel antérieur. Tout ce qui se produit durant la période intra-utérine obéit à la lecture inverse de la latéralité utilisée pour ce qui est survenu après la naissance.

L'apport de la culture occidentale

Polarités dans la culture occidentale

Dans la tradition hermétique d'origine grecque, comme dans la culture orientale, les polarités ne peuvent être perçues que si nous appréhendons l'être humain comme un tout, une unité, une complémentarité entre le monde intérieur et le monde extérieur, ce tout étant contenu dans les termes "microcosme" et "macrocosme". Elles sont définies par le Son associé au principe masculin et la Lumière associée au principe féminin.

Latéralité dans la culture occidentale

Alors que les Orientaux valorisent le Ciel Postérieur, le monde occidental privilégie les éléments qui constituent le Ciel antérieur. C'est la raison pour laquelle les polarités sont vues de façon inverse.

En Occident, la psycho-morphologie et la psychologie moderne considèrent que le côté droit est lié à la problématique paternelle et le côté gauche à la problématique maternelle, privilégiant l'âme, l'esprit, le non manifeste, c'est-à-dire les éléments qui appartiennent au Ciel antérieur.

Or les recherches en neurosciences ont montré que les deux hémisphères du cerveau, bien qu'ils soient interdépendants, ont chacun leurs fonctions et leur compétences spécifiques ; l'hémisphère gauche est responsable du traitement du verbal, du logique et pense de manière digitale, alors que le droit est responsable de l'abstraction, des rêves, de la créativité, du spirituel et pense de façon analogique.

En reliant les visions orientale et occidentale du concept de polarité, je pense que l'hémisphère gauche est Yang, positif, masculin et l'hémisphère droit Yin, négatif, féminin. Chacun d'eux a besoin d'être associé à l'autre et d'en être son complément. La dualité des opposés vrai/faux, Dieu/Diable, bien/mal sont des pôles interdépendants. Chacun n'a sa raison d'être que parce que l'autre existe. L'expiration vit de l'inspiration, la santé vit de la maladie, le bien du mal, la paix de la guerre et l'ange n'existe que parce que le diable existe.

Il serait impossible d'imaginer Tom sans Jerry. Ce sont deux éléments dynamiques qui forment une unité, un tout indivisible.

Plus nous exaltons le divin, plus le diabolique se fait présent. Combattre un pôle équivaut à alimenter l'autre. Il nous est nécessaire de connaître les liens internes entre ces éléments opposés. Il ne s'agit pas de convertir le diable, de changer la manière d'être de Jerry, mais d'ouvrir notre regard sur le monde et de composer avec sa complexité. Le monde sera toujours constitué de dualités, de polarités, de contradictions et nous ne pouvons modifier cela, mais nous pouvons changer notre manière de le percevoir et de vivre avec cette réalité.

Pour beaucoup, la recherche du bonheur passe par les épreuves, les souffrances et les peurs. Elle exige un travail personnel d'acceptation de ce que la réalité offre, car pour moi il ne s'agit pas de fuir le monde ou de le nier. Il s'agit avant tout d'adopter des pratiques et des attitudes pour appréhender le bonheur autrement.

Transcender le monde, c'est transcender la polarité. C'est aller au-delà des apparences, pour atteindre la totalité et pouvoir nous sentir prendre pleinement part à l'existence.

La raison d'être de ces chemins de guérison n'est pas dans l'espérance d'un monde meilleur ou dans la récompense pour les souffrances endurées dans ce monde – comme le prêchent certaines religions – mais dans la compréhension de ce que le monde matériel dans lequel nous vivons, n'acquiert de signification que dans la mesure où notre point de référence se situe en dehors de nous-mêmes.

Voici un exemple pour clarifier ces propos : il serait insensé de poursuivre des études dans une université réputée, si elles ne laissaient pas miroiter un bon emploi après la maîtrise, et si nous ne manifestions pas le désir d'aller au-delà de ce que nous sommes et avons déjà obtenu à ce jour. N'a envie d'entrer dans un monastère, que celui qui se sent attiré vers la vie religieuse. Ne s'inscrit à un club de football de haut niveau, que celui qui rêve de devenir joueur de foot professionnel.

Il est utile de se rappeler le dicton populaire :

"Aucun vent ne souffle favorablement, pour qui ne sait où il veut aller."

Peut-être que l'image du pendule qui se balance pourrait être une métaphore pour illustrer notre cheminement dans la vie. Nous oscillons entre le bien et le mal, la paix et la guerre, la justice et l'injustice, l'apparence et l'essence. C'est dans cette alternance incessante entre les pôles, que nous construisons notre vie, dans un mouvement permanent d'action-réflexion, d'erreur-réussite, de rencontre-conflit… sans nous installer dans aucun d'entre eux. La force propulsive de la vie est l'amour enraciné au plus profond de chacun. Comme nous le dit Saint Augustin : "Aime et fais ce que tu veux. Si tu te tais, tais-toi par amour ; si tu cries, cries par amour ; si tu corriges, corrige avec amour ; si tu pardonnes, pardonne avec amour."

La latéralité employée dans ce livre

Michel Odoul, en 2002, dans son livre *Dis-moi où tu as mal, je te dirai pourquoi*, nous a rappelé combien cet aspect des latéralités physiques des symptômes et traumatismes, est révélateur de ce qui se passe au plus profond de nous-mêmes. Cette compréhension des polarités et de la latéralité est un des éléments qui structurent et permettent le décodage détaillé des messages inconscients, qui se manifestent dans notre corps.

Or comme nous venons de le voir, la question de la latéralité et sa signification est sujet à controverse. Beaucoup d'auteurs occidentaux considèrent que le côté droit (Yin) est lié à la problématique paternelle et le côté gauche (Yang) à la problématique maternelle.

Cependant Michel Odoul, à partir des découvertes actuelles en neurosciences, opte pour la vision des Orientaux concernant la latéralité, à savoir que le côté droit du corps se rapporte à la symbolique maternelle (Yin) et le côté gauche à la symbolique paternelle (Yang).

Arguments de l'auteur Michel Odoul

Deux systèmes nerveux bien différenciés gouvernent, entre autres choses, les différentes musculatures de notre organisme et sont engagés dans le processus de régulation de notre santé, ainsi que dans l'expression de notre souffrance se manifestant dans le corps à travers des douleurs, des tensions et autres symptômes.

Le Système Nerveux Autonome ou Neurovégétatif

Ce système, gouverné par les sensations, le non conscient, régule la musculature constituée de fibres lisses, grises et rouges. Le fonctionnement du cœur, muscle composé essentiellement de ce type de fibres, dépend donc directement du système nerveux autonome.

Le système nerveux autonome, sympathique et parasympathique, est responsable de tout comportement, geste, attitude involontaire, tels que les battements du cœur, la digestion et certaines tensions musculaires. Quand nous sommes envahis par des émotions fortes comme la haine et la peur, ce système est perturbé, ce qui provoque une baisse de la fréquence vibratoire de l'énergie nerveuse distribuée aux organes.

Le Système Nerveux Central ou Moteur

Ce système gouverné par le cerveau, par notre conscient, régule la musculature constituée de fibres striées, blanches ou claires. Ce sont ces fibres qui constituent les muscles des bras et des jambes. Le système nerveux moteur est responsable des gestes et activités volontaires tels qu'ouvrir et fermer les mains, par exemple.

Pour Michel Odoul (2002), les manifestations de tensions dans le corps ne sont pas volontaires. Elles sont générées par le "non conscient", c'est-à-dire le système nerveux autonome. Les fibres lisses ne font donc pas le croisement de l'hémisphère droit du cerveau vers le côté gauche du corps, comme cela se passe pour les fibres striées, blanches ou claires, responsables des gestes volontaires. Elles viennent de l'axe central partant du cerveau, et se terminent dans la pointe des pieds. Dans ce cas, parler de latéralité croisée n'a aucun sens. Ce qui veut dire au niveau du décodage du langage corporel, que le côté droit de notre corps parle de la symbolique maternelle, de l'intuition, du féminin, et le côté gauche de la symbolique paternelle, du cognitif, du masculin.

Mon point de vue personnel

Mon expérience m'incite à être en accord avec la conception orientale, justifiée par Michel Odoul. Ainsi, dans cet ouvrage, je relie le côté droit aux problématiques maternelles, féminines et le gauche aux problématiques paternelles, masculines.

Ceci étant, cette question de la latéralité – que le côté droit se rapporte au féminin et le gauche au masculin – ne doit pas tant nous préoccuper dans notre pratique. Nous devons nous faire notre propre opinion et demeurer ouverts à d'autres hypothèses de lecture. Par exemple, si quelqu'un nous parle de problèmes au niveau de son côté gauche, il est pertinent de poser des questions sur ses relations avec son père, dans son travail… Mais si la personne nous dit que son problème majeur est avec sa mère, nous ne persisterons pas dans notre proposition, n'imposerons pas notre schéma de référence… et poursuivrons, notre investigation en explorant ses relations du côté maternel et féminin. Tôt ou tard, la question paternelle et masculine réapparaîtra de manière spontanée. C'est une question de temps et de patience.

Une situation que j'ai vécue illustre bien ceci : je recevais en consultation une personne qui avait totalement perdu la vision de l'œil droit, et ne voyait que partiellement de l'œil gauche. Me référant à la latéralité du langage corporel, je lui demandais : "Qu'est-ce que vous ne parvenez pas à voir, qui serait lié au féminin, à la relation avec votre mère ?" Elle me répondit que le problème était plutôt du côté de son père, décédé lorsqu'elle avait 7 ans, alors qu'avec sa mère tout était tranquille. Je n'insistai pas et orientai donc mon questionnement du côté du père, respectant ce qu'elle avait exprimé. Quelque temps plus tard, cette personne revint me voir. Elle me dit avec beaucoup d'émotion qu'elle comprenait seulement maintenant, le sens de ma première question, concernant ce qu'elle n'avait pas réussi à percevoir dans la relation avec sa mère. Elle m'expliqua qu'elle avait fait un travail de régression et que, juste après, elle avait eu un *insight* (prise de conscience subite ou éclair de compréhension). Elle avait compris que, suite à la mort de son père, elle avait vécu un sentiment de double abandon. En effet, dès ce décès, elle avait également perdu sa mère. Cette dernière, se retrouvant seule pour subvenir aux besoins de sa famille, avait été obligée d'aller travailler tous les jours en dehors de la maison, donnant à sa fille le sentiment d'être délaissée.

L'essentiel, dans cet effort de décodage, est avant tout d'accompagner la personne dans sa compréhension du langage symbolique contenu dans les symptômes, de chercher du sens, sans jamais imposer une lecture.

Cette lecture des latéralités ne doit donc jamais être dogmatisée et érigée en vérité immuable. C'est juste une clé de lecture, qui peut nous aider à donner sens à la maladie et/ou à la souffrance en question. Elle constitue à mes yeux, une aide et un outil précieux dans la conduite de nos investigations.

Pour chercher à comprendre nos rapports humains, nous devons examiner les relations

Côté gauche = Yang = masculin

1er niveau : le père, l'époux, le fils, le frère

2e niveau : l'homme en général, la masculinité la personnalité des choses ou de soi-même

3e niveau : l'individualisme, la hiérarchie,
le cerveau gauche, la force, l'autorité, la police

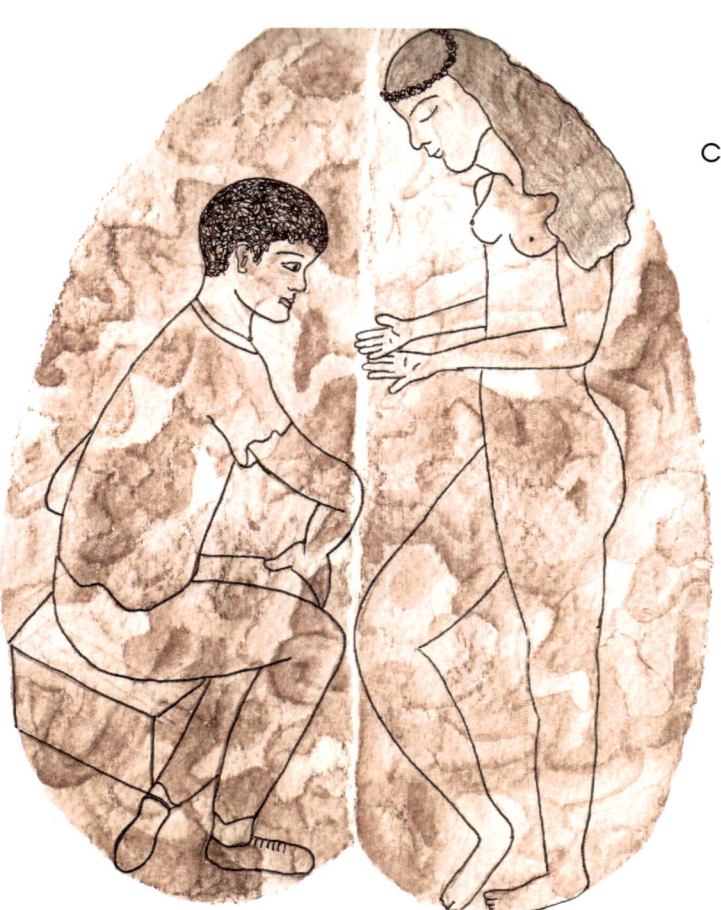

Côté droit = Yin = féminin

1er niveau : la mère, l'épouse, la fille, la sœur

2e niveau : la femme en général, la féminité la structure des choses ou de soi-même

3e niveau : le social : la famille, l'entreprise la société, l'Église, **le cerveau droit, le sentiment**

4.
CLÉS DE LECTURE

Dévoiler les messages des organes

J'aimerais amorcer ce chapitre par une petite histoire.

Un vieux Sage et un jeune homme se rendaient au village à pied, en suivant un étroit sentier. Ils marchaient depuis un moment, quand le vieil homme fit cette remarque : "Un vieux cheval est passé par là." Un peu plus tard, il compléta : "Il tirait une lourde charge." Presqu'arrivé au village, il ajouta : "Ce cheval ne voit pas de l'œil gauche."

Le jeune qui accompagnait cet homme était tellement intrigué par les "révélations" de son maître, qu'à peine parvenu à destination, il s'enquit au sujet du supposé cheval, vieux et borgne de l'œil gauche. Après quelques recherches, il trouva l'animal décrit par le vieil homme.

Sa curiosité piquée au vif, le jeune demanda à son maître : "Comment avez-vous su qu'un vieux cheval borgne était passé par ce sentier ?"

Promptement, le vieil homme lui répondit : "Je ne suis ni un magicien, ni un devin, seulement un observateur. Vois les traces laissées par cet animal : il parvient à avancer, mais le poids de l'âge et du chargement ne lui permettent plus de lever les pattes, comme le ferait un jeune cheval. Vois comme il a foulé le sol, en traînant les sabots. Cette façon de marcher correspond typiquement à celle d'une vieille bête de somme."

Le jeune, impressionné, demanda encore : "Et comment avez-vous su que ce cheval ne voit pas de l'oeil gauche ?"

Son maître répondit alors : "J'ai observé tout au long du chemin et j'ai constaté qu'il n'avait mangé que l'herbe de la bordure droite du sentier. C'est ce qui m'a laissé supposer qu'il ne voyait que de ce côté-là."

Cette anecdote illustre assez bien l'importance d'une lecture minutieuse et éclairée, pour saisir le sens de ce qui est observable et donc des symptômes.

Dans chaque culture, l'observation millénaire du fait de tomber malade a permis aux gens de recenser des informations, de construire des réseaux de significations autour de cette question de la maladie. Ce sont des éléments subjectifs, recueillis au cours des siècles, qui peuvent nous être utiles et que je tente de partager avec vous, lecteur. Il ne s'agit pas de dogmes, de vérités scientifiquement prouvées, mais du fruit de l'observation minutieuse et patiente de personnes qui vécurent à une époque différente de la nôtre et dont les constats, les témoignages peuvent nous aider aujourd'hui.

La culture orientale a construit un modèle éco-systémique de décodage des maladies qui relie entre eux le micro et le macro, le corps et l'esprit, le conscient et l'inconscient, le corps biologique et le corps social. Toute modification de l'un de ces éléments a une incidence sur l'ensemble. Il est donc fondamental de regarder la particularité, sans perdre la notion du tout. C'est dans cet esprit que les symptômes qui se manifestent dans une partie du corps peuvent être perçus comme révélateurs des relations, des croyances, des valeurs et enfin de l'environnement socioculturel de la personne souffrante. Chercher un lien entre la partie et le tout est ce qui permet d'activer les processus de décodage du langage inconscient émis par le corps.

Il ne s'agit pas d'éliminer le symptôme, mais d'offrir à la personne des éléments de réflexion, qui vont l'aider à découvrir un sens à sa souffrance, en tenant compte de son contexte historique, familial et social. Chaque personne a son parcours de vie spécifique et c'est seulement dans ce contexte, que le décodage des symptômes prend tout son sens. Ce travail de compréhension des causes émotionnelles profondes, à l'origine de la souffrance, peut réveiller la conscience de chaque personne. Elle pourra alors interférer dans le processus et y apporter des changements significatifs. Plonger en profondeur dans son histoire et en tirer les enseignements nécessaires, redonner du sens à sa vie et s'engager dans une nouvelle étape, tout ceci exige du courage.

De plus, la compréhension de l'anatomie et de la physiologie des organes de n'importe quel système nous fournit des éléments pour procéder à une lecture symbolique des maladies. La diarrhée, par exemple, se déclare au niveau de notre intestin grêle, là où a lieu l'assimilation des aliments ingérés. Donc, toute diarrhée parle, symboliquement, d'une impossibilité à assimiler une quelconque nourriture, qu'elle soit d'ordre matérielle ou affective. Au-delà du symptôme physique, la diarrhée nous aide à entendre et comprendre la communication inconsciente sous-jacente, à savoir ce qui est en train de nous arriver dans notre contexte relationnel.

Tout symptôme n'est pas juste l'expression d'un dysfonctionnement organique : il peut être aussi l'expression d'un dysfonctionnement relationnel.

Articuler ces deux lectures de manière complémentaire, sans en exclure aucune, est salutaire pour toutes les personnes qui valorisent la vie humaine.

Comme dit Philippe Dransart (2000), une des particularités les plus impressionnantes du corps humain est qu'en chaque organe, on peut très bien rencontrer des traces de l'ensemble. Autrement dit, la partie nous parle du tout. Bien que chaque organe ait sa fonction propre, tous sont intimement liés entre eux. Quand l'un d'eux est affecté, c'est l'ensemble qui, subtilement, va être perturbé.

C'est pourquoi la localisation d'une lésion nous informe, sur ce qui est en train de se produire dans le tout. En dialoguant avec la partie du corps où est apparu le symptôme, cela pourra nous éclairer sur ce qui se passe chez cette personne, de manière globale. Nous chercherons à évoquer le passé, l'histoire de vie de la personne, en fonction de la problématique explicitée par le symptôme.

Je rappelle que ma proposition est d'aider les personnes à décoder les messages inconscients exprimés dans leur propre corps. Et j'insiste sur le fait que, seule une approche sous forme de questions adaptées suscitera, chez chacune d'elles, ce dialogue avec elle-même, cette réflexion sur le sens de ses souffrances corporelles, dans le contexte existentiel et relationnel qui est le sien.

Il convient de souligner que dans de nombreuses situations, nos questionnements doivent aussi être orientés dans une perspective transgénérationnelle. En effet, recueillir des informations concernant les comportements, les maladies, les souffrances et les malformations qui ont existé dans les générations antérieures peut permettre de faire des liens avec les souffrances actuelles.

Par exemple, une personne qui présente une douleur dans l'articulation hanche-fémur (siège de la mémoire du sentiment d'abandon et/ou de trahison) et qui, bien qu'interrogée sur ce sentiment, ne fait pas de corrélation avec son histoire personnelle, retrouvera souvent des histoires de grande souffrance de ce type, quand on lui demandera si, parmi ses ancêtres, quelqu'un a été honteusement trahi ou abandonné.

Ceci montre que nous n'héritons pas seulement de caractéristiques physiques de nos ancêtres, mais aussi de mémoires qui se manifestent dans notre corps (Salomon Sellam, 2003). Accéder à ces mémoires transgénérationnelles et les décoder, nous permet de nous approprier notre histoire, de mieux connaître nos héritages ancestraux : nous pouvons alors rompre avec certains legs, pour en neutraliser les effets nocifs ou leur donner une autre signification, et alerter nos proches, afin que ce type d'héritage néfaste ne se perpétue pas dans les générations suivantes.

Le mental inconscient a besoin du corps physique, comme quelqu'un a besoin d'un miroir pour prendre conscience de sa physionomie et matérialiser son identité. Quand il existe des distorsions entre le corps physique et le mental, apparaissent alors des signaux d'alerte, des symptômes, qui sont les messages symboliques nous suggérant de faire une pause, pour repenser notre manière d'être et d'agir dans le monde.

Prendre en considération la matérialité de ces symptômes et si possible les faire disparaître est de la responsabilité des professionnels de santé. La lecture corporelle, elle, est attentive aux déséquilibres énergétiques, qui touchent la vie relationnelle et qui sont liés aux problèmes de santé. Au-delà des symptômes, elle apprécie, évalue ces déséquilibres. Elle identifie la maladie comme un mécanisme qui aide à la localisation des conflits émotionnels. Elle facilite la compréhension des conduites et des comportements personnels, stimule l'acceptation de soi et la réorganisation de la pensée et de l'activité[2].

Michel Odoul (2002) identifie trois types de messages, qui signalent les distorsions entre l'esprit invisible et le corps physique visible, matériel. Ce sont des tentatives de communication, des signaux d'alerte du mental, qui se matérialisent dans le corps physique, pour attirer l'attention de l'être humain sur un déséquilibre, une discordance dans son vécu passé ou actuel, afin qu'il puisse retrouver un rapport satisfaisant, entre ce qu'il ressent et son comportement face à la vie.

Voyons, ci-dessous, les trois types de messages communiqués par le corps en souffrance, et identifiés par Michel Odoul.

---

2. Source : www.leituracorporal.com.br

Tensions physiques et psychologiques

Ce sont les premiers messages subtils, inconscients, qui s'expriment dans le corps. Ils se manifestent dans des problèmes physiques ou psychologiques. Ce peut être des ennuis digestifs, des douleurs dorsales, des cauchemars, des insomnies, des mal-êtres psychiques. Tous ces petits maux délivrent un message de notre Maître Intérieur, qui nous alerte sur notre comportement, et nous invite à faire une pause, à prendre le temps d'explorer notre rapport aux autres, à donner du sens à ce que nous sommes en train de vivre.

Par exemple, après un dîner festif, peuvent apparaître des nausées, un embarras gastrique. Si ces malaises ne sont pas liés au type d'aliments ingérés, nous pouvons supposer qu'ils proviennent peut être d'une incompréhension émotionnelle, qui nous a peinée, meurtrie lors de ce repas, de propos ressentis comme blessants, proférés par une personne pour qui nous avons une grande estime. Notre indisposition gastrique nous signale notre difficulté à "digérer" la douleur causée par cet incident, et nous incite à la repenser, pour l'assimiler ou l'évacuer. Par ce travail subtil de décryptage, nous facilitons la disparition des symptômes et le retour de notre équilibre.

C'est dans cet esprit, que nous pouvons entendre les actes manqués. Ce sont des actes incontrôlés, que nous faisons sans intention préalable, malgré nous, qui s'imposent à nous en quelque sorte. Ce peut être verbal, un *lapsus*, un mot qui nous échappe à la place d'un autre ou gestuel, un simple faux pas, un étouffement ou une maladresse (renverser quelque chose sur la robe ou le costume de quelqu'un).

Freud (1901) interprète les actes manqués, comme des manières d'évacuer des tensions intérieures, ces actes traduisant la teneur de nos pensées, de nos émotions. Nous faisons ou disons quelque chose involontairement mais en réalité, c'est le reflet de notre ressenti intérieur.

Michel Odoul (2002) considère ces actes manqués comme des "actes véritables" : ce sont les premières tentatives de communication de notre inconscient à notre conscient. Ils témoignent des incohérences que nous vivons, cherchent à attirer l'attention sur les contradictions qui existent, entre ce que nous pensons consciemment et ce que nous ressentons, entre raison et émotion. L'acte manqué traduit une communication positive au service de notre mieux-être, et non pas néfaste ou menaçante pour nous.

Le Dr. R. G. Hammer (2003), cancérologue allemand fondateur de la Nouvelle Médecine, a découvert grâce à ses recherches en utilisant la tomographie puis les examens histologiques, qu'une personne ayant subi un choc brutal et inattendu (comme par exemple la mort subite d'un être cher) présente une sorte de tache dans le cerveau. C'est l'information de la perte de cette personne aimée, transmise au cerveau par le système nerveux périphérique, qui a formé cette tache (en réalité un trou). Ultérieurement, en établissant une corrélation entre la localisation de la tache dans le cerveau et la partie du corps où est apparue une maladie déterminée et/ou une souffrance, il a pu construire une grille de lecture, qui définit, autant la teneur du conflit vécu par cette personne, que la maladie qu'elle est en train de développer. Cette information nous aide à retrouver, plus rapidement, la source du conflit à travailler, pour parvenir à la guérison.

Comme nous le disait déjà le dicton populaire brésilien "Quand la bouche se tait, les organes parlent", la découverte du Dr. Hammer (2003) nous fait comprendre que ce que nous n'exprimons pas par la bouche, s'imprimera dans notre corps.

**Les symptômes sont des messages de notre inconscient.
Ce sont des messages codés et pleins de symbolismes.**

Pour faire le lien entre les douleurs de l'âme (psyché) et les douleurs physiques (corps), il est nécessaire d'appréhender l'être humain dans sa globalité physique, psychique, spirituelle et relationnelle. Toute expression de sentiments, d'émotions, d'idées, de rêves, s'appuie sur la capacité du corps à émettre paroles, gestes et expression picturale. Ce que nous vivons intérieurement, s'extériorise dans notre corps physique, comme sur un écran de projection.

Traumatismes du corps

Si dans les situations précédemment évoquées, les messages sont subtils, dans ce type d'expression, de distorsions, ils sont plus contondants. Le Maître Intérieur semble décidé à provoquer un arrêt impérieux. Il crie, tape fort, nous obligeant à rechercher, à identifier les risques et dangers auxquels notre dynamique de la vie se trouve exposée.

Les traumatismes corporels, entorses, fractures diverses, sont aussi des voies d'évacuation, de libération des énergies et des tensions réprimées, accumulées, et doivent être perçues comme telles. Le type d'accident, la partie du corps affectée et sa latéralité, nous fournissent des informations précises et précieuses sur ce qui nous arrive, et dont nous n'avons pas encore conscience. Par exemple : une entorse au pied droit parle du manque de soutien, tant dans notre cheminement personnel que dans nos relations du côté féminin, et nous invite à explorer nos rapports avec la symbolique maternelle. Du côté gauche, ce serait à interpréter autour du masculin.

Maladies organiques et psychologiques

Quand les messages subtils n'ont pas été déchiffrés, quand les traumatismes n'ont pas été pris suffisamment au sérieux, il reste au corps un ultime recours : les maladies organiques ou psychologiques. Leur apparition peut être comparée à l'arrivée, dans notre maison, d'un officier de justice qui exige notre comparution à une audience. Elles nous convoquent à un rendez-vous avec nous-mêmes, avec notre histoire.

Les maladies nous offrent l'opportunité de percevoir notre mal-être, et d'évacuer toutes les tensions actuelles ou passées qui le génèrent. Elles nous incitent à examiner notre orientation de vie, pour entrevoir et construire notre futur. Les maladies nous parlent aussi de notre condition physique et mentale, et nous invitent à réfléchir à nos limites, nos difficultés à accepter les changements. Elles affaiblissent notre immunité intérieure.

**Plus la maladie est profonde et grave
et plus la tension intérieure, à éliminer, est grande et ancienne.**

C'est dans notre corps que se matérialisent les formes de maladies psychiques les plus diverses. Le corps est donc le lieu de concrétisation de ce qui arrive dans notre mental. Comme disaient Thorwald Dethlefsen et Rüdiger Dahlke (2007, p.14), "le corps matériel est la scène où les images de l'inconscient s'efforcent de s'exprimer". Une perturbation ou un déséquilibre dans le mental ou l'inconscient d'une personne, se manifeste à travers un symptôme corporel.

Corintha Maciel (2000) dans son livre Mitodrama (p. 43) dit : "La perturbation de l'harmonie se manifeste dans notre corps car le corps est la concrétisation de l'inconscient ; celui-là devient la scène où toutes les images s'efforcent de s'exprimer". Un exemple de cette force du corps-image est l'appellation "membre fantôme". Une personne, amputée d'une jambe, continue à sentir des douleurs là où la jambe n'existe plus. C'est la force du mental, qui survit à toute amputation physique.

Le symptôme est donc l'expression visible d'un processus invisible.

Tous les symptômes peuvent être analysés, diagnostiqués, grâce aux connaissances de la physiopathologie et nous pouvons les combattre en utilisant les médicaments les plus variés. Les examens en laboratoire mettent en évidence la présence de substances caractéristiques de la pathologie définie. Mais nous ne devons pas oublier que la maladie qui atteint le corps, a une relation directe avec ce qui se passe dans le mental de la personne. "Ainsi comme le corps ne peut vivre sans conscience, il ne peut également demeurer malade sans la conscience." (Rüdiger Dahlke 2007, p.16)

Byington d'après Corintha Maciel, (2000, p.52) nous met en garde : "Face à certains symptômes comme les céphalées, les palpitations, les paresthésies (sensations de fourmillements, picotements, brûlures) ou les calculs vésicaux, le médecin a l'habitude de rechercher les composants organiques des symptômes, sans prendre en compte un quelconque composant symbolique.[...] Quand il ne décèle aucun composant organique qui justifie la plainte, il prescrit des "tranquillisants" qui altèrent chimiquement le vécu normal du symptôme, ce qui rend difficile son expression et sa structuration."

La conception systémique de l'univers comme un système vivant, nous aide à considérer les symptômes comme étant des formes physiques et matérielles d'expression de conflits ou de déséquilibres, qui nous renseignent, par le biais d'un langage symbolique, sur les origines de nos problèmes. L'approche systémique nous suggère de prendre en compte, dans la compréhension des problèmes personnels, familiaux ou sociaux, les implications contextuelles qui tissent un réseau d'événements et de faits dont nous sommes tous coresponsables.

Corintha Maciel (2000, p. 43) résume ces idées avec un certain brio : "La clé pour comprendre la maladie et la guérison, c'est apprendre à traduire la parole du symptôme, à la reconnaître comme un symbole qui s'est engouffré dans le corps physique."

Il nous semble alors crucial d'appréhender l'apparition d'un symptôme selon une double perspective :
- la perspective biologique, matérielle, objective, détectable, qui contribue à expliquer le symptôme, à l'aide de l'analyse des processus biochimiques et mécaniques de l'organisme,
- la perspective symbolique, invisible, subjective, qui nous incite à décoder la communication inconsciente véhiculée à travers le symptôme.

Pour interpréter correctement un symptôme, nous devons connaître les codes corporels élaborés au cours du temps, par tous ceux qui nous ont précédés.

Si du point de vue biologique, le symptôme est dû à une ou plusieurs causes détectables, du point de vue symbolique, il a avant tout valeur de communication. Dans cette perspective, tout symptôme serait aussi une communication inconsciente, codée culturellement, qui cherche à exprimer une souffrance, un dysfonctionnement. De la même façon que les rêves sont l'expression cryptée du langage de notre inconscient, les symptômes dans le corps physique sont des messages inconscients qui nous parlent de notre manière d'être et d'agir dans le monde.

Déchiffrer ces messages nous dévoile d'autres lectures, d'autres éclairages possibles de nos comportements qui vont nous inciter à envisager d'autres orientations de notre vie. Occulter ou nier ces signaux d'alarme, c'est nous priver de la possibilité de transformer notre maladie en une opportunité précieuse de réfléchir à nos valeurs, à nos relations et à notre posture dans le monde.

J'insiste encore une fois sur le fait qu'aucune lecture ne doit être imposée par un tiers quel qu'il soit. Par exemple, nous savons qu'une douleur dans le genou témoigne fréquemment d'une difficulté à accepter les choses telles qu'elles sont, ou d'un manque de flexibilité dans les relations. Pourtant, une personne peut être rigide, sans pour autant présenter de problèmes articulaires au niveau du genou. Le symptôme n'a jamais une signification unique, universelle. Il est surtout l'occasion à saisir, de réfléchir globalement au sens de nos relations, de notre vie.

Pour moi, en tant qu'homme, en tant que soignant, réduire au silence un symptôme sans avoir cherché à le décoder préalablement est un acte d'irresponsabilité.

Le symptôme peut être comparé à un voyant rouge du tableau de bord de la voiture qui s'allume alors que nous sommes en train de conduire. Cette lumière nous alerte sur une défaillance de notre véhicule et nous contraint à arrêter la voiture pour nous poser les questions suivantes :
- Qu'est-ce que ce voyant qui s'éclaire est en train de me signaler ?
- Le réservoir d'essence est-il vide ?
- M'avertit-il que la batterie est presque à plat ?
- Dois-je vérifier le niveau d'huile ? etc.

Il est bien évident, pour nous, que dans le cas d'une voiture, la raison de ce voyant rouge est en lien avec un problème mécaniquement explicable. Il ne nous viendrait pas à l'idée de nous contenter de parvenir à éteindre ce voyant, visible, matériel pour régler le problème. Nous savons qu'il est un signal d'alerte sur un dysfonctionnement mécanique caché, dont nous devons impérativement nous occuper sous peine d'incidents ultérieurs, voire même d'accidents. Dans le cas d'un ulcère à l'estomac, la muqueuse gastrique est irritée, attaquée par l'action des acides et c'est un constat irréfutable, détectable à l'examen microscopique. Ceci est le côté visible de l'ulcère, le "voyant rouge" qui s'allume. Mais cet ulcère, ne vient-il pas aussi nous parler de nos nourritures et nos indigestions affectives ? L'interprétation d'un symptôme ne remplace pas et ne nie pas la contribution de la médecine biologique qui explique efficacement n'importe quel symptôme, mais elle l'enrichit, l'améliore, la complète.

La symptomatologie d'une quelconque maladie provoque une rupture dans la vie, les relations de notre être "bio-psycho-socio-spirituel". Elle nous empêche de travailler, nous isole de notre vie sociale ; elle peut même nous obliger à rester couché. Elle perturbe tout notre processus vital.

Il est clair que, très souvent, les remèdes allopathiques sont nécessaires et indispensables pour nous soigner et retrouver la santé. Mais, nous avons tout intérêt, en parallèle, à chercher à aller au-delà de la causalité organique, biochimique, pour extraire et décrypter les messages sous-jacents de la maladie, du symptôme, qui sont de véritables boussoles, des guides pour notre cheminement.

Si, lors d'un voyage, notre voiture présente un ennui mécanique, nous allons être tenus de repenser notre itinéraire et de nous interroger sur :
- Est-ce que la voiture supportera le kilométrage prévu ?
- Comment allons-nous réorganiser notre voyage ?
- Qu'est-ce que j'ai négligé quand j'ai décidé de préparer ce voyage ?

Parlant de notre corps, un exemple typique de ce que nous venons de souligner est la gastrite. Nous savons qu'elle est due à une hyperacidité gastrique. Il est évident que le médecin va prescrire des antiacides, et s'il fait une endoscopie, il va identifier des modifications visibles, caractéristiques de cette maladie. Cependant, si ce médecin savait que l'estomac est l'organe qui conserve les mémoires des ressentiments et des blessures, et que tout ce que nous n'avons pas digéré dans notre mental provoque une indigestion gastrique, il pourrait et/ou devrait inclure dans son traitement un temps d'échange avec son patient, où il lui poserait par exemple, les questions suivantes :

> • *Êtes-vous en train de vivre une situation relationnelle qui génère en vous de la peine, du ressentiment ?*
>
> • *Au niveau de vos relations, êtes-vous en train de vivre une expérience que vous ne parvenez pas à digérer ?*

Il est certain que dans ce cas, le soin apporté au patient serait bien plus riche, complet et bénéfique. La guérison, la santé retrouvée signeraient non seulement la disparition des symptômes, mais aussi un regain de sens, de cohérence, d'harmonie dans la vie personnelle, familiale et sociale du patient. "La guérison arrive au travers de l'incorporation de ce qui manquait et celle-ci, par conséquent, n'est pas possible sans une expansion de la conscience. Tout ce que le corps peut faire, c'est refléter les états correspondants et les conditions de la conscience elle-même." (Rüdiger Dahlke, 2007, p.19)

Toute affection du corps est psychosomatique, parce qu'il existe une relation étroite, inséparable, entre le corps et le mental. La maladie fonctionne comme une "prise de terre", qui permet de libérer les tensions accumulées. Pour décoder la maladie, nous avons besoin d'accéder à son langage, son symbolisme. Dans le modèle biomédical, l'origine de la maladie répond à une causalité biologique, ce qui veut dire qu'elle est liée à des micro-organismes ou à un terrain génétique qui prédisposent à un mal déterminé, qu'il soit congénital ou acquis. Dans le modèle holistique oriental, la maladie est considérée comme une perturbation énergétique, qui alerte l'être humain sur les obstacles qui devront être surmontés, pour poursuivre et accomplir au mieux son parcours de vie.

Enfin j'œuvre dans le sens d'une complémentarité de ces modèles qui peut donner lieu à une approche de soin plus efficace.

5.
DIALOGUER AVEC LE CORPS

Décoder le langage corporel

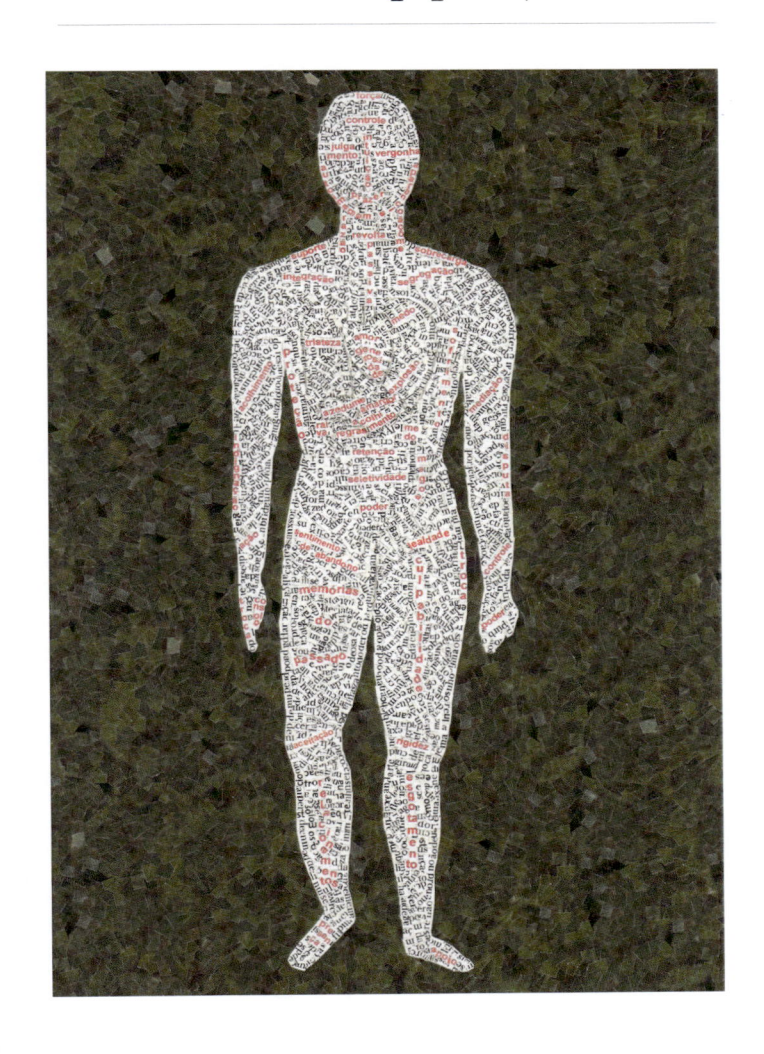

DIALOGUER AVEC NOTRE CORPS est quelque chose de fondamental pour comprendre qu'il nous exprime sans cesse les répercussions de nos émotions vécues. Le langage corporel comme les mots est polysémique. Il constitue donc une communication pleine de subtilités, indissociables du contexte socio-historico-culturel dans laquelle il s'inscrit. De la même manière qu'un mot, pour être compris, a besoin du contexte de la phrase à laquelle il appartient, un symptôme, pour être entendu, a besoin d'être relié au contexte dans lequel il apparaît. C'est pourquoi, avant de chercher à le décoder, nous devons impérativement tenter de le "contextualiser" à l'aide d'une série de questions. Toute affirmation catégorique devra être soigneusement évitée car il s'agit avant tout de susciter des interrogations, de suggérer des pistes de réflexion et d'émettre des hypothèses plutôt que des assertions.

Afin de faciliter ce dialogue avec notre corps, nous proposons une approche fragmentée du corps humain en détaillant chacune des parties qui le composent, leur rôle et fonction. Nous tenterons d'en dégager quelques pistes concernant leurs messages inconscients, qui amorceront le dialogue entre notre mental et notre corps physique. Nous adopterons une perspective psycho-énergétique pour accompagner le lecteur dans un processus de décodage des messages cachés dans les maladies et/ou les souffrances. Chaque partie du corps apparaîtra en gras avec ses mots-clé, c'est-à-dire les mots qui synthétisent, symbolisent, sa ou ses fonctions psycho-émotionnelles et expriment les potentiels inconforts, somatisés en cet endroit précis.

Cette présentation du corps nous semble être didactique pour permettre une exploration, une compréhension de ses messages inconscients et ainsi améliorer le soin que nous prodiguons à nous-mêmes et aux autres.

6.
DIALOGUER AVEC LE SQUELETTE

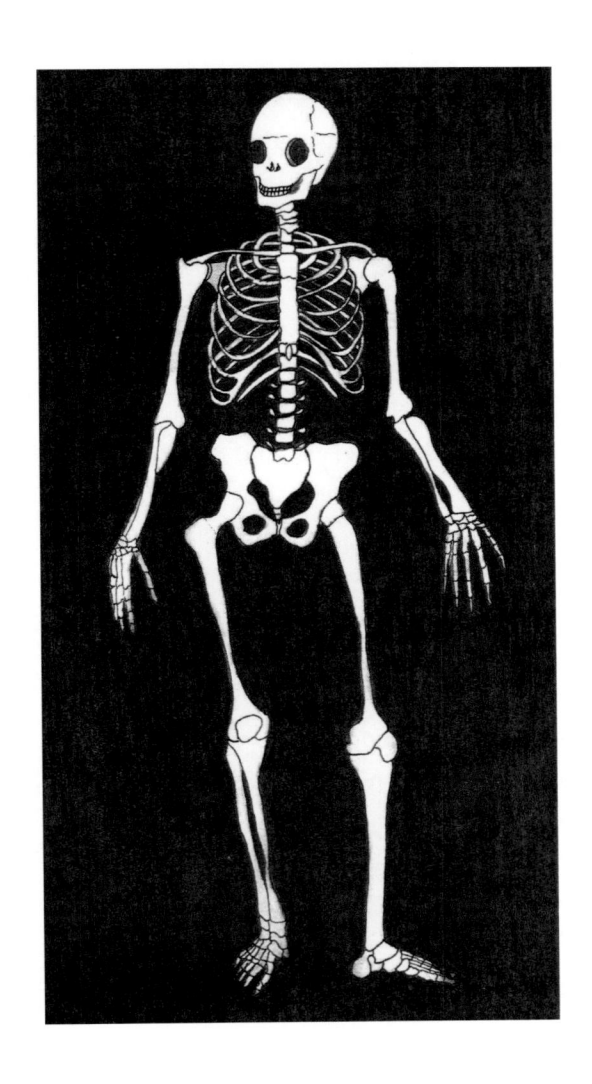

> LE SQUELETTE

Mots-clé   dévalorisation de soi • protection • courage • cuirasse/manque de confiance • mobilité • adaptabilité • équilibre

Le squelette constitue la structure grâce à laquelle nous pouvons tenir debout, nous maintenir en station verticale. Il est composé des os et de la colonne vertébrale. C'est une charpente solide et articulée qui permet la mobilité du corps et protège nos organes vitaux comme le cœur, les poumons, le cerveau. Cet ensemble d'os rigides forme notre architecture corporelle. Les os sont articulés et reliés entre eux par des muscles, des tendons et des ligaments qui donnent la souplesse nécessaire à nos mouvements et en garantissent l'harmonie et la liberté. Chaque articulation, unissant deux ou plusieurs os, permet de réaliser des mouvements adaptés à nos besoins et aux situations rencontrées.

La colonne vertébrale fonctionne comme un axe structural et articule les membres inférieurs et supérieurs. Les os constituent les éléments les plus solides et les plus résistants de notre corps. À l'intérieur de chacun d'eux se trouve la mœlle dans laquelle sont produites les cellules du système immunologique qui, tout au long de notre vie, nous protègent et nous maintiennent en homéostasie biochimique.

Les os représentent également notre solidité, les valeurs qui nous structurent et donnent sens à notre vie. Ils peuvent encore symboliser les lois qui régissent nos relations, mais aussi les parents et l'autorité d'une manière plus générale.

Ainsi les maladies et/ou les infirmités et/ou les douleurs osseuses expriment-elles fréquemment les conflits de dévalorisation, souvent accompagnés d'un syndrome dépressif. Ces dévalorisations profondes peuvent de même se manifester à travers des expressions communes, telles que "je ne vaux rien", "je sens comme un grand vide en moi", "je suis nul", etc.

Lorsque nous ressentons de l'inconfort au niveau du squelette, des articulations et/ou de la colonne vertébrale, il est bon de se demander :

- *Quelles situations suis-je en train de vivre, qui me laissent insécurisé ?*
- *Pourquoi suis-je tant insécurisé face à la vie ?*
- *Contre quoi suis-je en train de me rebeller ou de résister, par manque de confiance en moi ?*
- *Quel sentiment m'habite en ce moment, qui m'empêche d'agir avec souplesse et légèreté ?*
- *Ai-je peur de perdre ma sécurité pécuniaire et/ou affective, émotionnelle ?*

› LA COLONNE VERTÉBRALE *défis et responsabilités*

Elle est le pilier de notre structure osseuse et musculaire. Outre le fait d'être notre support, elle est responsable des mouvements de nos membres supérieurs (bras) et inférieurs (jambes). Sa dimension psychologique symbolise nos racines généalogiques et tout ce que nous supportons des défis de la vie.

La colonne vertébrale, grâce à la moelle épinière qu'elle contient, établit la connexion entre la commande du cerveau et l'exécution par le corps. Elle nous permet de rester debout, de porter de lourdes charges et de nous protéger. Elle représente le pilier de notre vie. D'ailleurs l'expression "tourner le dos à..." traduit bien la dimension protectrice de la colonne vertébrale.

Quand le fardeau est trop lourd et difficile à porter, c'est dans notre dos, notre colonne, que les douleurs vont apparaître. Elles nous parlent du poids de nos responsabilités, de nos frustrations, de nos limites. C'est comme si nous transférions sur notre dos, tout ce qui nous cause de la souffrance. Les expressions "en avoir plein le dos", "charrier quelqu'un sur son dos" en témoignent.

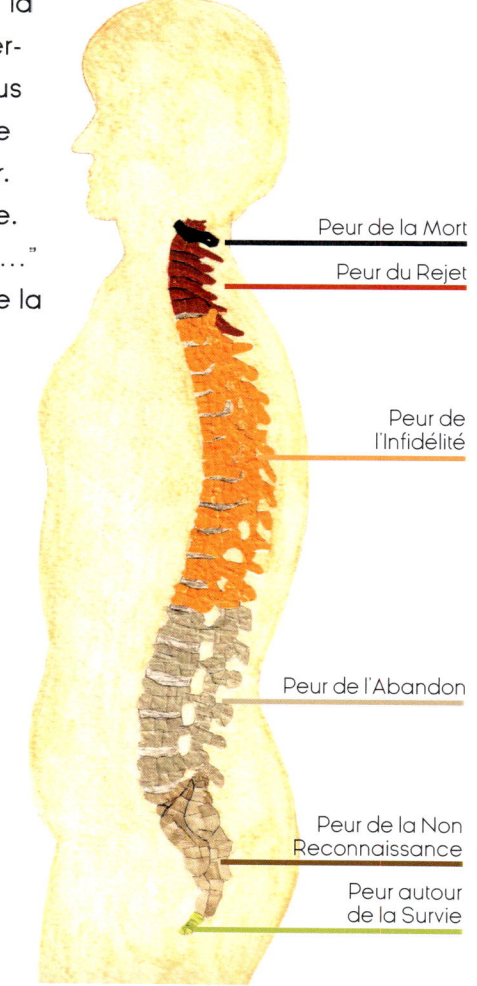

- Peur de la Mort
- Peur du Rejet
- Peur de l'Infidélité
- Peur de l'Abandon
- Peur de la Non Reconnaissance
- Peur autour de la Survie

Notre dos est une véritable épée qui nous protège de l'adversité, mais c'est aussi l'endroit où nous accumulons les tensions, notamment celles générées par les trahisons de personnes proches. Les expressions populaires suivantes illustrent bien ceci : "se faire poignarder dans le dos", "casser du sucre sur mon dos", "ils parlent dans mon dos".

La verticalité de la colonne nous assure aussi notre maintien, notre dignité. Si elle se courbe, c'est sans doute le reflet d'une forme de soumission qui s'installe en nous.

Se référant à la culture hébraïque, Annick de Souzenelle (1991) s'est aperçue que les mots "squelette", "échelle", "école" avaient la même racine. Symboliquement, Annick de Souzenelle nous dit que l'être humain a besoin de prendre appui sur sa colonne vertébrale pour atteindre sa complétude. "Ceci exige un mouvement de circulation des énergies, autant du ciel vers la terre que de la terre vers le ciel, du bas vers le haut que du haut vers le bas. C'est par la colonne vertébrale que l'énergie, la sève de l'amour (Eros) circule, poussant à l'union du masculin avec le féminin, à la gestation de fruits. (p. 75)… La colonne vertébrale est le guide lumineux de celui qui sait voir, l'outil de celui qui sait travailler et le chemin de celui qui désire s'élever… La colonne vertébrale représente donc le lieu privilégié où s'inscrivent nos libérations, nos accomplissements successifs mais aussi celui où se focalisent, se manifestent et se révèlent nos blocages, nos peurs, nos refus (de grandir, de se marier, d'aimer…) et toutes les tensions, les souffrances qu'ils engendrent."

Notre colonne vertébrale est composée de 7 vertèbres cervicales dont l'Atlas, de 12 vertèbres dorsales, de 5 vertèbres lombaires, de 5 vertèbres sacrées et de 4 vertèbres compactes qui forment le coccyx.

Un problème au niveau de la colonne vertébrale, nous interroge sur :

- *Qu'est-ce que je suis en train de prendre sur moi qui ne m'appartient pas ?*

- *D'où me vient cette exigence démesurée qui me contraint à charrier au-delà de mes forces, un tel fardeau ?*

Problèmes au niveau des vertèbres

Mots-clé **déséquilibre • changement**

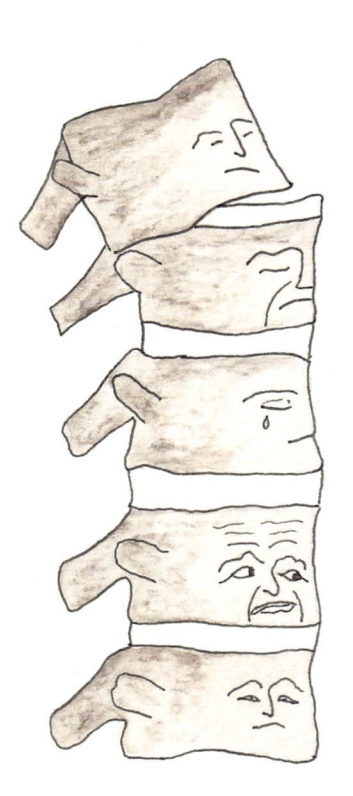

C'est dans les vertèbres que s'enregistrent nos six peurs primaires : vertèbre Atlas (peur de la mort) ; vertèbres cervicales (peur du rejet) ; vertèbres dorsales (peur de l'infidélité, du manque de loyauté) ; vertèbres lombaires (peur de l'abandon) ; vertèbres sacrées (peur de la non reconnaissance) ; coccyx (peur autour de la survie).

Un problème quelconque au niveau des vertèbres nous parle de déséquilibres d'ordre émotionnel ou mental, et nous invite à prendre conscience de ce qui doit être modifié dans notre relation aux autres et à nous-mêmes. Ce peut être aussi la manifestation inconsciente d'une punition que nous nous infligeons, en rapport avec des pensées, des actes ou des paroles dont nous nous sentons coupables.

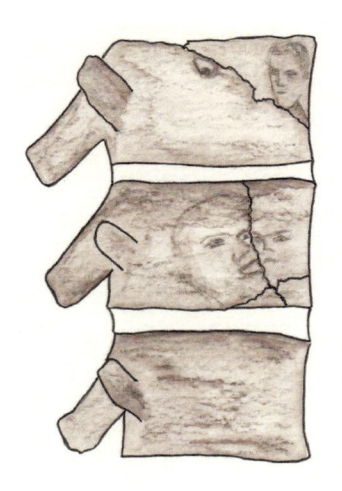

Fractures de vertèbres

Elles témoignent fréquemment d'un conflit ouvert en nous, d'une inflexibilité face à quelque chose qui nous est imposé, d'une révolte intérieure contre une personne investie d'autorité. Elles signalent notre propension à nous maintenir dans une rigidité psychique, à être "psychorigides", c'est-à-dire à être en difficulté pour faire des concessions, pour user de souplesse dans nos rapports aux autres. Elles reflètent donc souvent l'effet d'une relation dans laquelle nous sommes profondément impliqués et où deux forces adverses se confrontent, une relation qui questionne nos valeurs, nos croyances et notre propre structure.

Problèmes spécifiques à chaque vertèbre

› LES VERTÈBRES CERVICALES
comment je m'ouvre à la vie

Mots-clé   communication • affirmation de soi/soumission • ouverture

Ces sept vertèbres, situées au niveau du cou et de la nuque, nous permettent par leur mobilité, de bénéficier d'une large vision, de percevoir une situation sous différents angles, mais aussi de mouvoir la tête latéralement pour nous opposer, dire "non", ou encore de la courber vers le bas en signe

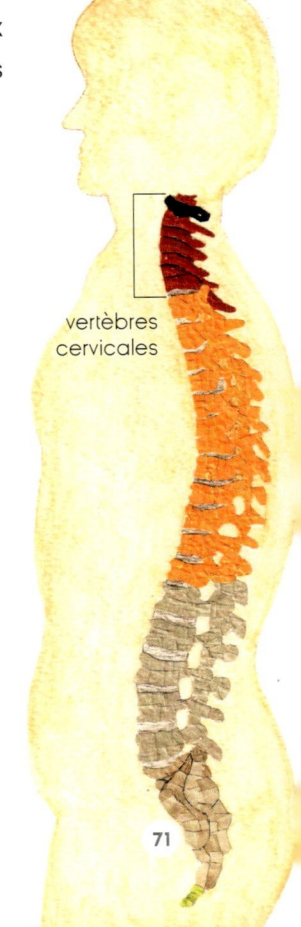

vertèbres cervicales

d'humilité, d'acceptation. Ces vertèbres nous parlent également de notre communication et de notre capacité d'ouverture à la vie. Quand nous nourrissons le sentiment d'être jugé, persécuté, ou attaqué, elles ont tendance à s'infléchir pour nous protéger de ce que nous vivons comme des agressions.

Des douleurs aiguës dans cette région, peuvent être l'expression de blocages qui nous empêchent de concrétiser un projet, une idée. Elles peuvent aussi nous alerter sur des situations vécues comme des charges pesantes que nous avons le sentiment de devoir assumer, ou une lourde responsabilité, un devoir pénible, auxquels nous ne pouvons nous soustraire.

Parfois, ces douleurs se réfèrent, plus globalement, à la peur d'être rejeté voire même de mourir.

Intéressons-nous maintenant à ce que nous révèle, plus précisément, chacune de ces vertèbres cervicales.

1ʳᵉ vertèbre cervicale appelée Atlas
Ruminations mentales improductives

Mots-clé   se déprécier soi-même • être d'une exigence excessive envers soi

Cette vertèbre est responsable du support et de l'équilibre de la tête.

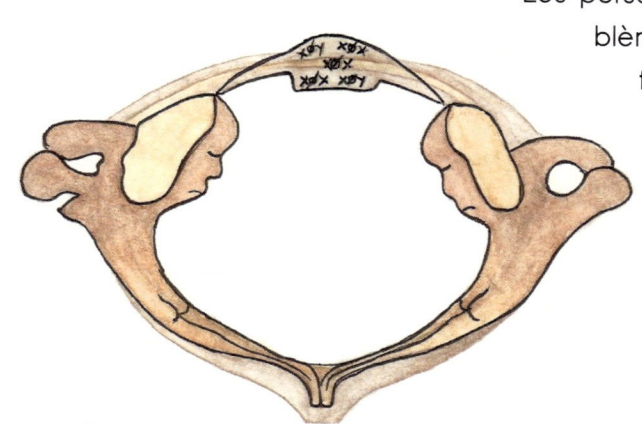

Les personnes qui rencontrent des problèmes au niveau de l'Atlas, ont fréquemment tendance à avoir des idées fixes, qu'elles ruminent à l'infini et de façon stérile. Elles sont souvent tristes, avec un sommeil perturbé et parfois des maux de tête, des migraines, des

vertiges, des oublis ou de la déprime. Elles peuvent aussi se déprécier, être d'une exigence démesurée envers elles-mêmes ou avoir des pensées obsédantes, assorties de nombreux doutes quant à leurs actions quotidiennes. Par exemple, se demander sans cesse : "Est-ce que j'ai bien fait ?", "Est-ce que j'ai fermé la porte ?", "N'ai-je pas garé ma voiture sur un stationnement interdit ?" Déprogrammer ces ruminations sans fin, ces pensées obsédantes est un bon moyen d'améliorer sa qualité de vie et de retrouver un sommeil réparateur.

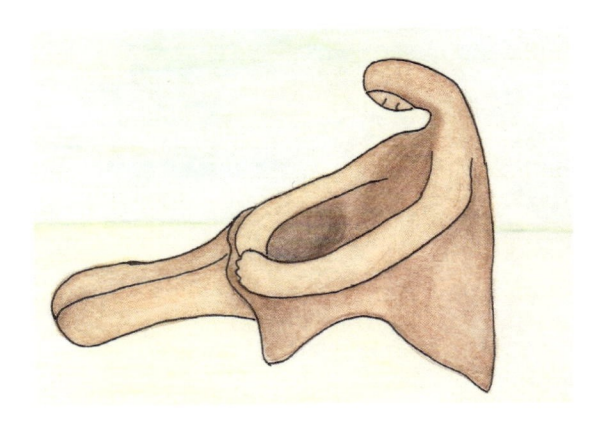

2e vertèbre cervicale
rejet de sa propre sagesse

Mots-clé   **déni de soi • sacrifice**

La seconde vertèbre cervicale est reliée à nos sens : vue, ouïe, odorat, goût.

Elle nous parle de problèmes existentiels, de ce qui a trait au sens de la vie, particulièrement après avoir vécu des événements douloureux, des pertes. Elle exprime aussi notre tendance à réprimer nos émotions légitimes et profondes.

Chez les personnes atteintes au niveau de cette vertèbre, se retrouve souvent un tempérament qui les pousse inconsciemment à agir de telle sorte qu'elles ne s'occupent jamais d'elles, se sacrifient pour les autres, négligeant leurs choix, leurs rêves et leur propre plaisir.

3e vertèbre cervicale   *peur de ne pas être reconnu*

Mots-clé   **mépris de soi • indécision • isolement**

Des ennuis au niveau de cette vertèbre témoignent souvent d'une inclination pour l'isolement, l'évitement de tout type de contact, le repli sur soi, par découragement, irritabilité et amertume. Ils révèlent aussi le besoin de dépendre des autres, la peur de ne pas être reconnu pour ce que nous sommes vraiment, peur qui nous pousse à agir avec frénésie pour nous sentir exister (par exemple, se noyer dans le travail).

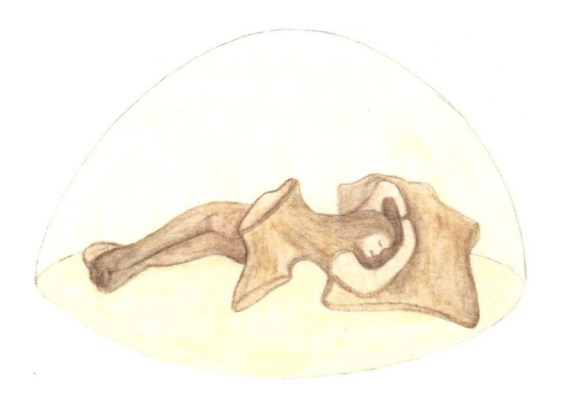

4ᵉ vertèbre cervicale
culpabiliser de sa réussite

Mots-clé **colère réprimée • culpabilité**

Une atteinte à la quatrième vertèbre cervicale nous parle d'une propension à ruminer des événements douloureux, empreints de colère et d'agressivité réprimées. La colère est souvent générée par les tensions accumulées face à notre impossibilité à dire "non", à s'opposer à ceux qui envahissent notre espace et nous traitent injustement.

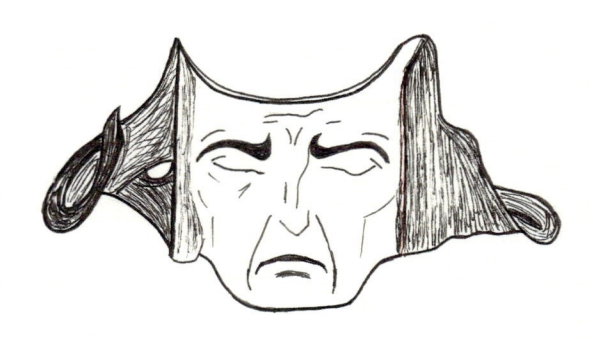

Un problème à cette cervicale peut aussi témoigner de notre incapacité à exprimer nos divergences d'opinions et nos émotions profondes. Incapacité qui nous conduit à saboter progressivement notre propre joie de vivre, jusqu'à nous auto-punir et/ou nous auto-détruire. Par exemple, une personne issue d'un milieu social défavorisé qui a bien réussi, considère souvent son succès comme un acte d'injustice par rapport à ses proches, de trahison et/ou d'abandon à l'égard de sa famille. Autre exemple : une personne, parce qu'elle a un frère ou une sœur atteint de déficience, s'interdit de se sentir insatisfaite, frustrée ou mécontente en se disant : "Ne réclame rien. Toi, la vie t'a déjà tellement gâtée !"

5ᵉ vertèbre cervicale
inflexibilité face aux opinions des autres

Mots-clé   difficulté d'expression • peur du ridicule • peur d'être humilié

Les problèmes à cette vertèbre sont en rapport avec notre difficulté à accepter les opinions et les conseils des personnes avec lesquelles nous vivons. Ils parlent de notre tendance à construire un mur autour de nous, pour nous isoler et nous protéger des autres. Ne pas parvenir à dire "non" aux autres et "oui" à nous-mêmes, révèle combien il nous est difficile de nous respecter et de nous aimer.

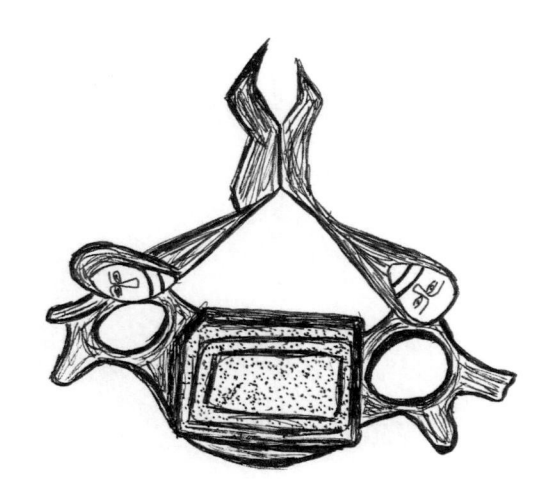

6ᵉ vertèbre cervicale
se discréditer soi-même

Mots-clé   peur de parler • peur de ne pas parvenir à ce que je veux

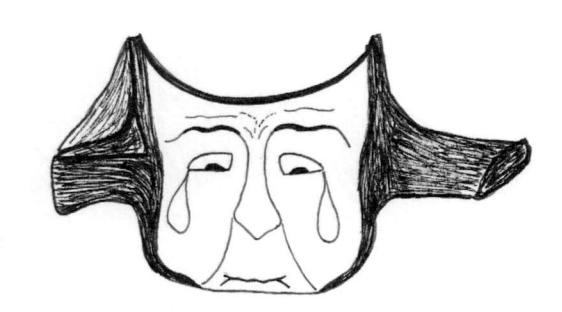

Un problème à cette vertèbre nous alerte sur un sentiment d'infériorité ou d'injustice à notre égard, une tendance à se penser toujours victime et à attendre

un "sauveur". Ce symptôme révèle que la personne atteinte ne croit pas en son potentiel, qu'elle se dévalorise et se maintient dans une perpétuelle dépendance aux autres.

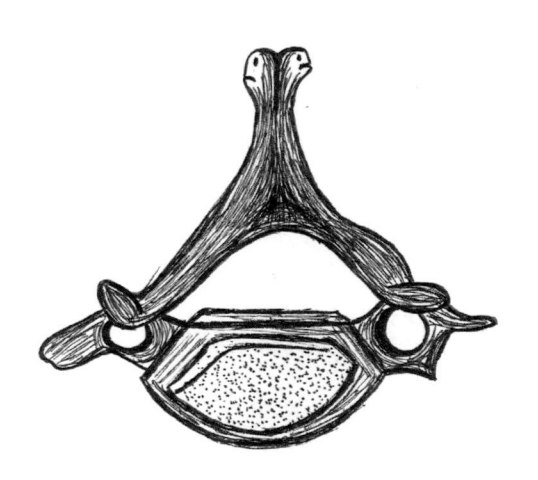

7ᵉ vertèbre cervicale
besoin d'approbation

Mots-clé   **doute • insécurité**

Cette vertèbre, lorsqu'elle nous pose problème, exprime combien, par peur, doute, inquiétude et perte de contrôle, nous sommes en quête de l'approbation des autres.

Elle parle aussi de notre rigidité morale, de notre "tête dure" qui ne veut pas accepter les aléas de la vie, comme par exemple les profondes déceptions et/ou les ressentis de remords, d'injustice. Si nous ne cherchons pas à en prendre conscience et à réagir, le mal peut s'étendre et affecter nos bras, nos coudes, nos mains, ainsi que le fonctionnement de la thyroïde.

> LES VERTÈBRES DORSALES   *charge qui pèse sur le dos*

Mots-clé   **culpabilité émotionnelle et affective • peur du manque de loyauté**

Les vertèbres dorsales, situées au milieu du dos, jouent un rôle essentiel pour nous aider à supporter les charges de notre vie. Quand elles nous font souffrir, il est intéressant de nous questionner sur le sentiment éventuel d'être la "bête de somme" de la famille, d'être seul pour en assumer les charges et contraint de nous laisser exploiter par les autres, le désir d'autrui étant toujours prioritaire sur notre propre désir. Ces vertèbres révèlent aussi notre tendance à vivre davantage dans le passé que dans le présent.

Des douleurs, comme des brûlures, au niveau de ces vertèbres témoignent de nos émotions, particulièrement de nos colères liées à ce sentiment d'exploitation par autrui, sans aucune compassion, que nous n'avons pas pu ou pas voulu exprimer. Elles peuvent également nous parler de difficultés rencontrées dans notre cheminement personnel, de notre amertume et de notre culpabilité sans réels motifs.

Intéressons-nous maintenant à ce que nous révèle, plus précisément, chacune de ces vertèbres dorsales.

Vertèbre dorsale 1
difficulté à me libérer du passé

Mots-clé **peur de perdre • peur de manquer**

La peur que quelque chose nous manque, nous pousse à vouloir garder, accumuler. La peur de perdre un être cher nous paralyse, dans un combat difficile qui ne fait qu'augmenter cette peur.

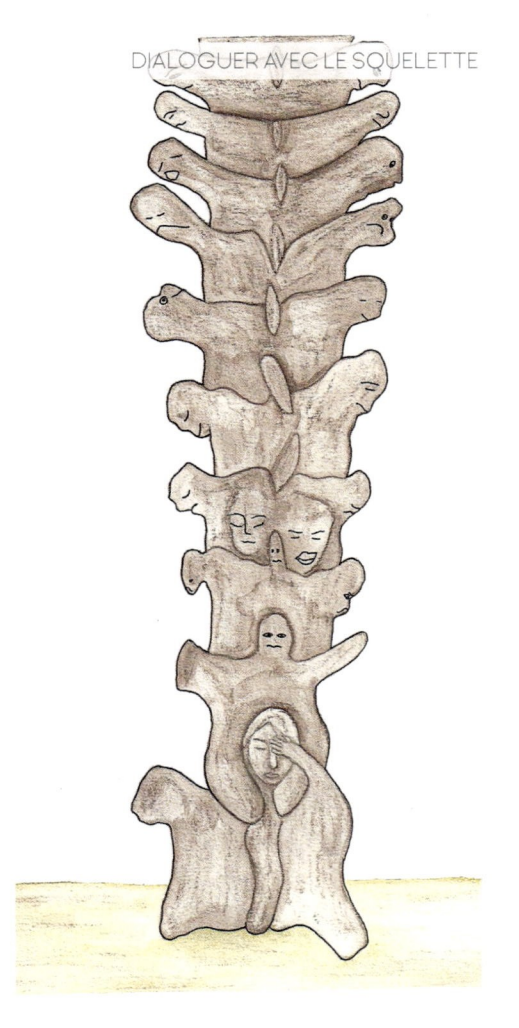

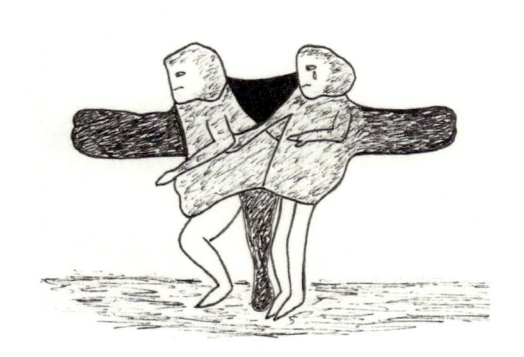

Quand nous rencontrons un problème à cette vertèbre, cela peut signifier notre difficulté à tourner les pages du livre de la vie, notre tendance à rester accrochés à de vieilles idées et frustrations.

La peur de mourir déclenche la hantise de traverser la vie sans la vivre, de passer à côté de notre vie. Peur qui peut nous conduire à avoir peur d'oser, par crainte de l'échec.

Cette vertèbre parle aussi de notre éventuel excès d'efforts physiques, émotionnels et mentaux, et du comportement froid ou très agressif que nous finissons par adopter, afin d'écarter les gens qui pourraient nous faire souffrir. Ainsi, pensant ne pas mériter de plaisir, nous évitons de nous laisser toucher, attendrir et devenons intransigeants.

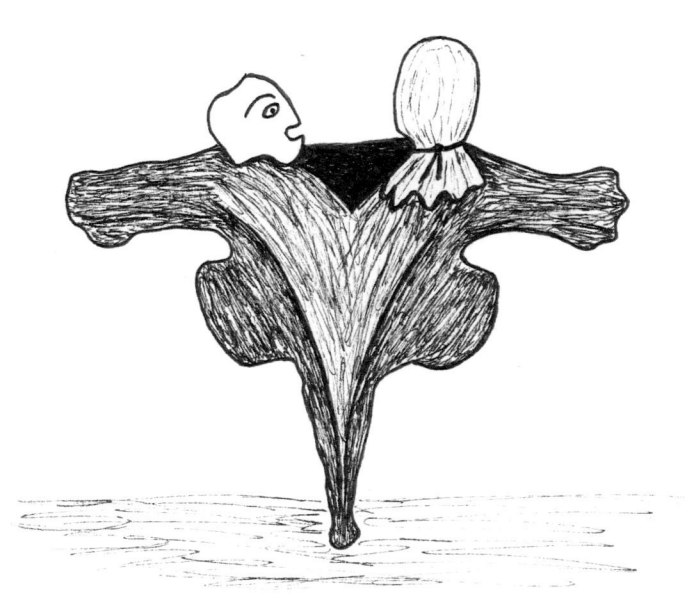

Vertèbre dorsale 2
peur d'être étouffé physiquement et psychiquement

Mots-clé
souffrance • chagrin

Cette vertèbre lorsqu'elle se manifeste, révèle que nous sommes à un degré de tension maximum, principalement à cause d'une dysharmonie dans les relations familiales.

Elle parle de notre difficulté à demeurer dans des situations d'attente, avec la sensation permanente d'être relégué au second plan. Elle signale que nous avons des doutes sur notre rôle, au sein de la famille et dans la société. Cette vertèbre dénonce de fortes émotions réprimées.

Vertèbre dorsale 3
peur d'affronter la réalité

Mots-clé   hostilité • inflexibilité

La vertèbre dorsale 3 se rapporte à notre sensibilité au milieu ambiant. Un problème à cette vertèbre signale une vision rigide, manichéenne du monde et une forte tendance au jugement (juste/faux, bien/mal…), ce qui nous empêche d'être souple et engendre des phobies, des peurs irrationnelles et des comportements hostiles à l'égard de notre entourage.

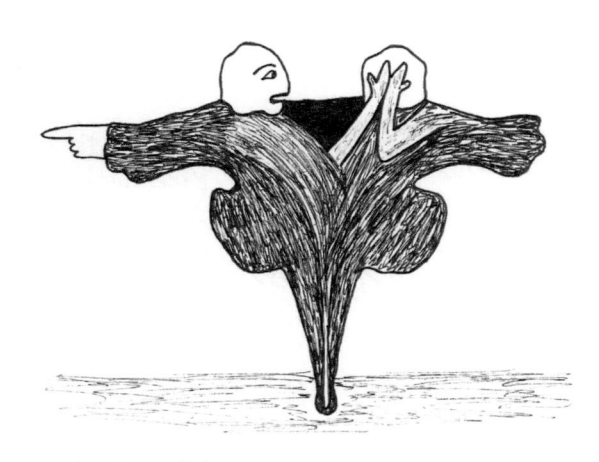

Vertèbre dorsale 4   *peur de ne pas être aimé*

Mots-clé   amertume • manque d'amour

La peur de ne pas être aimé nous conduit à donner de l'amour de manière excessive, dans une réalité où il est difficile de concrétiser nos désirs et nos plaisirs. Nous avons tendance à chercher refuge dans un monde imaginaire où nous rationalisons nos sentiments, afin d'éviter les relations amoureuses. Nous vivons un grand dilemme – aimer et ne pas être aimé – qui nous pousse à rejeter et trahir à la fois la personne qui nous aime et nous-mêmes. Si nous avons été trahis, nous avons tendance à trahir à notre tour, confirmant le dicton populaire : "tel père… tel fils !" ou encore "tel bois… telle écharde !"

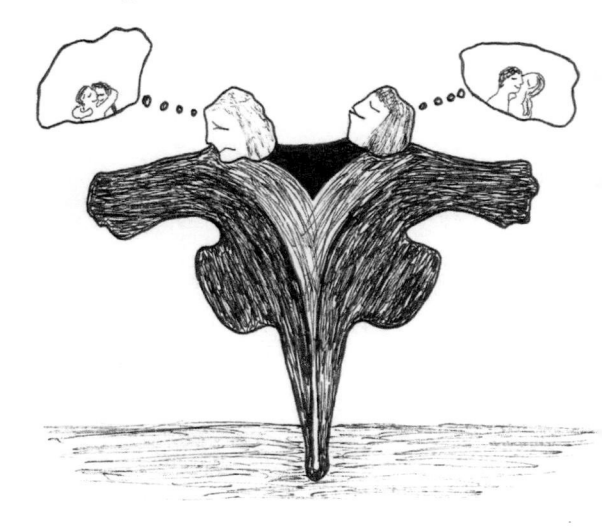

Vertèbre dorsale 5 *tendance au manque de contrôle*

Mots-clé   furie • rage • impatience

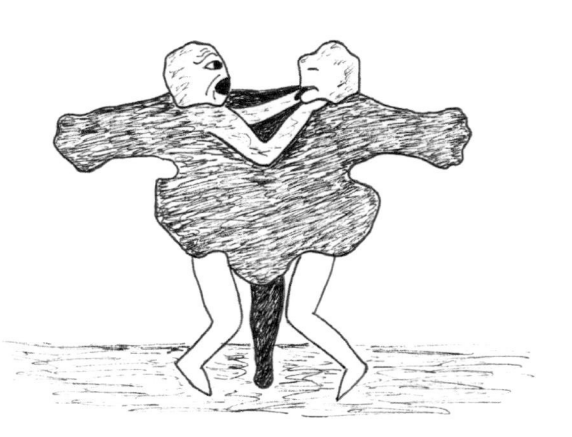

Des problèmes à cette vertèbre parlent de notre manque de contrôle, de notre instabilité au plan affectif et relationnel. Vouloir contrôler les choses ou les personnes serait une façon de masquer notre incapacité à nous contrôler nous-mêmes.

La personne qui souffre au niveau de cette vertèbre est facilement irritée et impatiente. Elle semble vouloir porter le monde entier sur son dos, tout en rendant les autres responsables de sa mauvaise humeur et de son mal-être. Elle collectionne souvent les déceptions, ce qui entretient sa rage permanente.

Vertèbre dorsale 6
grande exigence envers soi-même et désir d'être comme l'autre

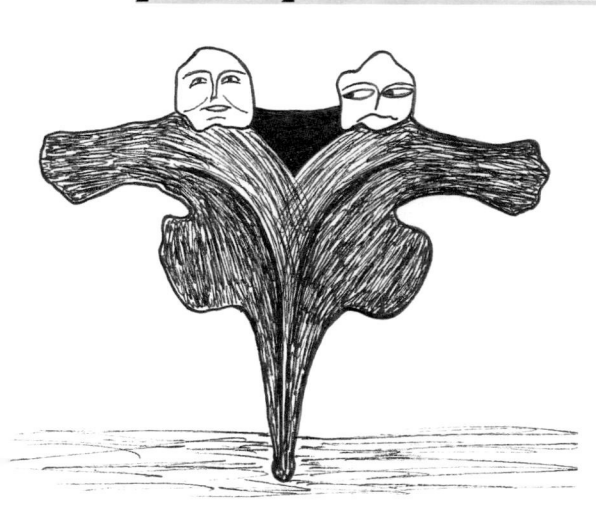

Mots-clé   jalousie • recherche d'équilibre dans les autres

Cette vertèbre manifeste que nous sommes trop sévères avec nous-mêmes, nous critiquant et nous jugeant fréquemment. Nous vivons dans l'insatisfaction et sommes toujours en train de nous comparer aux autres. Notre formation, notre éducation rigide et peu permissive, nous ont rendu scrupuleux et très souvent tourmentés.

Nous devenons ainsi victimes de notre propre manière d'être et d'agir. Tout obstacle est perçu comme une menace armée contre nous. Cette vertèbre témoigne aussi de notre difficulté à prendre plaisir à vivre, que nous compensons en travaillant de manière excessive.

Vertèbre dorsale 7 *chercher à échapper à nos préoccupations*

Mots-clé **manque de soutien familial • conflits familiaux**

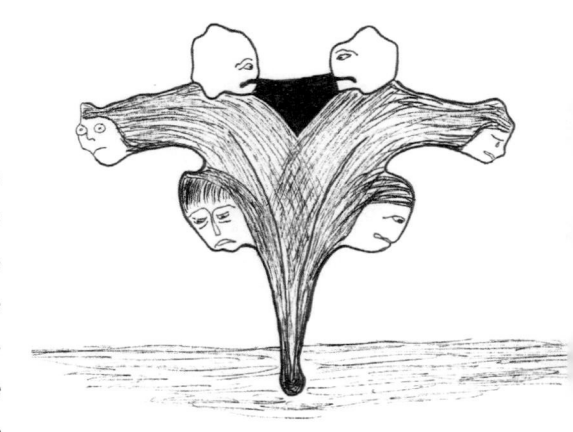

Cette vertèbre nous alerte sur notre manière quasi obsessionnelle de conduire notre vie. Nous agissons de façon hyperactive, comme une manière inconsciente de fuir devant nos préoccupations affectives ou matérielles. Cette sensation peut être illustrée par la phrase "Si j'arrête, je pense ; si je pense, je souffre…". Comme nous ne voulons pas souffrir, nous nous réfugions dans une hyperactivité systématique et l'adoptons comme philosophie de vie, acceptant alors que le désir des autres prime sur nos propres désirs.

Vertèbres dorsales 8 et 9 *tendance à la victimisation*

Mots-clé **abandon • manque de contrôle**

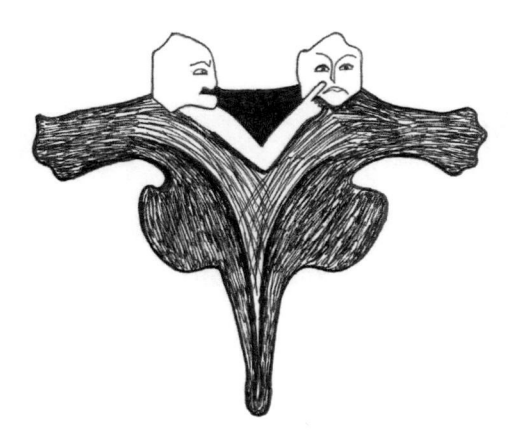

Les vertèbres dorsales 8 et 9 parlent de nos peurs de perdre le contrôle sur quelqu'un ou sur une quelconque situation.

La personne qui a des ennuis au niveau de ces vertèbres a tendance, pour se sentir "sujet", à tout organiser, tout orchestrer et à régenter tout le monde. Elle cherche à tout contrôler, car elle ne supporte pas l'échec, l'abandon, le rejet. Elle est encline à se sentir victime.

Vertèbre dorsale 10   *perte de pouvoir*

Mots-clé   **responsabilité • "victimisation" • insécurité**

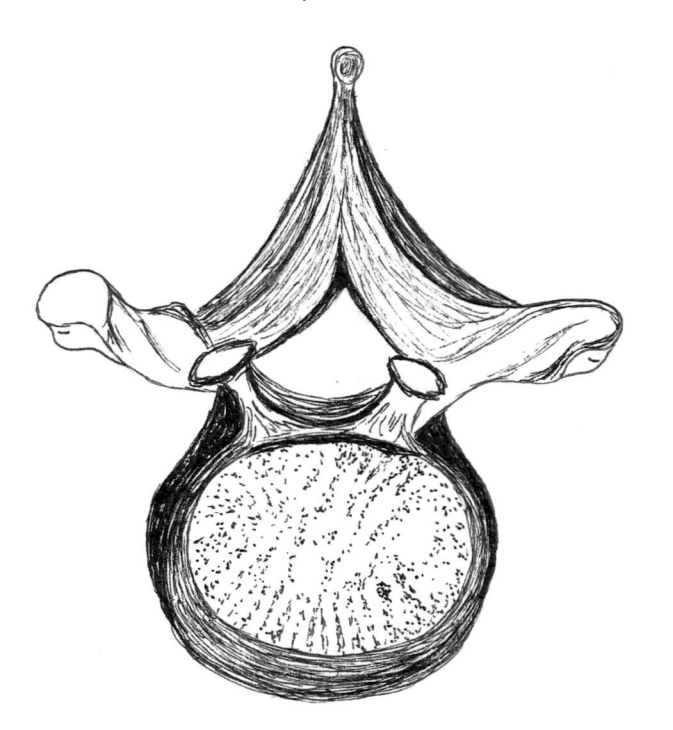

Un problème à cette vertèbre signale la peur de perdre son territoire, de perdre sa place parmi ses proches, ses amis et dans la société.

La dorsale 10 nous parle aussi de notre insécurité dans la vie et de la crainte de perdre notre espace, qui peuvent générer une irritation et des maladies de la vessie.

Une affection de cette vertèbre révèle encore notre pessimisme ; nous ne croyons ni en nous-mêmes, ni en la vie. C'est pourquoi nous sommes portés à n'enregistrer que le négatif et présentons toujours une sensibilité à fleur de peau. Cette "victimisation" découle de notre difficulté à parvenir à vivre et de notre incapacité à percevoir les épreuves comme des occasions d'apprendre à surmonter les problèmes et à évoluer.

Assez souvent, les enfants qui ont un problème à cette vertèbre, sont atteints d'énurésie nocturne, comme s'ils désiraient, par là, marquer leur territoire menacé.

Vertèbre dorsale 11   *tendance à la dramatisation*

Mots-clé   manque d'amour-propre • sentiment de dévalorisation

Cette vertèbre signale que notre système nerveux ne fonctionne pas correctement et que notre sensibilité, en nous fragilisant, nous pousse à accorder beaucoup trop d'importance dans notre vie, à tout ce qui se passe au quotidien : la moindre petite chose prend des proportions dramatiques. En déformant ainsi la réalité, nous nous protégeons de la rudesse de la vie.

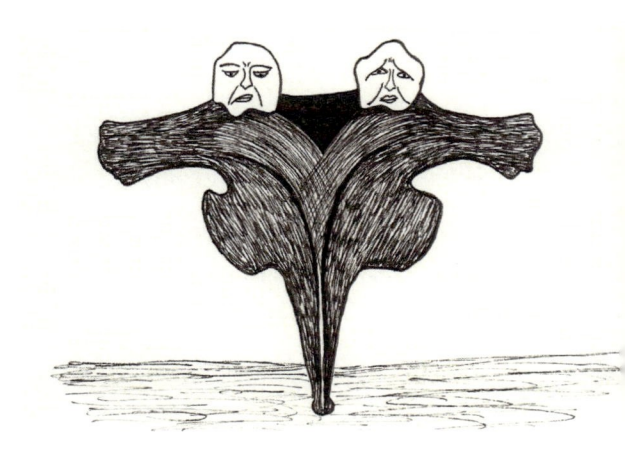

La peur d'être rejeté est si grande, que nous finissons par nous estimer laids, incapables, pleins de défauts et par nous isoler de plus en plus. Notre vie est empreinte d'un sentiment d'incompréhension et d'une rumination incessante de tous les aspects négatifs.

Vertèbre dorsale 12
prendre ses fantasmes pour la réalité

Mots-clé   imperfection • difficulté à faire des choix

Des problèmes à cette vertèbre nous invitent à sortir de la bulle protectrice qui nous emprisonne et nous fragilise. Excessivement sensibles, nous avons tendance à faire de nos fantasmes, la réalité.

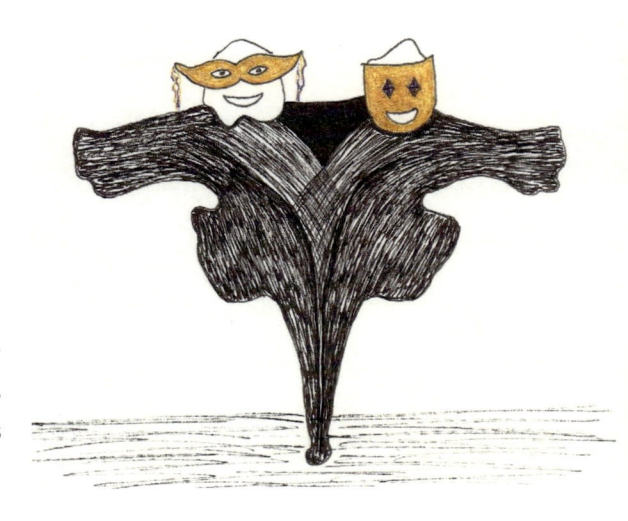

Toute personne qui rencontre une difficulté au niveau de cette vertèbre, est marquée par des peurs, des désillusions et des déceptions. Elle utilise des masques pour se protéger d'un sentiment d'imperfection et de toute souffrance.

> LES VERTÈBRES LOMBAIRES   *insécurité et crainte de la nouveauté*

Mots-clé   **manque de confiance • pertes • manque d'amour**

Ce sont les vertèbres lombaires qui nous permettent de nous tenir droit. Allant de la taille au coccyx, elles symbolisent la sécurité, la confiance que nous avons en la vie, tant au plan matériel qu'affectif.

Des douleurs au niveau des vertèbres lombaires signalent des insécurités matérielles et affectives. Elles nous appellent à prendre conscience des incohérences qui existent entre nos désirs et nos actions. Généralement, ces douleurs apparaissent quand nous vivons des situations de perte (perte de notre emploi, mise à la retraite, séparation, départ des enfants de la maison…)

Elles témoignent de notre propension à la dispersion et à la volonté de porter le monde sur notre dos, par manque de confiance dans les autres. Les douleurs au niveau des lombaires parlent de notre sensibilité au jugement des autres, et de notre tendance à prendre en charge les problèmes d'autrui. Elles soulignent aussi notre résistance face aux changements, aux nouveautés et à tout type de pression et exigence infligées de l'extérieur, ou imposées par nous-mêmes.

vertèbres lombaires

Intéressons-nous maintenant à ce que nous révèle, plus précisément, chacune de ces vertèbres lombaires.

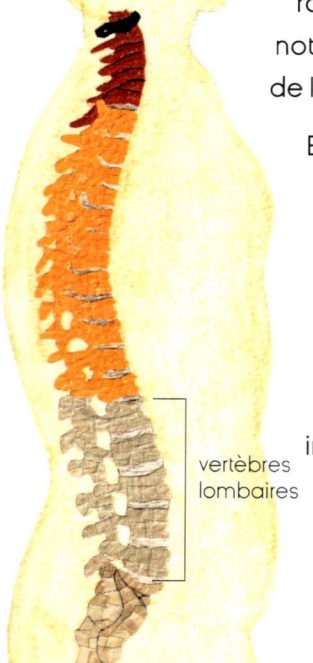

Vertèbre lombaire 1   *tendance à l'exagération*

Mots-clé   **besoin de s'isoler • insécurité**

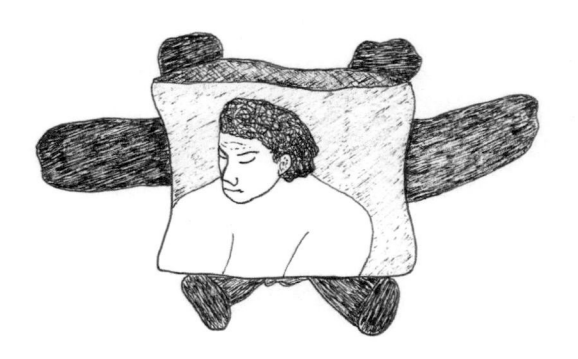

La douleur au niveau de cette vertèbre nous invite à nous interroger, sur le sentiment d'impuissance que nous pouvons être en train de vivre, face à quelqu'un ou face à une situation qui nous porte à nous isoler. Nous devons repenser notre attitude face aux événements, dont nous ignorons l'aboutissement et/ou pour lesquelles nous ne parvenons pas à obtenir de changements. Par insécurité, nous avons tendance à simplifier les choses et à exagérer les faits.

Vertèbre lombaire 2   *prisonnier du passé*

Mots-clé   **souffrance de l'enfance • sentiment de nullité**

Un problème à cette vertèbre dit que nous sommes prisonniers de souffrances et d'émotions tristes, vécues dans notre enfance sans parvenir à les exprimer. Il parle aussi de notre sentiment de nullité qui nous conduit à la passivité, au manque d'initiative.

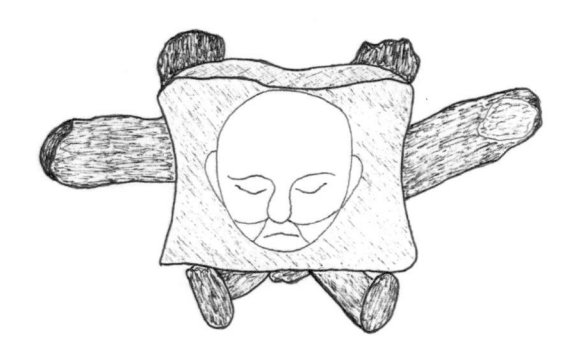

Il montre que nous vivons dans la dépendance aux autres. Nous sommes pénétrés par la honte que soit perçue la saleté intérieure qui nous habite, sensation émanant d'un vécu traumatique qui a généré humiliation et déshonneur. La souffrance est si intense que nous avons pu tenter de la calmer par les drogues, le travail, etc. La peur d'être humilié est tellement forte qu'elle peut engendrer une dépression.

Vertèbre lombaire 3 *otage des secrets*

Mots-clé   **abus sexuel • trahison • dévalorisation • honte**

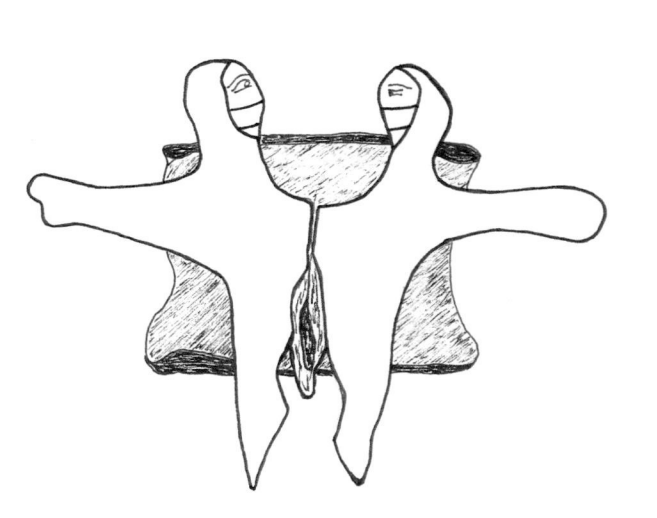

Le mal-être au niveau de cette vertèbre parle de tensions familiales que nous vivons à cause d'une rivalité et/ou de conflits sexuels non verbalisés. Il témoigne également de notre difficulté à exprimer les conflits et à révéler les secrets (enfants nés hors mariage, par exemple). Il montre que nous avons tendance à être trop bons, quitte à être dans une forme d'abnégation de soi.

Vertèbre lombaire 4 *paralysé par les peurs*

Mots-clé   **impuissance • échec social**

Un problème à la vertèbre lombaire 4 montre notre propension à porter la croix des autres, jusqu'à devenir passifs et résignés et n'être que de simples spectateurs de ce qui nous arrive. Il signale notre impuissance par peur de ne pas parvenir à assumer nos rôles sociaux, selon les attentes des autres. Nous

nous percevons davantage comme victimes que comme sujets des événements.

Les peurs nous empêchent d'avancer. Nous préférons nous protéger en nous réfugiant dans une structure sûre, une posture prédéfinie. Nous n'osons pas, par peur de la désapprobation des autres. Ainsi, nous détruisons ce qu'il y a de positif et d'agréable dans notre propre image.

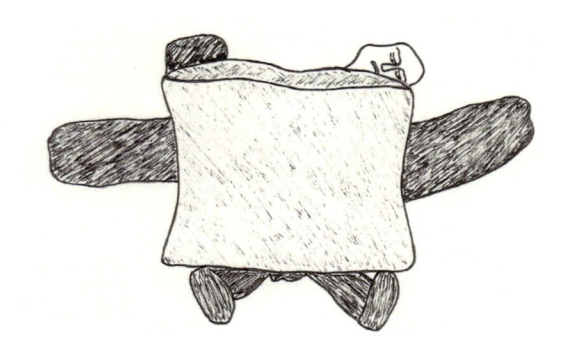

Vertèbre lombaire 5   *absence d'objectif, de réseau de relations*
Mots-clé   **difficulté de communication • rage • rejet du plaisir**

Le mal-être au niveau de cette vertèbre parle d'un sentiment de dévalorisation par la famille, les amis, les collègues de travail, qui rend la communication difficile et nous pousse à nous réfugier dans le silence. Il montre que nous vivons une grande insécurité, du mécontentement et de la frustration. Il parle de notre tendance à nous perdre dans les petits détails par manque d'objectif dans nos relations. Il signale aussi notre propre déni du plaisir.

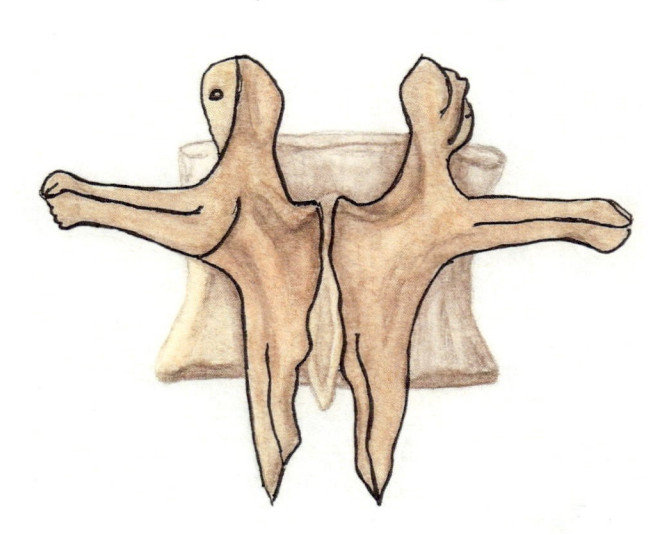

Hernie discale   *perte qui déstabilise*

Mots-clé   perte de soutien • se sentir prisonnier • révolte

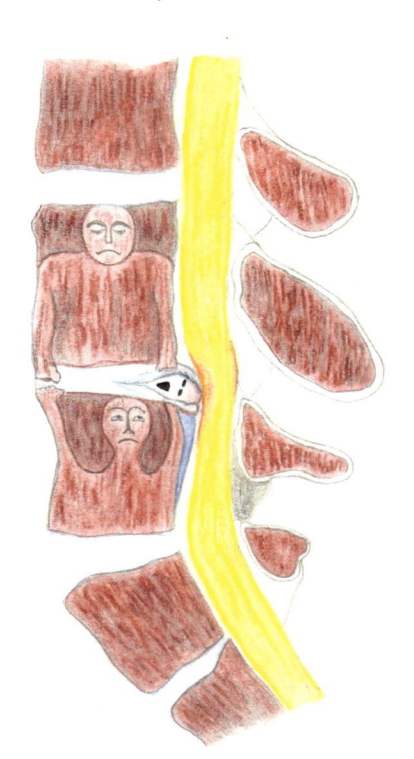

La hernie discale nous parle de contractions musculaires excessives, déclenchées par de fortes tensions émotionnelles. Généralement, ces douleurs s'amplifient quand nous vivons une perte importante, et particulièrement celle de ce qui nous servait de soutien. Cette perte est vécue comme une trahison ou un abandon. La hernie discale peut également être reliée au sentiment d'être prisonnier de quelqu'un ou d'une situation, avec en parallèle un fort désir de révolte contre certaines lois et règles qui nous limitent dans notre cheminement.

› VERTÈBRES SACRÉES ET COCCYGIENNES
orientation dans la vie

Mots-clé   anxiété • survie • honte

Les 5 vertèbres sacrées et les 4 vertèbres du coccyx constituent la base du dos et sont reliées au mouvement, à notre capacité à nous orienter dans la vie.

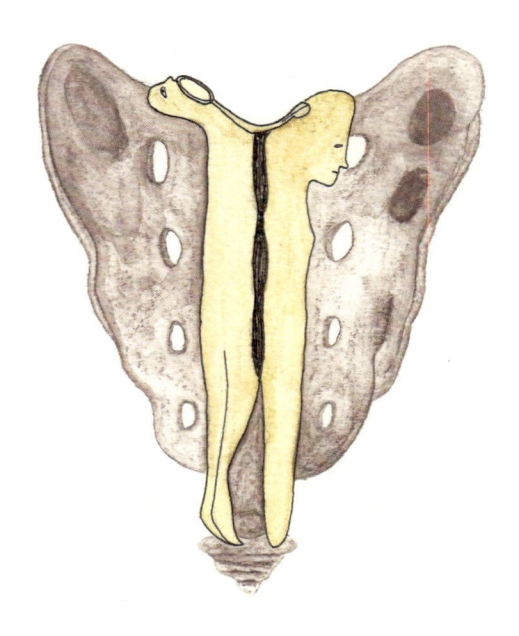

Des douleurs dans ces régions parlent de sentiments d'abandon et de trahison vécus sous le pouvoir et la domination de quelque chose ou de quelqu'un.

Vertèbres sacrées
rapport au pouvoir

Mots-clé   impuissance • frustration • perte de pouvoir

Ces vertèbres révèlent notre rapport au pouvoir et notre propension à nourrir de vieilles haines.

Des douleurs dans ces vertèbres évoquent une très grande rage contre nos parents, et bien souvent contre notre mère, tout particulièrement.

Vertèbres sacrées 1, 2 et 3
conflit de valeurs

Mots-clé   ressentiment • colère • frustration

Un problème à ces vertèbres qui forment un ensemble compact témoigne de notre rigidité, de notre mesquinerie face à certaines personnes ou situations. Il nous invite à nous demander quel est le pouvoir que nous sommes en train de perdre ou que nous avons peur de perdre. Il parle de nos conflits liés à nos valeurs, à ce qui est sacré dans notre vie. Il évoque aussi de forts sentiments de colère dans notre relation parents/

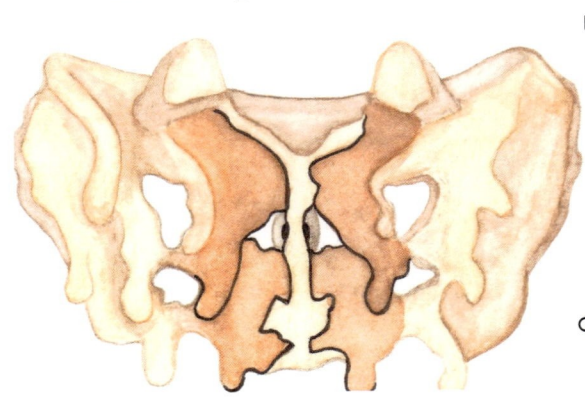

enfants, de notre désir d'aller de l'avant, tout en restant prisonniers des vécus de notre passé.

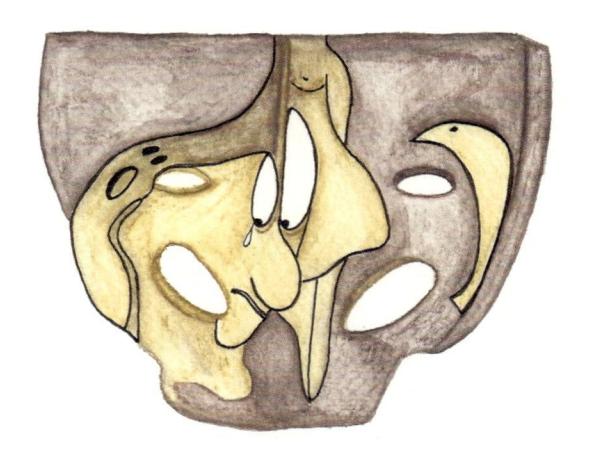

Vertèbres sacrées 4 et 5
sensation d'impuissance

Mots-clé **manque de contrôle • culpabilité**

Toute cette région sacrale est liée au second centre énergétique, situé au niveau de la première vertèbre lombaire et est responsable de la sexualité et de la créativité.

Un problème à ces vertèbres nous indique que nous sommes bloqués par un quelconque sentiment de culpabilité et de non acceptation de nous-mêmes ou d'événements du passé, et doit nous interroger sur comment nous nous débrouillons avec nos compétences et nos désirs.

Vertèbres coccygiennes
affrontement des adversités

Mots-clé **croyance • manque de sécurité**

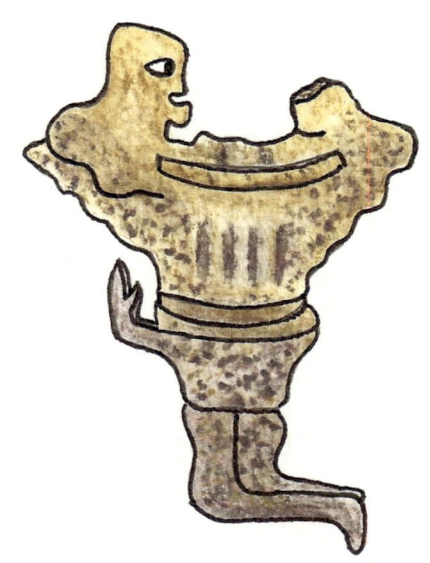

Formé de quatre vertèbres compactes, le coccyx est relié au premier centre énergétique, responsable de notre capacité à faire front aux difficultés de la vie et de la survie. C'est dans cette région que sont ancrés nos besoins basiques : alimentation, sexualité, protection, abri, accueil.

Quand nous vivons de forts sentiments d'insécurité, notre coccyx peut nous inviter à faire une pause pour repenser notre cheminement.

Une affection au niveau du coccyx nous questionne sur notre impression de vivre sous la domination ou la dépendance de quelqu'un. Elle nous parle d'un sentiment d'impuissance dans tous les sens du terme. Un déséquilibre dans cette région peut déclencher des problèmes physiques tels que des hémorroïdes, des démangeaisons au niveau anal, de l'incontinence urinaire ou des problèmes de prostate.

Les douleurs au niveau du coccyx peuvent aussi révéler un conflit entre notre héritage animal (horizontal) et notre dimension humaine (vertical).

Face à tout inconfort ressenti dans une des parties de la colonne détaillées ci-dessus, il serait pertinent de nous demander :

- *Pourquoi suis-je juste en train de survivre ?*
- *Qu'est-ce qui m'empêche de vivre librement et avec plaisir ?*
- *Quelles peurs vécues dans le passé me paralysent encore aujourd'hui ?*
- *D'où vient mon sentiment de rejet ?*
- *Quelle signification suis-je en train de donner à la mort ?*
- *Qu'est-ce que je traîne avec moi, qui m'empêche d'affronter l'inconnu avec assurance ?*

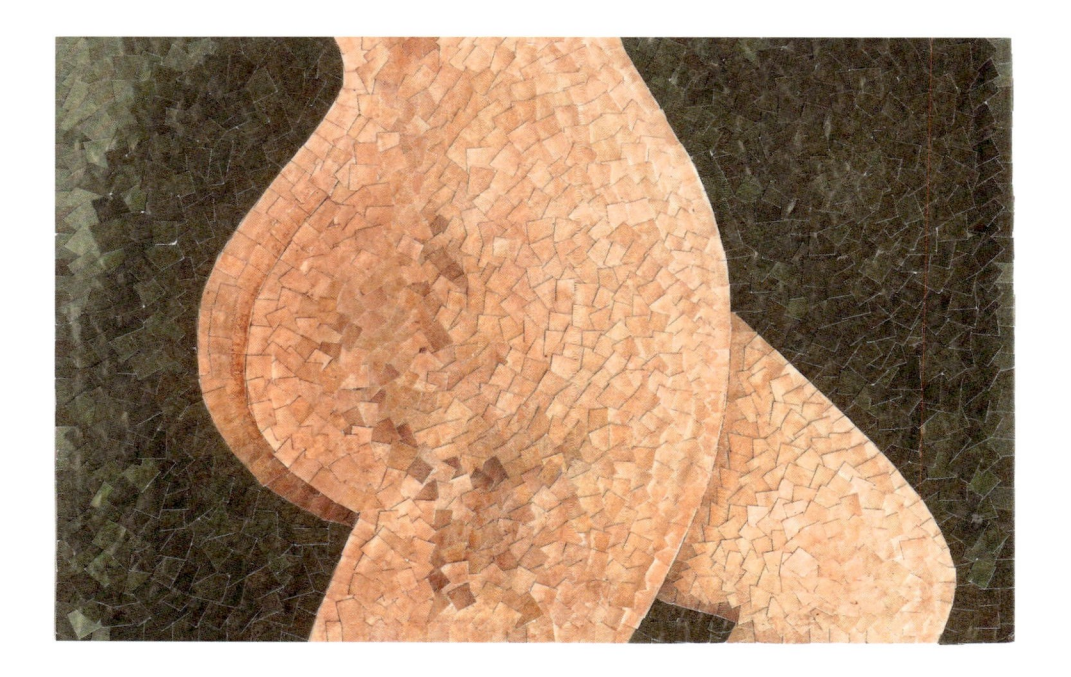

> **LES FESSES**   *posture dans la vie*

Mots-clé   pouvoir devenir maître de soi - énergie sexuelle • résistance

Les fesses étant directement liées aux régions sacrale et coccygienne dans la symbolique des maladies, nous choisissons de les évoquer ici afin de respecter notre unité.

Les problèmes au niveau des fesses dénoncent des difficultés pour rester assis, soit par impatience et/ou besoin de bouger, soit par manque de temps pour se reposer. Les fesses symbolisent la manière dont nous nous situons par rapport au pouvoir et/ou l'autorité. Des phrases comme *"un tel est sur le trône"* illustrent chez nous le besoin de nous sentir "puissants", forts, ou aptes à maintenir fermement la maîtrise de nous-mêmes, des autres, de la vie.

Les fesses parlent encore de la stabilité ou instabilité dans nos rapports affectifs et professionnels.

Tout inconfort au niveau des fesses doit nous questionner sur :

- Qu'est-ce qui me fait penser que je suis en train de perdre le pouvoir d'être ce que je suis ?
- Mes rapports affectifs et professionnels satisfont-ils mes besoins ? Correspondent-ils à mes désirs ?
- Dans tout ce que j'ai vécu et suis en train de vivre, qu'est-ce qui me rend impatient ?

Problèmes osseux   *principes et lois qui structurent la vie*

Mots-clé   dévalorisation • perturbation existentielle profonde • manque de confiance en soi

Les os constituent la structure matérielle solide, rigide, située au plus profond de notre corps. Toute douleur au niveau des os fait symboliquement référence aux souffrances éprouvées chaque fois que sont atteintes nos structures intérieures de base, nos croyances profondément enracinées. Les os symbolisent les lois, les principes et les fondements qui structurent notre vie et auxquels nous nous astreignons à correspondre car nous nous sentons contrôlés, jugés par les représentants de l'autorité (parents, police, supérieurs…).

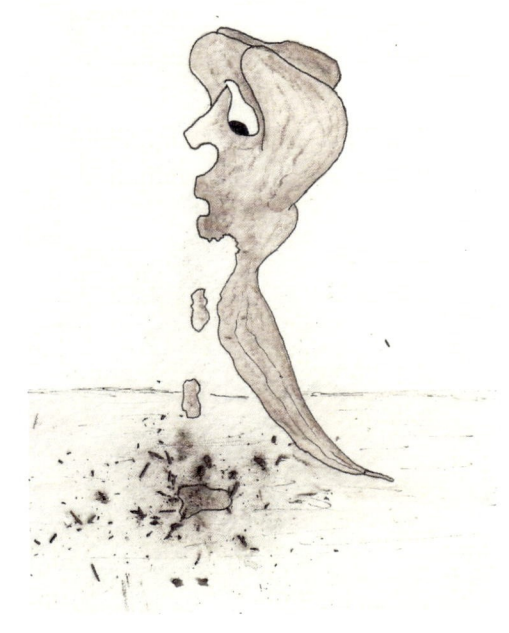

Les problèmes osseux parlent de perturbations existentielles profondes, liées à notre vie personnelle. Ils signalent probablement que nous sommes en train de vivre des situations dévalorisantes qui ont sur nous un impact important. Ce sont les os et les muscles qui enregistrent nos grandes expériences de dévalorisation personnelle.

Selon la partie osseuse atteinte, nous pouvons obtenir des informations plus précises sur la problématique existentielle que nous vivons. Voyons la symbolique de quelques maladies ou accidents osseux.

Cancer des os — *sentiment d'impuissance face à l'identité*

Mots-clé   **dévalorisation • révolte**

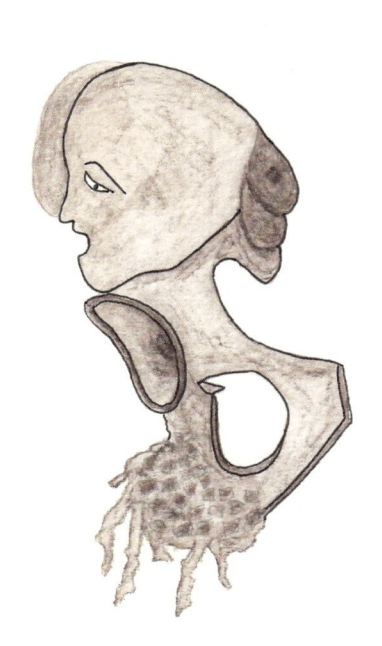

Les os sont directement liés à notre existence et parlent de conflits profonds que nous sommes en train de vivre et qui génèrent le sentiment de n'avoir aucune valeur. Le cancer des os signale que nos valeurs structurantes ont été violentées ; c'est pourquoi nous nous sentons révoltés face à la vie et/ou vivons une totale abnégation de nous-mêmes.

Pour comprendre ce qui se passe, nous devons nous demander :

- *Quelle douleur profonde, liée à mon existence, habite mon âme ?*
- *Quel problème y a-t-il eu dans ma famille au moment de ma naissance ?*

- *Pourquoi ai-je tendance à me tenir à l'écart des autres ?*
- *Qu'ai-je vécu qui me donne l'impression de ne pas être soutenu dans ma vie ?*
- *Quel est le ressentiment que je garde face à ma vie ?*
- *Qu'est-ce que je n'aime pas en moi, à tel point que je préfère le nier, l'oublier ?*

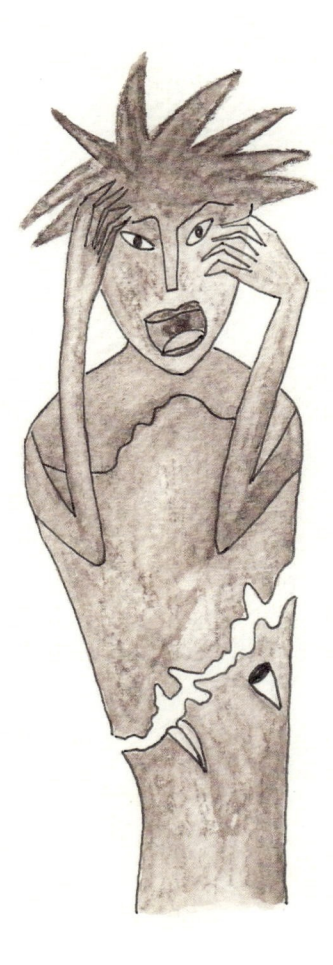

Fractures osseuses
profond conflit intérieur

Mots-clé   **contrainte • résistance**

Les fractures surviennent toujours quand nous vivons un mouvement inverse, contraire à celui de notre structure, quand nous vivons un tourbillon de pressions du type *"ou ça passe ou ça casse !"*, opposé à notre volonté ou à nos positionnements et nos valeurs.

Les fractures évoquent des conflits intérieurs profonds. Généralement, ces derniers sont liés à des sentiments de révolte ou à des réactions contre une autorité à laquelle nous voulons nous soustraire. Les fractures parlent aussi de notre nécessité de sortir de la prison ou de la situation d'oppression dans lesquelles nous étions contraints de subir le poids de l'autoritarisme. Comme les os représentent notre stabilité et notre soutien, les fractures osseuses nous invitent à nous séparer de notre passé et à être plus souples dans notre présent. Elles alertent aussi sur la nécessité d'envisager des changements car tels que nous sommes, nous ne pouvons guère aller plus loin, continuer à avancer. La partie osseuse affectée et sa latéralité dévoilent les dimensions de notre existence qui sont touchées.

La localisation de la fracture indique la nature du conflit que nous sommes en train de vivre et nous invite à réfléchir à ce qui est cassé dans notre vie et que nous refusons de voir.

Les fractures osseuses doivent nous conduire à réfléchir à :

- *Autour de quoi ai-je structuré ma vie : de l'excès ou du manque ?*
- *Pourquoi suis-je aussi sévère avec moi, au point de me casser ?*
- *Qu'est-ce que je suis en train de vivre qui me donne le sentiment d'avoir été écrasé sous le poids de tout ce que j'ai dû supporter ou par le cumul des responsabilités ?*
- *Qu'est-ce qui est en train de me casser la tête ?*
- *Quelle culpabilité liée à la vie est en train de me ronger ?*
- *Quelles ruptures ai-je besoin de faire pour me sentir libre ?*

Ostéomyélite
manque de confiance en soi et en tout son environnement

Mots-clé   autorité • manque de confiance

Dans les cas d'ostéomyélite, nous devons nous interroger sur les situations de notre vie actuelle qui nous laissent frustrés et très en colère. Elles sont fréquemment liées à l'autorité paternelle. L'ostéomyélite nous parle de notre tendance à toujours vivre en état d'alerte, ayant perdu confiance en tout et en tous, y compris en nous-mêmes.

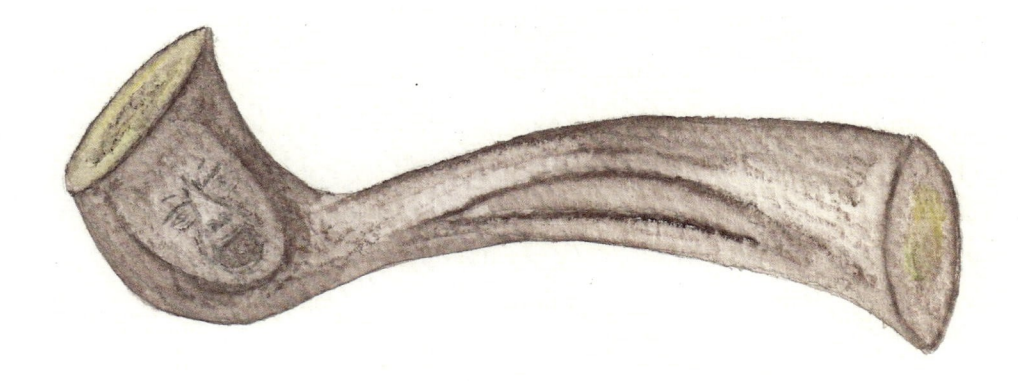

Face à l'ostéomyélite, nous devons nous demander :

- Comment fut et/ou comment est ma relation avec l'autorité maternelle et l'autorité paternelle ?

- Ai-je vécu ou suis-je en train de vivre un problème avec les autorités (soumission, rébellion, transgression de principes ou de lois) ?

- Suis-je en train de vivre un conflit (révolte, rébellion) avec quelqu'un dont je reconnais l'autorité ?

- Suis-je en train de me soumettre à une pression, une violence, un manque de respect venant de l'autorité ?

- Ai-je vécu ou suis-je en train de vivre une situation dans laquelle j'ai le sentiment d'être dévalorisé ?

- Quelles situations suis-je en train de vivre pour me sentir ainsi piétiné, détruit par les autres ?

- Ai-je transgressé quelques règles et est-ce pourquoi je me sens coupable, et j'ai du remords ?

Ostéoporose *perte d'intérêt et démotivation*

Mots-clé   **perte de valeur • perte d'identité**

L'ostéoporose parle de perte d'intérêt et de motivation pour vivre "l'ici et maintenant", associés à un sentiment de solitude et de fatigue. Elle signale aussi la nécessité d'affronter lois et autorités et d'interroger nos croyances. Chez les personnes qui vieillissent, l'ostéoporose évoque la souffrance de quitter une phase productive de leur vie et le risque d'y perdre leur identité pour entrer dans une autre réalité, inconnue pour elles. Cette maladie signale que nous devons tenter de sortir du sentiment que notre vie est en train de se décomposer. C'est, au contraire, une invitation à reconstruire nos valeurs. C'est une occasion de réfléchir aux ruptures que nous devons réaliser dans nos relations affectives et dans nos idéologies restrictives.

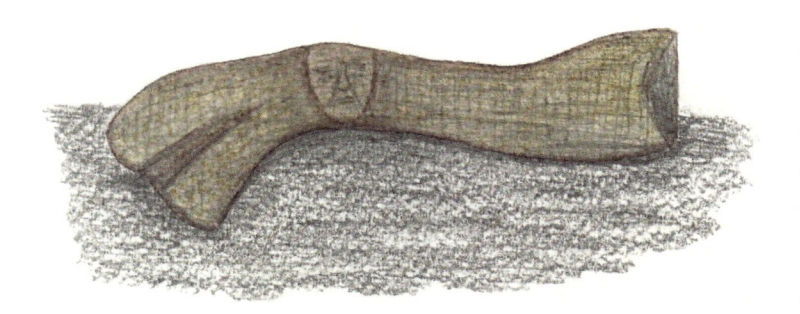

En cas d'ostéoporose, nous devons réfléchir à :

- D'où vient cette sensation que je n'avance pas et suis sans vie ?
- Quelles valeurs de vie ai-je besoin de retrouver ?
- Pourquoi suis-je insécurisé par les valeurs que j'ai toujours défendues ?
- Je garde un sentiment de désolation et de perte de foi en la vie ? Pourquoi ?

Scoliose — *refus de grandir et sentiment de désespoir*

Mots-clé   peur de grandir • rectitude dans ma conduite de vie • besoin de m'appuyer sur moi

La colonne vertébrale symbolise la croissance de l'enfant : il grandit en taille et va vers le monde des adultes. La colonne vertébrale croît entre deux axes : en bas le bassin, et en haut les épaules. Les épaules donnent un support au mouvement des membres supérieurs et sont la représentation symbolique du père (yang), tandis que le bassin donne un support aux membres inférieurs, qui symbolisent les relations avec la mère (yin). Nous avons là deux références spatiales structurantes, dont l'enfant en phase de croissance tient compte inconsciemment.

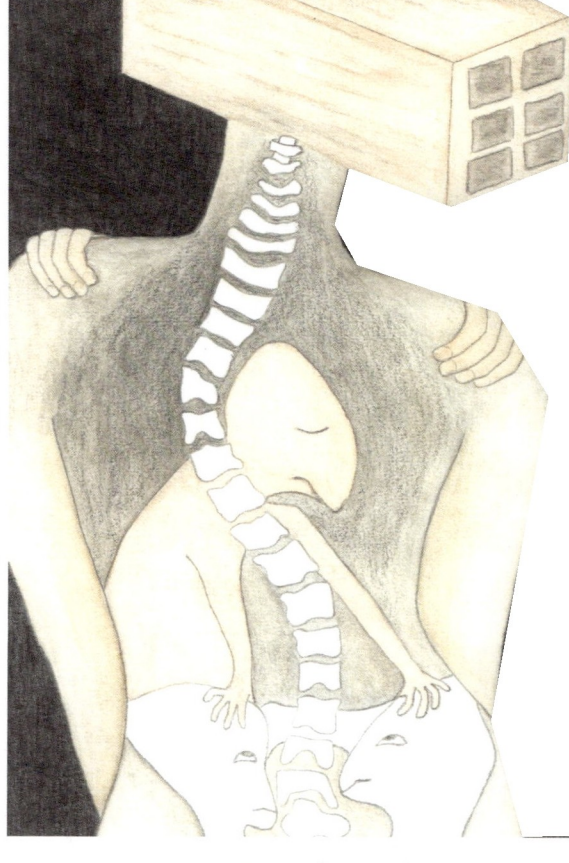

La scoliose est une déformation de la colonne vertébrale qui se manifeste chez les enfants en phase de croissance et jusqu'à la fin de la puberté. Elle est considérée comme une problématique structurale. Quand un enfant vit dans une famille ou une institution où les parents ou les éducateurs ont des conduites de répression et d'abandon, il choisit inconsciemment de rester petit et se refuse à aller vers le monde des adultes (ici représenté par les épaules). Il est vrai que la colonne continue de croître mais comme elle ne peut ni bouger, ni se disloquer, ni pousser vers le haut, elle va se tordre peu à peu, produisant ainsi la scoliose. Ce processus, après la puberté – phase durant laquelle le jeune a déjà construit son espace dans la vie, s'est déjà senti aimé, reconnu et a déjà ses relations structurées – tend à se normaliser.

La scoliose nous parle aussi de la difficulté à assumer beaucoup de responsabilités, ce qui peut nous donner le sentiment d'être impuissants, sans espérance, de ne plus avoir foi dans notre propre potentiel. Nous appréhendons nos responsabilités et redoutons tout ce que notre famille espère de nous. La scoliose renvoie au refus de grandir physiquement, montrant que nous craignons d'être jugés, que nous vivons sous pression. Nous avons l'impression d'être le pilier de la famille, tout le monde reportant sur nous, ses attentes et ses espoirs. La torsion de la colonne d'un côté puis de l'autre, est une manière de refuser d'aller dans la direction attendue, dans la direction du monde des adultes. La scoliose signale encore nos désirs de fuir quelqu'un ou quelque chose.

Face à la scoliose, il est bon de chercher à savoir :

- *Comment était la relation avec mes parents ?*
- *Comment est-ce que je me sens au sein de ma famille ?*
- *Mes parents furent-ils ou sont-ils absents de ma vie ?*
- *Pourquoi le monde des adultes m'effraie-t-il ?*
- *Le monde des adultes m'apparaît-il si dur, si difficile que je n'ose pas m'approcher de lui ?*
- *Qu'est-ce qui me fait craindre de grandir ?*
- *Qu'est-ce qui pèse si lourd, pour que je ne veuille pas grandir ?*
- *Quel est le changement traumatique que j'ai vécu dans ma famille, dans ma ville, mon école et que je suis en train de revivre actuellement ?*
- *Qu'est-ce qui me fait penser que je suis le pilier devant soutenir toute ma famille ?*

› LES ARTICULATIONS
flexibilité ou résistance de mes pensées et de mes actions

Mots-clé   facilité • mobilité • adaptabilité

Une articulation est l'union de deux ou plusieurs os, qui rend possible un mouvement adapté. Symboliquement, un problème articulaire parle de résistance, de rétention d'idées préconçues, d'inflexibilité dans notre manière de penser et d'exprimer nos émotions, dans notre façon d'agir.

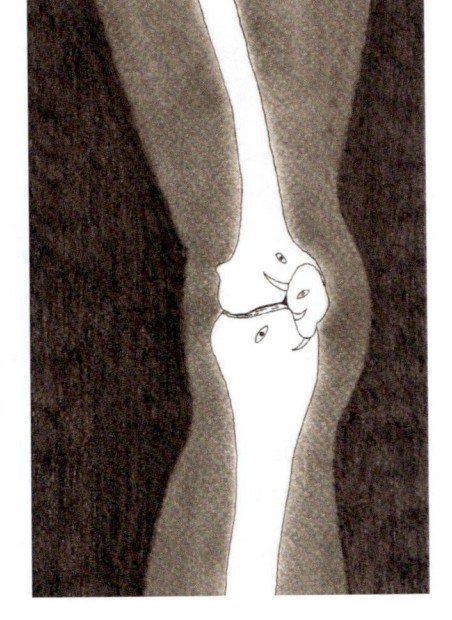

Problèmes articulaires

Inflammations (arthrites)
rancunes gardées

Mots-clé   ressentiment • victimisation • chagrin

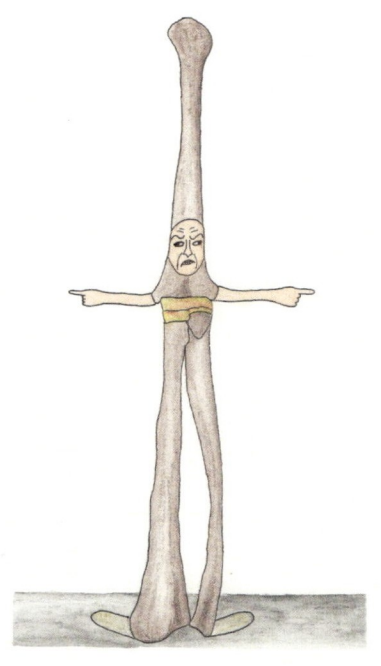

Les inflammations nous invitent à réfléchir à la peur de prendre des décisions, d'avancer dans la vie ou de changer de direction. Elles révèlent que nous nous sentons otages de vécus traumatiques du passé, ne parvenant pas à les regarder en face. Les personnes souffrant d'arthrite se sentent insécurisées et bloquées. Leur émotion dominante est la colère. Tous les mots qui se terminent en ITE (inflammation) comme gastrite, arthrite, tendinite, appendicite, otite… parlent de colère retenue, non exprimée. La rage accumulée, la nervosité contenue et l'emportement constant, génèrent frottements internes, fièvres, inflammations et arthrites.

Face aux arthrites, nous devons réfléchir à :

- *Quelle situation me maintient ou quelles situations me maintiennent otage du passé et m'empêchent de prendre des décisions ?*
- *À qui suis-je en train de me heurter, sans parvenir à exprimer ma colère ?*
- *Quel ressentiment et/ou chagrin est en train de me maintenir victime de moi-même ?*

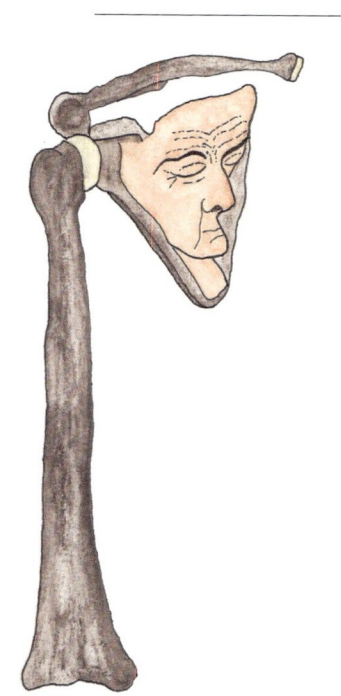

Douleurs articulaires
difficulté d'adaptation à la nouveauté

Mots-clé   résistance • idée caduque • entêtement

Ces douleurs parlent de l'excédent d'émotions accumulées au long de la vie. Les douleurs articulaires sont le cri de personnes solitaires, isolées, ayant beaucoup de difficulté à s'adapter à ce qui est nouveau, différent. Les douleurs dans les coudes symbolisent particulièrement la résistance aux changements et aux mouvements, en lien avec des doutes sur ce qui doit être fait, sur l'attitude qui doit être prise.

Face aux douleurs articulaires, posons-nous la question :

- *Qu'est-ce que j'ai besoin de comprendre pour décider ?*

Douleurs dans les genoux
flexibilité ou inflexibilité dans les relations

Mots-clé   orgueil • humilité • concession

Ces douleurs parlent de deux aspects relationnels :
- du déséquilibre que nous sommes en train de vivre, entre le passé symbolisé par les cuisses et le futur symbolisé par les jambes,
- de la difficulté de faire des concessions avec les personnes auxquelles nous sommes liées affectivement.

Comprendre ces douleurs requiert que nous nous demandions :

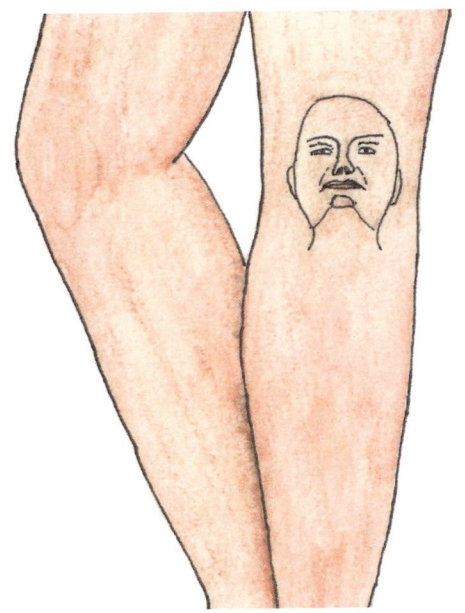

- *Pourquoi est-ce que je m'entête à maintenir mes vieilles idées, qui ne sont plus en phase avec la réalité présente ?*

- *Qu'est-ce que je ne parviens toujours pas à accepter de mon histoire passée ?*

- *Quels événements de mon passé m'empêchent, aujourd'hui, de poursuivre ma route ?*

- *Actuellement est-ce que je m'accorde assez de valeur ?*

- *Est-ce qu'il est difficile pour moi, aujourd'hui, de faire des concessions avec ceux avec qui je suis en lien ou, au contraire, est-ce que je m'humilie trop, face à eux ?*

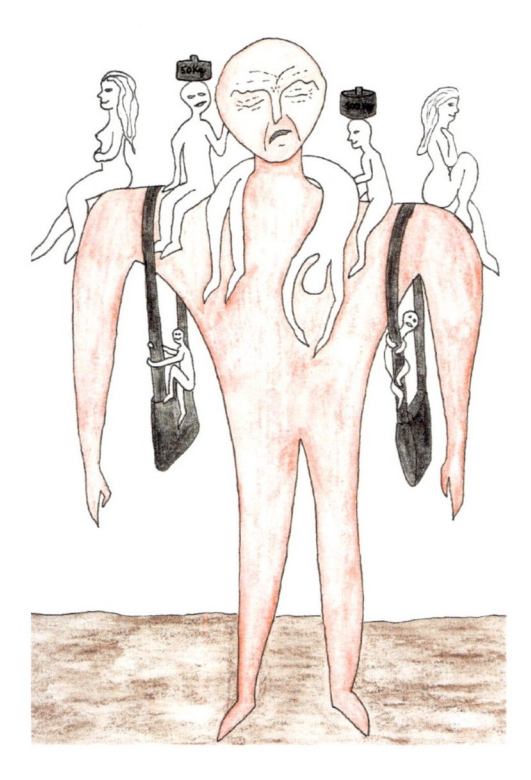

Douleurs dans les épaules
fardeaux qu'on charrie

Mots-clé   surcharge • surprotection

Ces douleurs révèlent une surcharge de responsabilités.

Quand elles surviennent nous devons nous questionner sur :

• *Qu'est-ce qui me fait accepter ce que d'autres m'imposent ?*

• *Serais-je insatisfait du manque de réciprocité et de respect de la part des personnes auxquelles je suis lié ?*

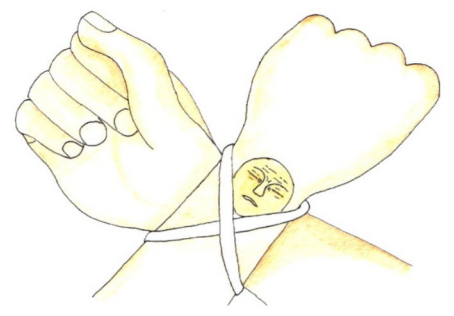

Douleurs dans les poignets
difficulté à agir

Mots-clé   frustration • blocage

Ces douleurs évoquent nos frustrations de ne pas parvenir à réaliser nos désirs et aspirations.

Il serait alors intéressant de réfléchir à :

• *Pourquoi suis-je actuellement aussi exigeant avec moi-même ?*

• *Quelle énergie est-il nécessaire de mobiliser pour aller à la rencontre de mes besoins ?*

Douleurs dans les chevilles
invitation à demeurer souple

Mots-clé   manque de conviction

Elles nous alertent, autant sur un sentiment d'être empêché d'agir et un possible manque de conviction, que sur notre manque d'équilibre.

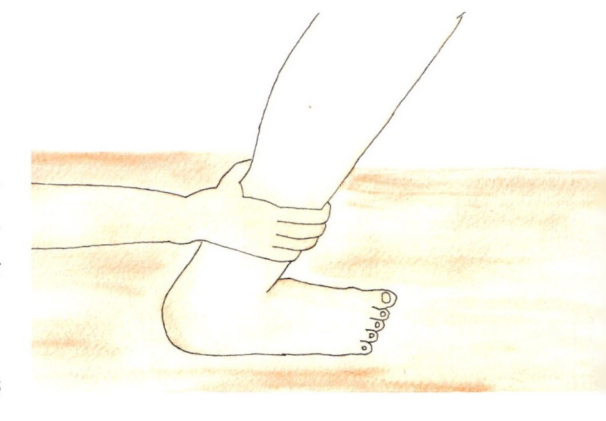

Ces douleurs dans les chevilles nous invitent donc à nous interroger sur :

- *Parmi mes relations, avec qui ai-je besoin de parler ouvertement et de manière claire, de mes sentiments réprimés ?*
- *Qu'est-ce que je suis en train de vivre qui me déséquilibre ?*

Arthroses   *freins, limites et peurs*

Mots-clé   manque de soin pour moi-même • difficulté à revenir vers moi et porter attention à ce que je vis intérieurement

Les arthroses parlent de notre rigidité face à la vie, qui se manifeste par l'intolérance, le pessimisme et un grand sens du sacrifice pour les autres.

Quel que soit l'endroit où se manifeste l'arthrose, il serait prudent de se demander :

- *Qu'est-ce qui m'empêche de porter mon regard sur moi-même ?*

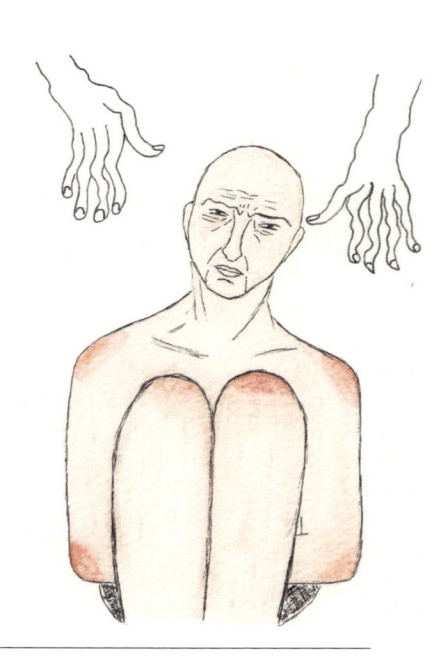

Dégénérescence articulaire
refus de vivre - prisonnier de son mental

Mots-clé   **usure • renoncement**

Toute dégénérescence osseuse articulaire parle de l'exil mental et rationnel auquel nous sommes en train de nous exposer et de l'agonie de notre relation aux autres. C'est comme si nous nous disions que nous ne sommes plus en mesure d'assumer la vie qui est la nôtre.

Si une dégénérescence osseuse est détectée, nous devons réfléchir à :

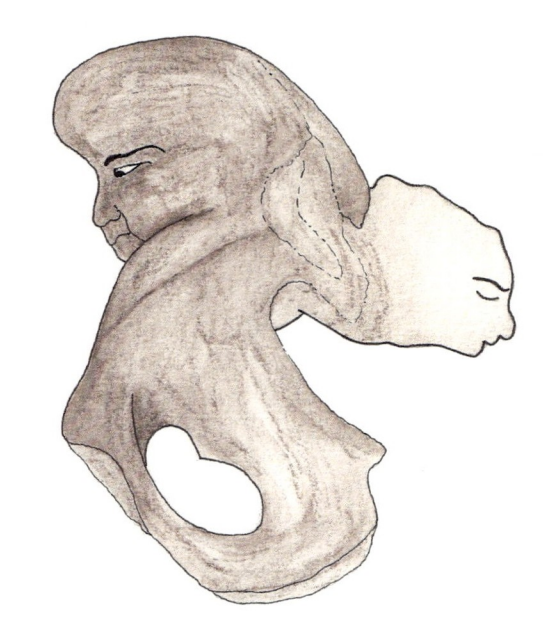

- *De quelles relations suis-je en train de me détacher ?*
- *Qu'est-ce qui fait que je prends en charge tant de relations si pesantes ?*

7.
DIALOGUER AVEC LA TÊTE ET LE CERVEAU

Perceptions, ordres

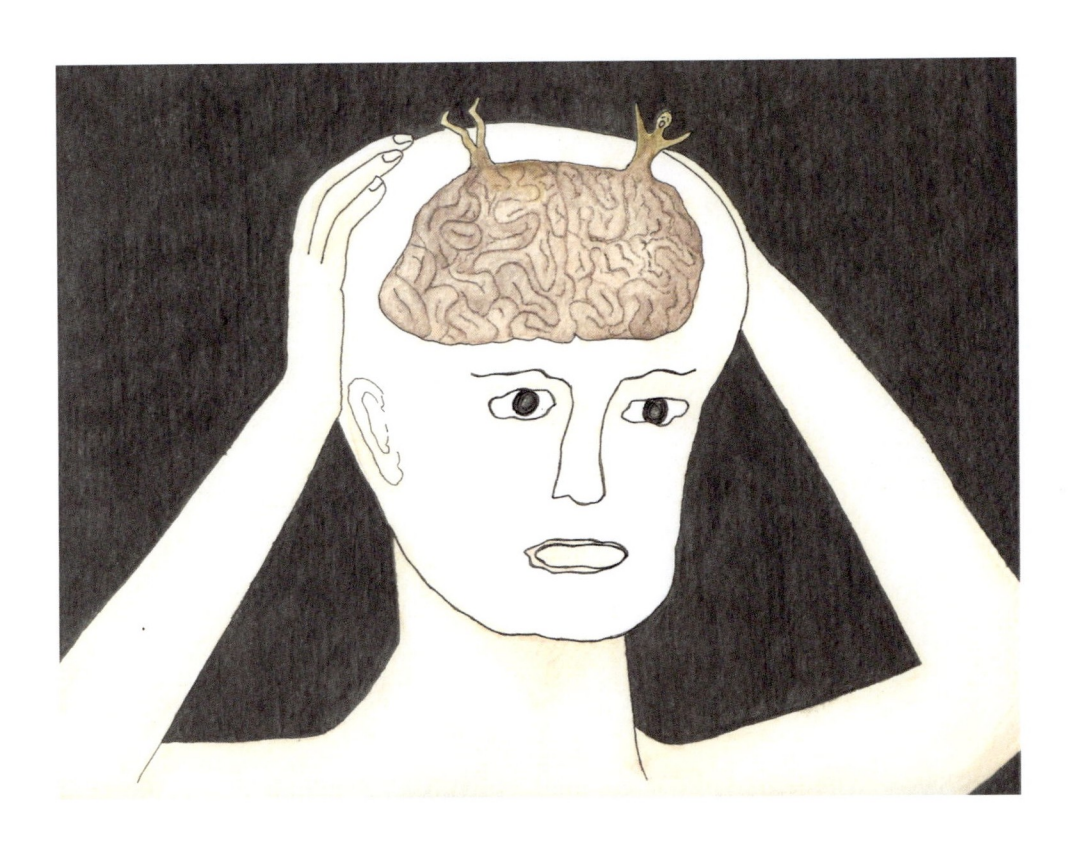

LA TÊTE et en particulier, la BOÎTE CRÂNIENNE constitue L'ÉCRIN QUI PROTÈGE notre cerveau. Étymologiquement, le mot tête vient du latin *caput* qui signifie "chef", celui qui commande. La tête est considérée comme le centre de contrôle. Certaines expressions populaires nous le rappellent : "Le sang me monte à la tête.", "Quand la tête ne pense pas, le corps souffre.", "Le poisson pourrit par la tête." Ce n'est pas par hasard que le siège de quatre de nos cinq sens se trouve dans la tête. C'est par elle que passent toutes nos émotions captées, absorbées par nos sens, et qui sont autant d'informations transmises au cerveau.

› LE CERVEAU   *siège du contrôle*

Mots-clé   synthèse • contrôle • décision • individualité

Le cerveau pèse près de 1,3 kg et consomme 20% de tout l'oxygène du corps. Il est le siège de la pensée, car il reçoit toutes les informations internes et externes. Sa fonction principale est de réguler notre vie émotionnelle, relationnelle, hormonale, métabolique et nerveuse et donc notre digestion, notre sexualité, nos mouvements, nos idées et nos rêves. Il est l'archiviste de tout ce que nous vivons et expérimentons. Pour se faire une idée de sa capacité réceptive, le cerveau reçoit 10 millions d'informations par seconde.

Bien qu'il contrôle les informations, certaines lui échappent, notamment lorsque nous sommes en situation de grand danger. Dans ces moments-là, l'émotion est tellement intense que notre capacité de penser, réfléchir, rationaliser est compromise et troublée. Alors notre instinct, noyau de réaction impulsive, prend le dessus et réagit sans l'autorisation de la conscience et du cerveau. Ces réactions instinctives peuvent avoir de fortes répercussions sur notre corps. Étant intimement liés à notre système limbique (cellules et neurones de la superficie médiane du cerveau, responsables des émotions), nos organes réagissent sous formes diverses telles que douleurs, diarrhées, vomissements, pâleur, tachycardie, etc.

> "Celui qui phosphore dur et dont la tête prend feu,
> meurt brûlé comme l'allumette."

Les hémisphères cérébraux *complémentarité*

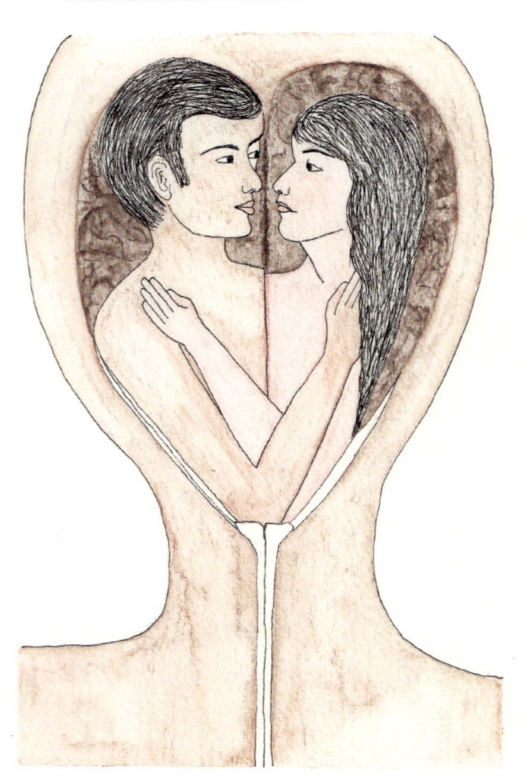

Le cerveau se divise en deux hémisphères, le Droit et le Gauche.

Hémisphère Gauche :
Yang - masculin

Il est responsable de la pensée, de la raison, de la logique et de l'analyse. Notre perception du monde extérieur, des détails, est nourrie de nos expériences éducatives et culturelles. L'hémisphère gauche l'élabore, l'enregistre et la code à l'aide du langage verbal et numérique conscient, des concepts et de la volonté.

Hémisphère Droit : Yin - féminin

C'est l'hémisphère récepteur, responsable de l'intuition, l'imaginaire, la créativité, la notion d'espace, l'affectivité, la mémoire, la vision d'ensemble. Il est lié à l'irrationnel, l'inconscient et l'involontaire. Il gère les expériences émotionnelles, le pourquoi des choses, des sensations et des perceptions de notre monde interne, de notre vécu. Le cerveau reçoit les messages, les traite et les transmet à notre corps, sous forme de communications nerveuses, chimiques et hormonales, qui vont avoir un effet sur nos organes. Toute émotion forte a une répercussion sur les organes. Chaque personne a un organe plus sensible, par lequel elle évacue ces tensions.

> "Quand la tête ne pense pas, le corps pâtit."

Le cerveau peut s'apparenter à une "prise de terre". Quand nous sommes soumis à un stress, les organes réagissent : le rythme cardiaque s'accélère (tachycardie), le pancréas produit et libère de l'insuline. Notre état émotionnel est directement lié à notre fonctionnement organique.

> Le cerveau ne distingue pas ce qui est réel de ce qui est virtuel.
> Il ne différencie pas le somatique du psychique.

Par exemple, comme je l'ai déjà mentionné, après un déjeuner ou dîner en famille, nous pouvons avoir de la difficulté à digérer, non pas à cause de ce que nous avons mangé mais à cause d'une émotion négative désagréable, vécue au cours de ce repas. Quand nous sommes préoccupés, débordés par une surcharge de tâches impératives, nous avons fréquemment des symptômes de troubles digestifs. Ce qui confirme que ce que nous "avalons" psychiquement provoque une réaction concrète du cerveau qui, en réponse, va ordonner la production d'acide chlorhydrique, pour "digérer" ce mal-être.

La digestion somatique des aliments relève du même processus que la digestion affective de nos relations, parce que le corps et le mental sont intimement liés.

Ainsi, douleurs morales et physiques ne se dissocient pas. Il est même fréquent qu'elles se renforcent l'une l'autre. Toute douleur physique est souvent le reflet d'une douleur morale.

> "Le poisson pourrit par la tête."

Chaque fois que nous percevons notre cerveau en dysharmonie, il est bon de nous demander :

- *Pourquoi suis-je en train de perdre le contrôle de moi-même ?*
- *Qu'est-ce qui m'empêche de suivre mes intuitions ?*
- *Quel besoin ai-je de demeurer dans l'indécision, au lieu de chercher à résoudre ce qui cause mon déséquilibre ?*
- *Pourquoi est-ce que je refuse de recevoir les réelles informations sur moi-même, sur l'autre, sur la vie ?*
- *Qu'est-ce qui m'empêche d'assumer mes fonctions d'autorité ?*
- *D'où vient mon désir de chercher à tout contrôler, sachant pertinemment que c'est impossible ?*

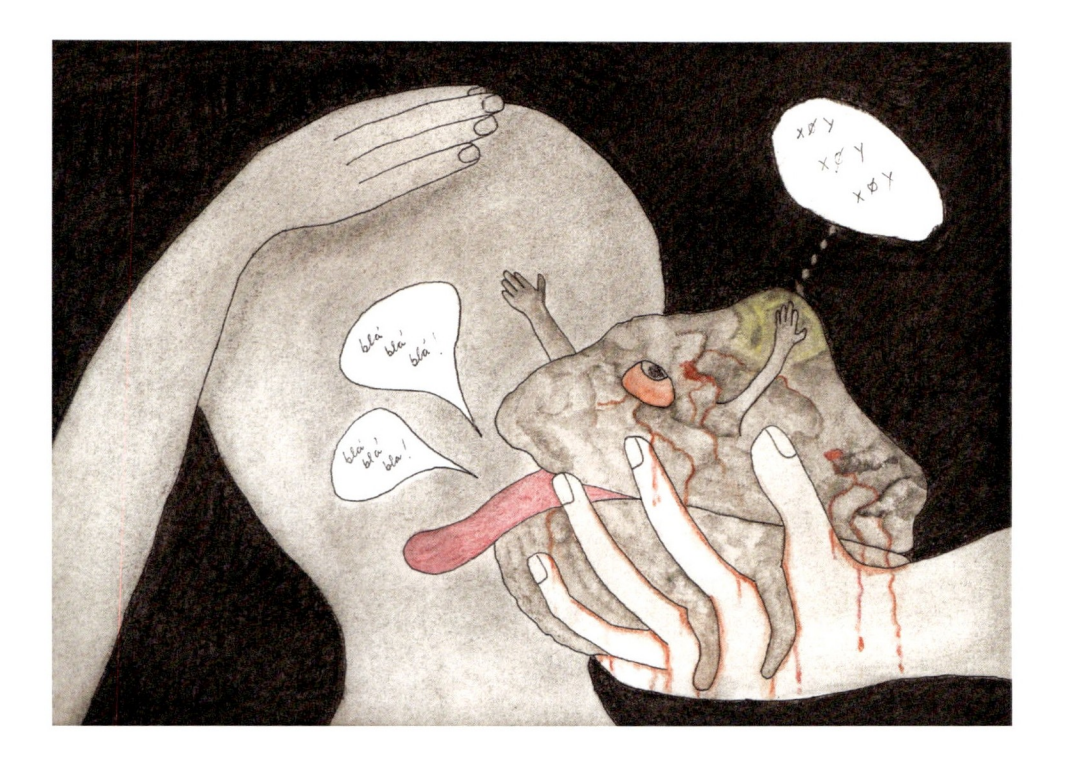

Problèmes au niveau de la tête et du cerveau

Ils présentent des expressions et des degrés de gravité variables, allant du simple mal de tête occasionnel, aux migraines chroniques, vertiges, troubles de la concentration et de la mémoire, troubles circulatoires ou tumeurs cérébrales. Depuis peu s'observe aussi le *burn-out*, véritable carbonisation du cerveau, dû à l'épuisement causé par un excès de travail et de pression professionnels.

Ces différentes perturbations signalent notre tendance à construire notre vie à partir de la logique, du rationnel et du besoin de contrôle, nous obligeant à combattre ou évincer toute émotion. On pourrait presque parler de dictature de la pensée sur le ressenti, en ce sens que le cerveau fonctionne comme s'il était impossible de faire cohabiter raison et émotion, cette dernière étant toujours annihilée par la première. Ce problème se rencontre plus fréquemment chez les intellectuels, tellement centrés sur le rationnel, qu'ils oublient le contact avec la terre, les sensations, l'instinct.

En cherchant à tout résoudre ou comprendre par le raisonnement, donc en utilisant prioritairement notre hémisphère gauche, nous négligeons l'apport essentiel de la sensibilité et de l'intuition régies par l'hémisphère droit. Dans nos sociétés, la raison domine l'émotion, et tout ce qui provient de l'hémisphère droit, de l'intuitif est nettement dévalorisé.

Maux de tête ou céphalées
volonté de tout contrôler rationnellement

Mots-clé   contrariété • contrôle • intransigeance

Les maux de tête, lorsqu'ils sont intenses, nous parlent de contrariétés et nous amènent à réfléchir à nos intransigeances face aux autres, face à la vie. Éliminer nos maux de tête requiert patience, courage, flexibilité, attention et principalement compréhension de notre réalité.

Souffrant de céphalées, il est intéressant de se poser les questions suivantes :

- *Pourquoi suis-je si dur, inflexible avec moi-même ?*

- *Pourquoi est-ce que je me protège si peu ? Pourquoi est-ce que je me laisse "prendre la tête" par toutes ces obligations ?*

- *Suis-je en train de me "casser la tête" parce que ma loyauté est mise en question ?*

- *Quel sentiment, quelle émotion en lien avec le passé dois-je parvenir à évacuer ? De quoi est-ce que je ne veux pas prendre conscience ?*

Migraine   *tendance à s'isoler, perte de la joie de vivre*

Mots-clé   **contrariété • peur • insécurité**

La migraine se présente comme une douleur intense, d'un côté de la tête, souvent accompagnée de nausées, de douleurs oculaires et de problèmes digestifs. Symboliquement, les nausées associées seraient, pour l'organisme, une tentative d'élimination des émotions négatives retenues, contenues, telles que la peur ou la colère. Un peu comme si nous ne voulions pas voir ou digérer ce qui nous fait souffrir, dans "l'ici et maintenant".

La migraine signale aussi nos frustrations et notre incapacité du moment à prendre des décisions. Elle apparaît fréquemment, dans des circonstances de contrariété, due à la nécessité qui nous est imposée de nous adapter à un contexte particulier. Elle peut aussi évoquer notre désir d'être reconnu, comme un super héros, un super responsable, particulièrement dans le domaine professionnel. La migraine témoigne alors d'un conflit interne entre nos pensées, notre intellect surchargé et nos désirs personnels. Les expressions populaires suivantes : "Ma tête est en train de bouillir." ou "Ma tête est prête à exploser…" illustrent bien, qu'à travers la migraine, nous détectons les tensions qui existent entre nos pensées et nos ressentis.

Pour Philippe Dransart (2000), les migraines de fin de semaine nous alertent sur notre difficulté, à passer d'un rythme d'activité soutenu au repos auquel nous invite le week-end. Ne sommes-nous pas en train d'outrepasser nos limites, en travaillant excessivement et en négligeant ou sacrifiant les temps de repos nécessaires à notre équilibre ?

Face à la migraine, nous devons nous demander :

- *Suis-je en train de supporter beaucoup d'exigences et de pression dans ma famille et mon travail ?*
- *Quelle situation d'échec, de doute, ou de colère suis-je en train de vivre qui me conduit à une autocritique aussi sévère ?*
- *Pourquoi suis-je en train de cultiver autant d'émotions négatives, telles que l'insécurité, l'ambition excessive, le perfectionnisme ?*
- *Ai-je de la difficulté à me dégager de ma famille et à vivre et investir d'autres personnes et d'autres situations ?*
- *Ai-je besoin de plus d'attention et d'affection de la part d'autrui et ai-je du mal à l'admettre ?*
- *Ai-je de la difficulté à exprimer ou recevoir de l'amour et à reconnaître mes vrais sentiments ? Pourquoi ?*
- *Qu'est-ce qui me laisse inquiet face au futur ?*
- *Pour réaliser quelque chose, suis-je en train de vivre une situation stressante, provoquant chez moi une grande tension émotionnelle ?*

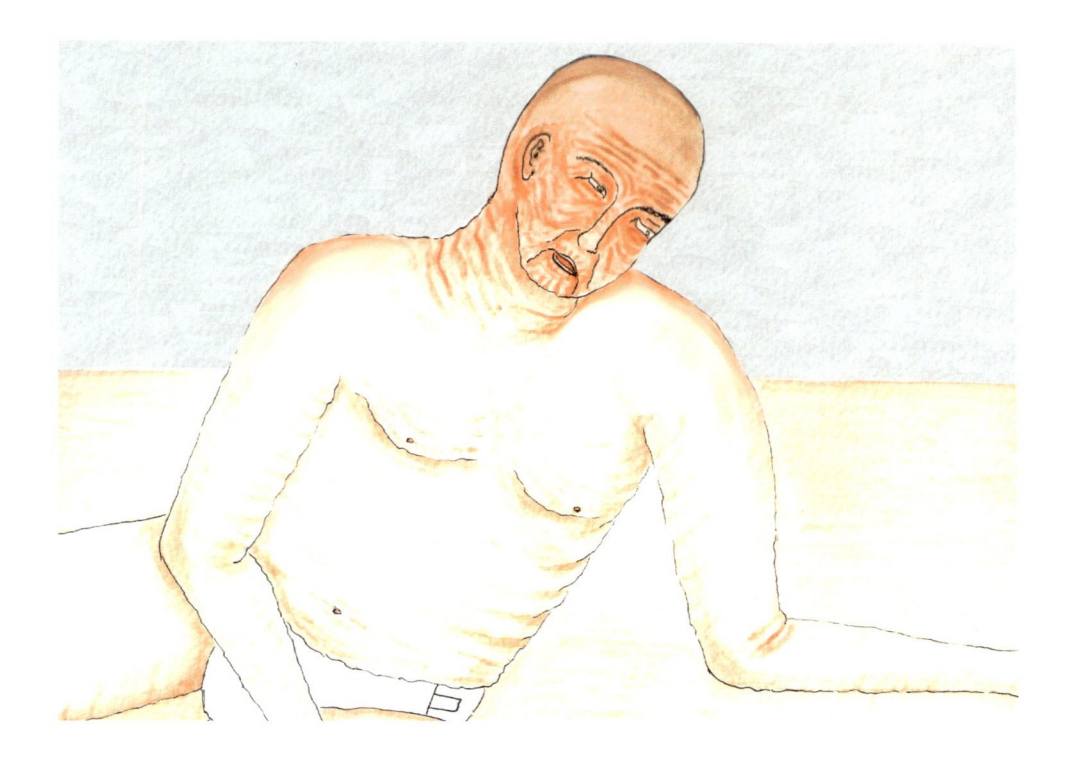

Dégénérescence des cellules cérébrales

Mots-clé   fuite • déni • impuissance

Le problème le plus fréquent de dégénérescence des cellules cérébrales est la maladie d'Alzheimer.

Maladie d'Alzheimer   *non acceptation de la vie*

Mots-clé   fuite • inconscience

La maladie d'Alzheimer est une dégénérescence des cellules cérébrales, qui entraîne l'altération progressive des facultés intellectuelles, jusqu'à un état de démence. Elle provoque de la confusion mentale, des comportements inadaptés pouvant aller jusqu'à de la violence, de graves troubles de la mémoire et la perte progressive de la conscience de l'environnement.

Perdre la mémoire immédiate, la capacité de reconnaissance de ses proches, peut symboliser un désir inconscient de fuir la réalité, le milieu familial, de se retirer du monde, perçu comme trop dur et source de souffrances. C'est un peu comme si les personnes, atteintes de cette pathologie, percevaient la vie comme une "vallée de larmes" et se réfugiaient dans une bulle, évitant ainsi de se confronter à leurs peurs : peur de l'émergence des émotions et sentiments profonds enfouis, peur de ne plus se sentir aimé, peur d'affronter la cruauté de la vie. Souvent, ces personnes ont déjà tellement souffert tout au long de leur existence qu'elles sont, en quelque sorte, arrivées à saturation et cherchent à s'insensibiliser, à retrouver l'enfant en elle, en quête d'amour, de soin, de protection, pour échapper à leur insondable désespoir.

La maladie d'Alzheimer se manifeste avec d'autant plus d'acuité, si la personne atteinte a eu, par le passé, une longue période d'intense activité, de lourdes responsabilités et de totale indépendance. La dépendance matérielle, physique et émotionnelle, que ce mal lui inflige peu à peu, renforce le sentiment d'inutilité et d'impuissance insoutenables.

Face à une personne ayant la maladie d'Alzheimer, les proches et les soignants doivent rechercher :

- *De quelle situation du passé, la personne désire-t-elle se libérer ?*

- *Qu'est-ce qui lui fait renoncer à la vie ou l'accepter ?*

- *En tant qu'enfant, que puis-je procurer à mes parents, à mes grands-parents, pour qu'ils reçoivent l'attention qu'ils n'ont pas eue par le passé ?*

- *En tant qu'accompagnant, confronté à cette maladie, qu'est-ce que je peux apprendre sur mes émotions ?*

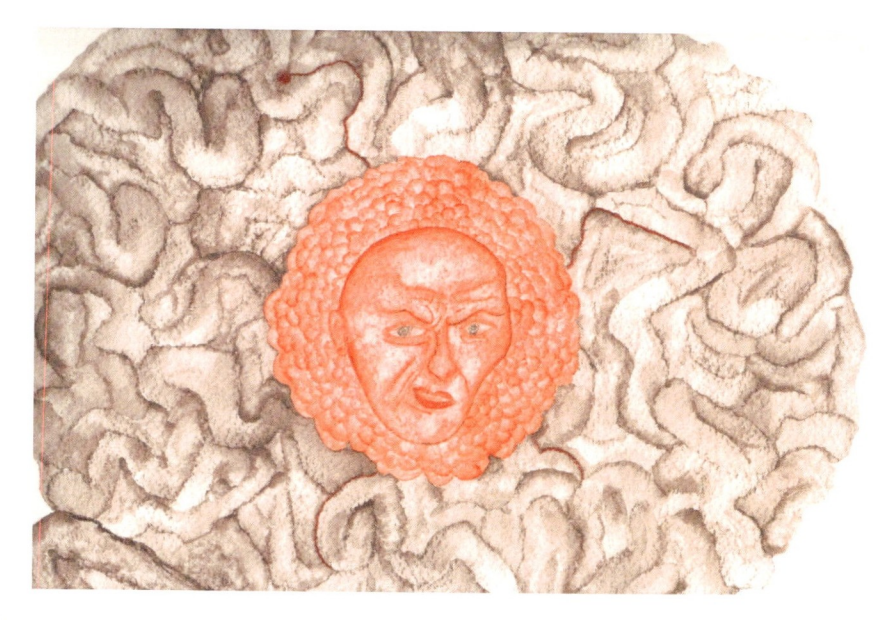

Tumeur au cerveau   *vieilles souffrances*

Mots-clé   répression • remords • violence

Une tumeur au cerveau peut témoigner de la présence d'émotions réprimées, de remords profonds ou d'anciennes souffrances. Ces dernières surgissent fréquemment suite à un choc émotionnel violent, associé à quelqu'un que nous aimons, ou à une situation antérieure à laquelle nous sommes encore très liés par de la colère, de la peur ou de la frustration.

Une tumeur au cerveau doit nous interroger sur :

- *Est-ce que je nourris certains remords concernant des attitudes passées ?*
- *Pourquoi est-ce que je m'obstine à réprimer mes émotions ? De quoi ai-je peur ?*
- *Quelles relations actuelles réveillent en moi de vieilles blessures ?*

Abcès au cerveau *excès de mécontentement et irritation*

Mots-clé   colère contenue • insatisfaction de soi

Les abcès cérébraux parlent d'émotions négatives que nous retenons, pensant être incapables de parvenir à les éliminer. Ils évoquent aussi des colères nourries par notre façon de conduire notre vie et par notre peur de perdre le contrôle et l'autonomie. Ces sentiments de fragilité face à nos difficultés, peuvent se traduire par des inflammations profondes et infectieuses, les abcès.

Dans ce cas, les questions les plus pertinentes à se poser peuvent être :

- *Pourquoi est-ce que je ne parviens pas à transformer mon entêtement, mon obstination en une initiative courageuse ?*
- *Qu'est-ce qui me fait fuir la réalité ?*
- *Qu'est-ce qui me pousse à me fragiliser ? Est-ce pour justifier ma difficulté, mon incapacité à affronter la vie ?*
- *Pourquoi est-ce si difficile pour moi d'accepter que je puisse me tromper et ne pas avoir toujours raison ?*

Accident Vasculaire Cérébral (AVC)
libération de tensions accumulées

Mots-clé   résistance • renoncement • rupture

Appelé aussi "hémorragie cérébrale", ce type d'accident parle de contextes familiaux et professionnels où les tensions, accumulées depuis longtemps, ont fini par éclater d'un coup.

Pour comprendre le message d'un AVC, nous devons nous demander :

- *Pourquoi dois-je aller au bout de mes limites, pour tenter de résoudre mes angoisses ?*
- *Qu'est-ce qui m'a fait penser que mes limites étaient infinies ?*
- *Pourquoi est-ce que je ne reconnais pas mes limites ? Pourquoi est-ce que je n'accepte pas d'être simplement humain ? Pourquoi est-ce que je désire être un "super héros" ?*
- *Pourquoi ai-je de la difficulté à m'accorder le droit au plaisir et aux loisirs ?*
- *Ma rigidité psychique est-elle un rempart pour me protéger de mes émotions que je perçois comme dangereuses ou irrationnelles ?*
- *Est-ce que je donne toujours la priorité à mon côté rationnel au détriment de mon intuition ?*
- *Suis-je en train de contenir de vieux ressentiments, d'anciennes colères et peurs ?*
- *Est-ce que je me sens persécuté, victime d'une injustice ?*

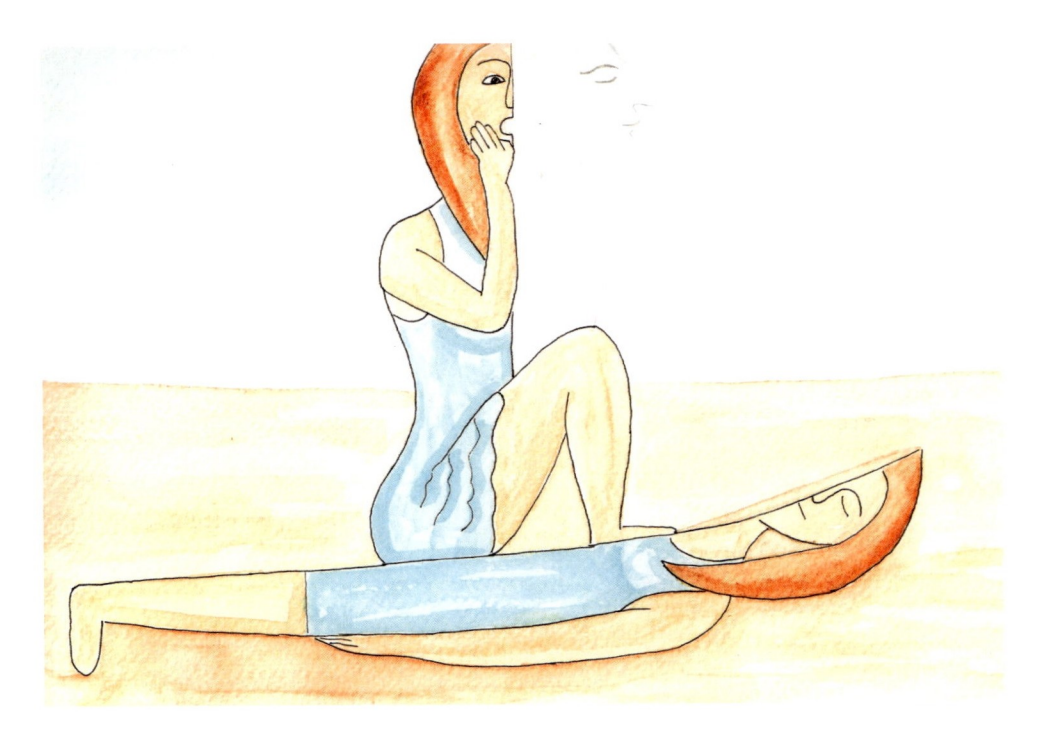

Hémiplégie   *sentiment d'être divisé*

Mots-clé   **détachement • négation partielle**

Appelée aussi "apoplexie", c'est une paralysie de la moitié du corps, provoquée par une lésion de l'un des hémisphères cérébraux. L'hémiplégie survient généralement suite à des chocs physiques et/ou émotionnels traumatiques. Elle peut être comprise comme une véritable explosion de colère et/ou de sentiments contenus en excès, générés par des situations où la personne a eu la sensation d'être divisée.

L'hémiplégie peut aussi nous alerter sur notre tendance à faire les choses à moitié, particulièrement la façon dont nous vivons nos émotions. Selon que la paralysie touche notre côté droit ou gauche, nous devons nous demander pourquoi notre côté masculin ou féminin cherche à nous immobiliser, à nous neutraliser.

Face à une hémiplégie, il est utile de se demander :

- *Est-ce que je suis en proie à un sentiment d'impuissance, d'incapacité ?*
- *Est-ce que je me sens "coupé en deux" ?*
- *Est-ce parce que je suis gêné, importuné dans mon cheminement, que je remplis à peine la moitié de mes obligations ?*
- *Pourquoi est-ce que je crains d'accepter mes erreurs ? Est-ce parce que je les perçois comme un signe de fragilité ?*
- *Ai-je été victime de violence (sexuelle, domestique, physique…) infligée par quelqu'un ?*

8.
DIALOGUER AVEC LE SYSTÈME NERVEUX
Équilibre

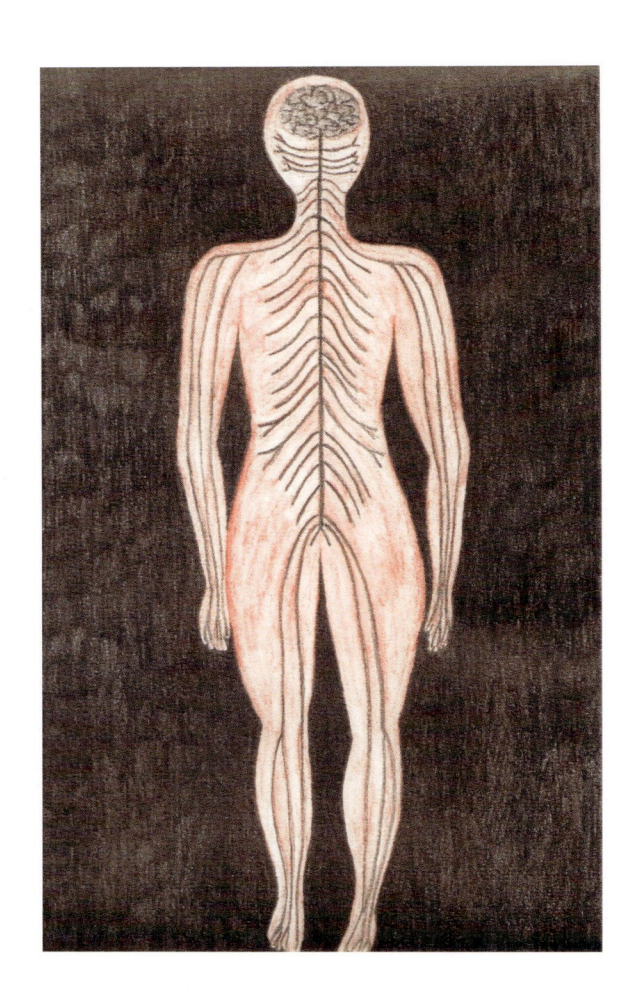

LE SYSTÈME NERVEUX est indispensable à l'équilibre de notre vie. Il commande toutes les informations et a la responsabilité de les faire circuler, afin d'aider la personne à grandir dans son milieu ambiant.

Il existe deux systèmes nerveux :

• **le Système Nerveux Central** est composé de l'encéphale, de la moelle épinière et des nerfs périphériques. Il est responsable de la pensée consciente, des décisions, des mouvements conscients et des sensations.

• **le Système Nerveux Autonome**, également appelé "système neurovégétatif", est géré par l'hypothalamus et le bulbe rachidien. Il comprend les systèmes parasympathique et sympathique.

Le système parasympathique est responsable des fonctions organiques involontaires, inconscientes, telles que la circulation du sang dans le corps, la digestion et la respiration. Le système sympathique contrôle la musculature lisse. Il établit la communication entre le cerveau et chaque partie du corps, grâce à la moelle épinière qui par un faisceau de nerfs et de fibres les relie.

C'est au système sympathique qu'il faut attribuer nos réponses psychologiques, nos sursauts, réflexes d'excitation, de défense et nos réactions émotives inattendues comme les vomissements, l'agressivité, l'instinct de fuite, la rougeur qui monte au visage, etc. Il est sensible à la qualité de nos pensées et de nos émotions. Quand nous ressentons de la haine ou de la jalousie par exemple, cela provoque une augmentation ou une diminution du taux d'adrénaline, de thyroxine produite par la glande thyroïde, d'insuline sécrétée par le pancréas. La perturbation du fonctionnement du système sympathique génère en nous différents problèmes.

Nous possédons deux types de nerfs, les nerfs sensitifs et les nerfs moteurs. Les nerfs sensitifs transmettent les informations au cerveau ou à la moelle épinière. Les nerfs moteurs, eux, transmettent à tout le corps les ordres, les réponses qui viennent du cerveau ou de la moelle épinière. C'est la raison pour laquelle, de manière générale, les problèmes graves au niveau du système nerveux apparaissent sous forme de paralysie, de myélite, de méningite cérébro-spinale.

Quand elles sont plus bénignes, les perturbations du système nerveux autonome sont repérables à des tremblements, des tics nerveux, des nausées, des céphalées, un hoquet, des crampes, des crises de tétanie… Elles traduisent notre difficulté intérieure, personnelle, à répondre aux exigences et sollicitations du monde extérieur, particulièrement à celles du domaine émotionnel. Elles témoignent de notre rigidité mentale, d'un excès de travail et d'un rationalisme qui nous empêchent d'articuler sciemment nos émotions avec notre vie réelle, d'agir selon nos pensées propres. Tout se passe alors comme si nous avions atteint notre seuil de tolérance, comme si nous étions parvenus à un tel degré de saturation que notre Système Nerveux Central conscient devait céder la place au Système Neurovégétatif. À ce moment-là, notre corps agit comme déconnecté de notre volonté, de notre conscience. C'est une déconnexion inconsciente, pour éviter de s'exposer à commettre des erreurs. C'est en quelque sorte l'échec, la mort du rationnel, de la logique.

**L'épilepsie est un exemple type de cette déconnexion
du Système Nerveux Central au bénéfice du Système Nerveux Autonome.**

Il est utile de remarquer que, selon la partie atteinte, nous pouvons identifier assez précisément l'origine de notre difficulté réelle.

Par exemple, si nos jambes sont touchées par une sciatique paralysante, nous empêchant de marcher, d'aller où bon nous semble, il est pertinent de s'interroger sur :

- *Qu'est-ce qui se passe au niveau de mes relations ?*
- *Devrais-je établir de nouvelles relations ?*
- *Quelles sont les personnes, parmi mes amis ou au sein de ma famille, dont je désire m'éloigner ?*

Problèmes au niveau du système nerveux
impossibilité de matérialiser ce que nous pensons ou aimerions faire

Syncope   *incapacité à assumer la situation*

Mots-clé   peur • fuite

En proie à des émotions ressenties comme insupportables, le cerveau émotionnel "se débranche". En se coupant ainsi de la douleur, en l'éliminant, le cerveau a la sensation de faire disparaître aussi l'émotion qui l'a déclenchée. Cette solution est provisoire, car la souffrance insoutenable a été gravée dans la mémoire des organes qui ont subi le choc, la blessure. Toutes ces mémoires douloureuses enregistrées dans notre vie se cumulent et peuvent se manifester, tôt ou tard, sous forme de mal-être ou maladie telles que gastrite, colite, crise d'asthme ou cancer par exemple.

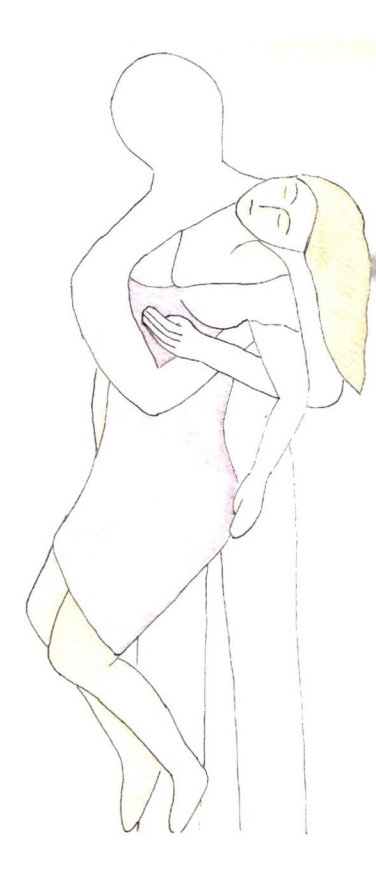

Épilepsie — *libération de la colère contenue durant des années*

Mots-clé   sentiment de rejet • complexe d'infériorité et idées de persécution • se faire violence

La crise d'épilepsie généralisée est une surcharge d'énergie dans le circuit nerveux, qui entraîne une perte de maîtrise de notre centre de contrôle et de nos mouvements et se manifeste par une perte de conscience et des convulsions. Ces crises peuvent provenir de séquelles d'encéphalite ou de traumatisme crânien.

Pour Philippe Dransart (2000), trouver un sens à une crise d'épilepsie nécessite de prêter attention aux maladies qui l'ont déclenchée. La crise d'épilepsie met en exergue un combat entre deux émotions antinomiques : une grande angoisse qui éclipse la conscience et une colère réprimée dans un contexte de vie stressant (surcharge psychique, manque de sommeil, peur de perdre le contrôle de la situation). Perdre conscience peut s'interpréter comme étant une stratégie de protection.

L'épilepsie nous parle aussi de besoin de protection, et de difficultés rencontrées dans les relations sociales. Les conséquences indirectes des crises d'épilepsie, comme se mordre la langue et uriner sur soi, sont porteuses de messages subtils. Se mordre la langue évoque une parole avalée, restée en travers de la gorge. L'émission involontaire d'urine, elle, nous parle d'émotions réprimées, dans un climat de peur et de révolte, face à une autorité avec laquelle l'individu peine à trouver son espace. Il est essentiel pour la personne épileptique d'apprendre à s'accepter telle qu'elle est, à se connaître, pour parvenir à trouver et protéger son espace propre, au sein de ses relations.

9.
DIALOGUER AVEC LES CHEVEUX

Force intérieure

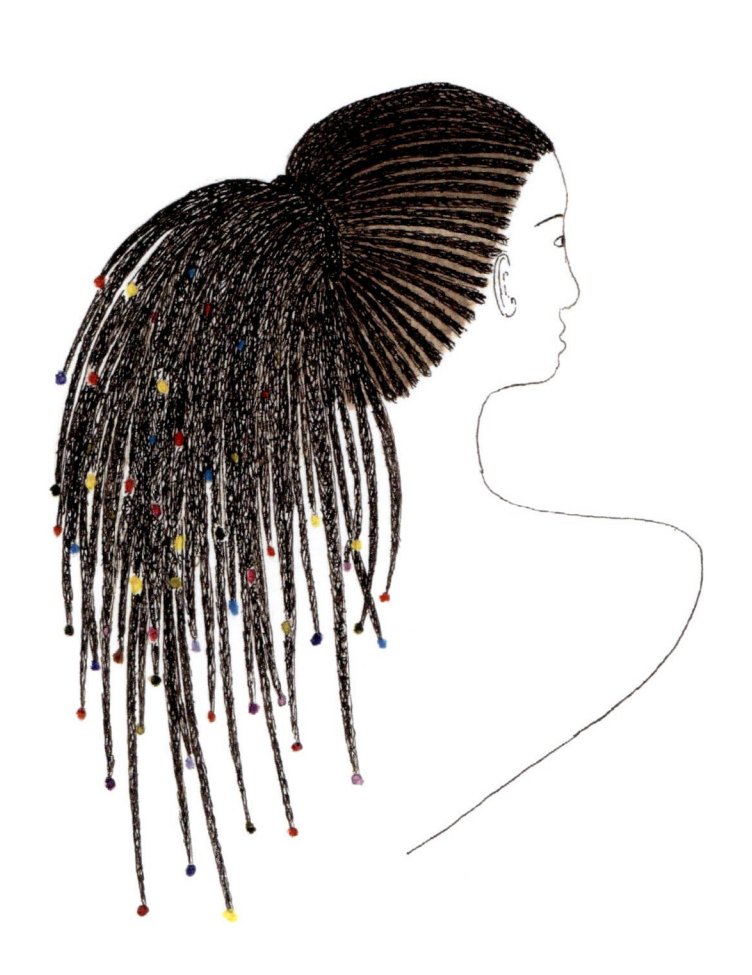

LES CHEVEUX symbolisent la force, la vitalité, la liberté, la créativité, l'intuition, le pouvoir, la faculté de gouverner notre vie. Chez l'homme, c'est un symbole de virilité, de force physique et chez la femme, de séduction et d'attraction. Les cheveux peuvent être considérés comme des antennes nous reliant au monde spirituel.

L'aspect des cheveux, la coiffure, nous fournissent quelques éléments pour comprendre le type de problématique que vit la personne. Par exemple, chez un homme, le port de cheveux longs traduit une âme sensible, artiste, créative et intuitive. Les cheveux longs, chez un jeune homme, indiquent souvent qu'il est en conflit avec l'autorité dans la société.

La personne qui rencontre des problèmes au niveau de ses cheveux, doit s'interroger sur sa manière de se situer face à la vie.

- *Qu'est-ce qui m'épuise, me vide de mes forces, m'empêchant d'affronter la vie ?*
- *Quelles relations, en m'empêchant de dépasser mes difficultés, bloquent l'expression de ma créativité ?*
- *Pourquoi est-ce que je me contrains à une certaine rigidité, au détriment de ma créativité ?*
- *Pourquoi suis-je en train de contrecarrer mes intuitions ?*
- *Quelles vieilles croyances freinent mon évolution, ma croissance et ma créativité ?*
- *Quelles situations m'empêchent de diriger ma vie ?*
- *Qui cherche à diriger ma vie ?*

Problèmes au niveau des cheveux

Les problèmes capillaires parlent de chocs émotionnels vécus dans des situations marquées par des peurs, de l'impuissance, de la désespérance et des inquiétudes.

Pellicules   *conflit intérieur*

Mots-clé   **délimitation • contact**

Les pellicules parlent de conflit intérieur entre notre moi profond et notre rôle social.

Elles renvoient au désir d'être reconnu par les autres mais signalent aussi un niveau de stress élevé qui épuise nos capacités à nous affirmer et à être plus autonome.

Folliculite   *sentiment de perte de protection*

Mots-clé   **abattre les frontières**

La folliculite est une inflammation des follicules pileux. Elle parle du sentiment de ne plus être suffisamment protégé, et d'avoir besoin d'évacuer une surcharge de tensions. Par exemple, une personne qui vient d'obtenir une promotion au sein d'une entreprise, peut développer une folliculite, parce qu'elle se sent plus exposée, plus insécurisée. En acceptant un poste de leader, où elle doit assumer de nouvelles responsabilités, elle abandonne une place de simple collaborateur, dans laquelle elle se sentait davantage préservée.

Cheveux cassants   *résistance au changement*

Mots-clé   impuissance • manque de force

Ils signalent un conflit entre notre désir et celui d'autrui. Ils nous parlent aussi de résistance aux changements, de la sensation d'être désorienté, de ne plus savoir quelle direction prendre.

Calvitie   *la peur de perdre*

Mots-clé   manque de vitalité • perte de pouvoir

La perte de cheveux parle de notre prise de distance par rapport au "sacré" présent en nous, à notre spiritualité intérieure. Elle témoigne de notre préoccupation de la matérialité des choses, de tensions importantes aussi, qui peuvent être à l'origine de la chute des cheveux. D'ailleurs, le cumul d'expériences stressantes et traumatisantes accélère la calvitie. Perdre les cheveux, peut être une tentative de nous libérer de ce qui nous emprisonne.

La perte totale des cheveux, qui généralement survient par plaques arrondies, est souvent liée à un choc émotionnel qui provoque en nous, colères, perte de l'estime de soi, honte et impression de manquer de protection. Elle peut évoquer aussi le sentiment d'être un déchet, d'être inférieur aux autres. Nous pouvons même nous sentir touchés, atteints dans notre intégrité.

10.
DIALOGUER AVEC LA FACE ET LE VISAGE
Identité

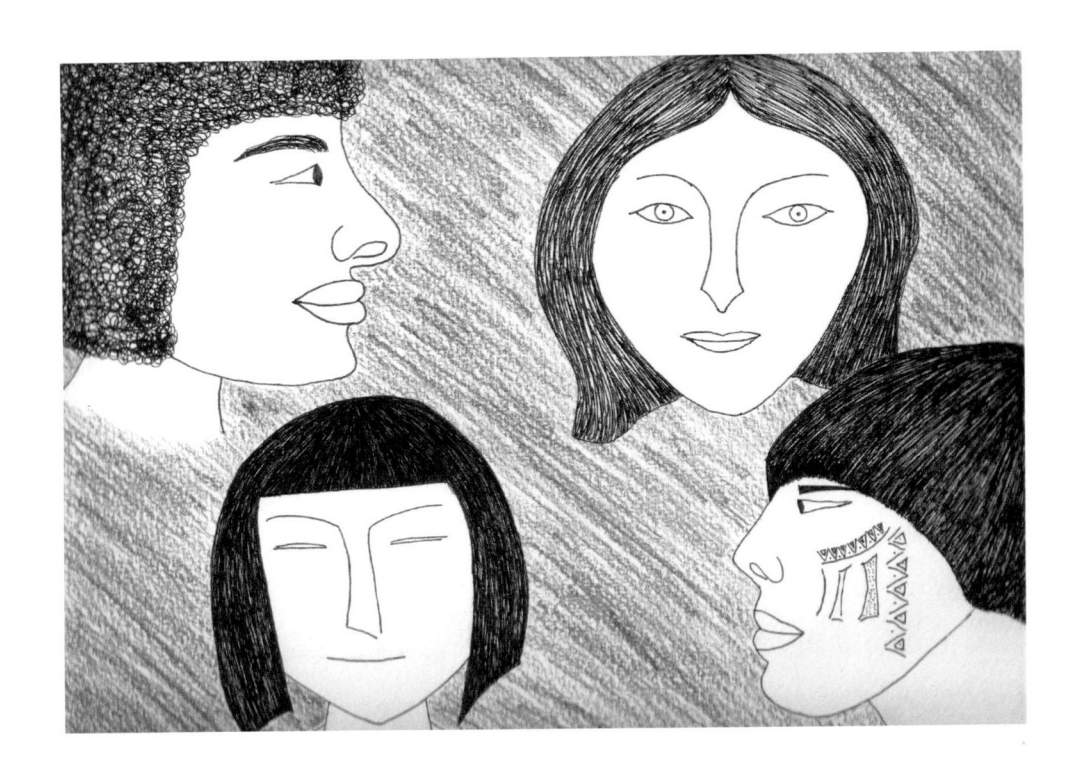

LE VISAGE est considéré comme la fenêtre de notre âme, notre carte d'identité ; il représente le JE. On dit que les blessures de notre âme se manifestent sur notre visage. D'ailleurs, c'est sur lui que sont localisés quatre de nos cinq sens, responsables de nos perceptions : la vue, l'ouïe, l'odorat et le goût. C'est grâce à ces organes sensoriels que nous percevons le monde extérieur (ses sons, ses couleurs, ses formes, ses saveurs, ses odeurs…). C'est aussi au niveau de la face que nous respirons, que nous nous alimentons, que nous communiquons et que nous absorbons et assimilons toutes les énergies vitales.

Les affections diverses au niveau du visage, comme l'acné, les eczémas, les rougeurs… révèlent notre difficulté à accepter notre identité.

Notre visage devient alors un masque qui reflète notre sentiment de dévalorisation, d'impuissance et de mal-être. Un traumatisme au niveau de la face, comme une fracture du nez par exemple, peut nous indiquer que la situation que nous vivons actuellement est pour nous insupportable, bien souvent parce que nous ne parvenons pas à affronter l'autre, le monde ou la vie.

Comprendre ce que dit notre visage nécessite que nous nous demandions :

- *Qu'est-ce que je n'accepte pas en moi ?*
- *Ai-je honte de mon apparence ?*
- *Ai-je peur d'entrer en contact avec moi-même, avec mes émotions et mes sentiments ?*
- *Pourquoi est-ce que je montre seulement mon vilain côté, ma blessure, masquant ma sensibilité et ma beauté intérieure ?*
- *Pourquoi ai-je peur de montrer mon bon côté, ma sensibilité ?*
- *Qu'est-ce que je crains de voir arriver, si je me sens beau, attrayant ?*

- *Ai-je peur de me "casser la figure", de me décevoir, d'être rejeté ?*
- *Quelle relation suis-je en train de vivre, qui ne me convient plus et face à laquelle je ne sais pas m'opposer frontalement ?*

11.
DIALOGUER AVEC LES YEUX

Qualité du regard

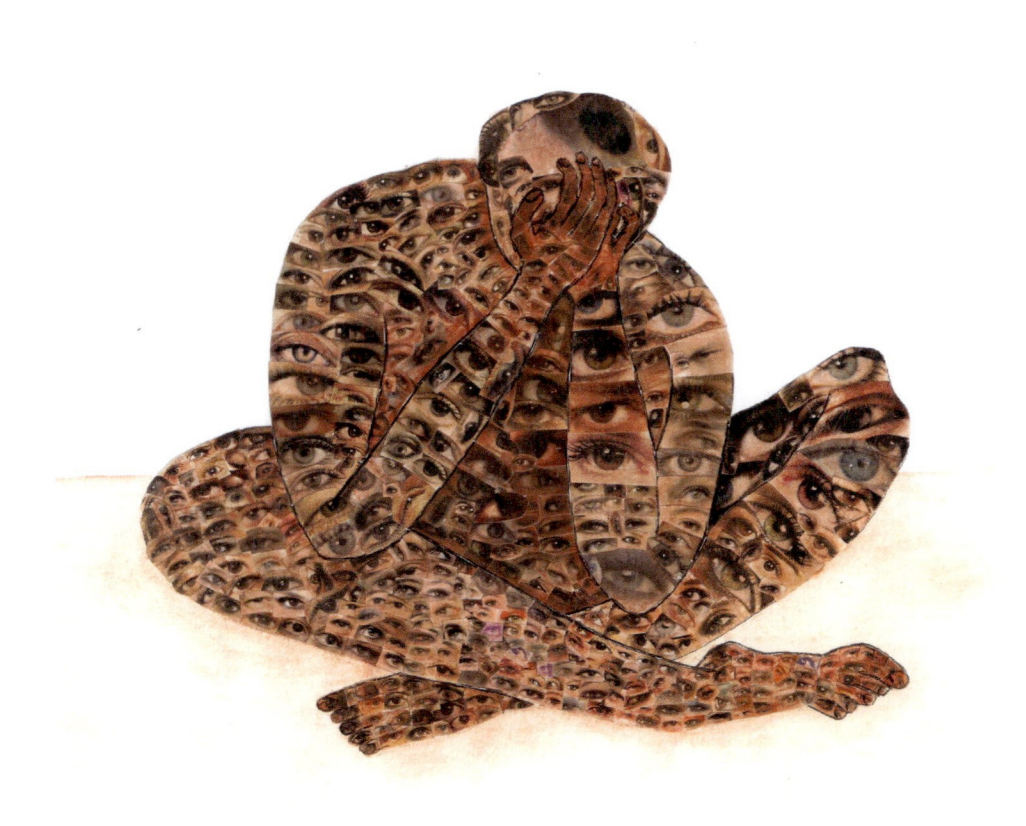

C'EST AVEC NOS YEUX que nous découvrons la beauté, les formes, les couleurs du monde qui nous entoure. Ils sont le miroir de notre âme. Notre regard reflète les émotions, les sentiments qui jaillissent en nous.

Nos yeux parlent de notre manière d'envisager la vie. L'expression "je l'ai vu de mes propres yeux" évoque bien comment nous nous approprions ce que nous avons vu, les situations que nous avons vécues. Nos yeux réagissent à ce qui nous paraît confus, trouble mais aussi à la remise en cause de notre point de vue, à la contestation de notre autorité.

Les affections des yeux, de la vue parlent de choses que nous ne voulons pas ou que nous ne parvenons pas à voir, bien souvent parce qu'elles nous blessent, nous peinent, parce qu'elles touchent à nos croyances, nos valeurs, notre sens de la justice. Une inflammation des yeux témoigne plus spécifiquement de sentiments que nous avons été obligés de réprimer, comme la colère par exemple.

Les expressions "avoir les yeux plus grands que le ventre…", "dévorer des yeux…", "déshabiller du regard…", "loin des yeux, loin du cœur…", "voir quelqu'un d'un bon œil ou d'un mauvais œil…" traduisent notre désir, nos sentiments face aux choses, aux événements, aux personnes… et suggère deux regards différents portés sur le monde : un regard positif ou un regard négatif.

Les problèmes aux yeux doivent nous interroger sur :

- *Qu'est-ce que je ne veux pas voir, dans la réalité qui est la mienne ?*
- *Pourquoi est-ce que je me refuse à voir la vie telle qu'elle est ?*
- *Est-ce que je ne me sens pas suffisamment capable d'envisager la réalité telle qu'elle est et d'être ce que je suis ?*
- *Quelles relations me font peur pour regarder, avec clarté, la vie en face ?*

- *Est-ce que je crains d'être jugé ?*
- *Certains de mes ancêtres ont-ils vécu une grande honte, ont-ils souffert d'avoir été déshonorés publiquement ?*

Problèmes aux yeux

Inflammations, conjonctivite, kératite

Mots-clé   colère • injustice • frustration

La kératite est une inflammation oculaire, qui se présente sous la forme d'une tache blanche dans les yeux. Elle parle de colère, de sentiment d'injustice, de conflit, pour lesquels nous ne sommes pas parvenus à accepter le point de vue de l'autre, ni à pardonner.

La conjonctivite est une inflammation, qui généralement se traduit par une sécrétion purulente. Elle révèle un sentiment de colère et de frustration, face à certains événements de la vie.

Cécité   *ce qu'on ne veut pas voir*

Mots-clé   manque de discernement • cécité de la conscience

La cécité signale que nous devons réfléchir à notre fermeture, face à ce que nous voyons. C'est une manière d'ignorer ce qui est en train d'arriver autour de nous, et/ou de déformer ce que nous avons perçu, afin d'éviter de souffrir. Très souvent, ce refus de voir est lié à un secret de famille, qui nous concerne et qui touche le père ou la mère, selon l'œil atteint (droit : mère – gauche : père). La cécité nous parle aussi d'événements que nous ne voulons plus voir.

Daltonisme - Dyschromatopsie   *choc de valeurs*

Mots-clé   **discrimination • différenciation**

Le daltonisme est une perturbation visuelle, notamment au niveau des couleurs. Bien qu'étant considéré comme une maladie génétique, il peut refléter notre difficulté personnelle, voire transgénérationnelle, à différencier ce que nous voyons de ce que nous ressentons, à distinguer les sentiments des émotions dans la relation à soi et aux autres.

Yeux rouges   *fatigue intérieure*

Mots-clé   **stress • émotions réprimées**

Les yeux qui rougissent nous parlent d'une fatigue intérieure, due à l'énergie utilisée pour réprimer nos émotions.

Astigmatisme   *excès de curiosité*

Mots-clé   **difficulté de discernement • vision déformée**

L'astigmatisme parle de la peur du face-à-face avec l'autre. C'est comme si notre regard sur le monde n'était pas en adéquation avec la réalité. Notre perception, tant intérieure qu'extérieure, suscite fréquemment une irritation inexplicable. L'astigmatisme peut aussi révéler notre tendance à étiqueter les personnes et les choses, nous distançant du reste du monde et provoquant un sentiment d'isolement.

Myopie   *peur du futur*

Mots-clé   **manque d'une vue d'ensemble • manque de perspicacité**

La myopie signale un effort intense, pour trouver des solutions, des réponses à nos inquiétudes personnelles et dans notre rapport aux autres. Elle nous invite à réfléchir à notre peur de l'avenir. C'est comme si nous n'avions pas été préparés à l'affronter. Bien que nous soyons des personnes équilibrées, en relative sécurité dans notre quotidien, la myopie révèle que nous ressentons malgré tout, un certain inconfort à vivre dans le monde.

Cet inconfort est souvent en lien avec l'hostilité que nous avons ressentie dans notre enfance, dans les regards réprobateurs des autorités (parents, grands-parents, frères aînés, professeurs…). Par crainte d'affronter ces regards critiques, accusateurs, nous avons progressivement réduit notre champ de vision, notre capacité à voir, pour nous en prémunir, y échapper. La myopie nous plonge dans un univers flou, qui nous donne la sensation de ne pas pouvoir aborder le futur avec clarté, sérénité, car il nous inquiète, nous angoisse.

Hypermétropie   *peur du présent*

Mots-clé   **déformation du point de vue • distanciation du foyer**

L'hypermétropie renvoie au fait que nous sommes en train de nous écarter de la réalité. C'est le problème inverse de la myopie : nous redoutons tellement l'instant présent que, pour nous en préserver, nous partons dans une fuite en avant, vers le futur. La sensation que notre point de vue a été déformé nous plonge dans la confusion, l'incapacité à différencier ce qui est proche de ce qui est éloigné. Notre crainte des relations de proximité, notre méfiance à leur égard, le sentiment qu'elles représentent un danger imminent, nous contraignent à brouiller notre perception de ce qui est proche, et à ne pouvoir appréhender clairement que ce qui est à distance suffisante.

Cataracte   *ce qu'on ne veut pas voir en soi*

Mots-clé   **manque de clarté • négation de la réalité**

La cataracte révèle notre difficulté à voir ce qui nous arrive, notre manque de clarté. Généralement, elle apparaît dans une période de notre vie où nous ne sommes pas très disposés à accepter et assumer de percevoir ce qui se passe autour de nous. Elle peut aussi parler d'égocentrisme, d'amertume ressentie dans le passé ou de vieilles colères.

Glaucome   *être au bord de ses limites*

Mots-clé   **regard obscurci, masqué • psychorigidité**

Le glaucome montre que notre vision ne correspond pas à la réalité. Il apparaît fréquemment dans une période de la vie où nous avons la sensation d'avoir déjà tellement vécu et vu de choses, que nous ne voulons ou ne pouvons plus regarder la vie en face. C'est comme si nous déviions de l'essentiel, pour nous perdre dans les apparences. Le sentiment associé, d'avoir perdu ce qui nous était le plus cher, de passer à côté des choses, nous rend souvent tristes et mélancoliques. Le glaucome signale aussi l'intense pression émotionnelle qui nous habite et nous fait souffrir.

Yeux exophtalmiques ou yeux exorbités   *alerte maximum*

Mots-clé   **vision déformée • méfiance • soupçon**

Des yeux exorbités peuvent évoquer une distorsion entre ce que nous voyons et la réalité, distorsion à l'origine de stress important et d'une grande fatigue. Ils nous parlent aussi de notre méfiance exacerbée envers les autres, qui peut nous conduire à des réactions quasi paranoïaques. C'est comme si les yeux sortaient de nos orbites, pour tenter de maximiser notre perception.

Décollement de rétine
de qui, de quoi veut-on se mettre à distance

Mots-clé   conversion • mise à distance

Symboliquement, le décollement de rétine fait référence à un vécu traumatisant de l'enfance et qui, encore aujourd'hui, génère un tel stress que la rétine se décolle pour ne plus le voir. Ce peut être aussi en lien avec un événement très pénible et stressant, dont nous avons été témoin malgré nous.

Strabisme   *incertitude dans les relations*

Mots-clé   déviation • image divergente/convergente • désorientation

Les bébés ont souvent un strabisme, parce qu'ils ne savent pas encore dans quelle direction orienter leur regard.

Le strabisme signale des conflits de valeurs au sein du couple, de la famille, voire au sein des générations précédentes.-

Par exemple, dans une famille où le père (simple employé de la Poste) laissait toujours son épouse (médecin gagnant beaucoup d'argent) prendre les décisions et avoir le dernier mot, les trois enfants ont été strabiques jusqu'à l'adolescence.

Autre cas : la mère, blanche et blonde et bien que de famille riche, n'a pas réussi à terminer ses études secondaires. Son mari, de peau foncée presque noire, d'origine familiale humble, a un très haut niveau socioculturel (ayant fait des études supérieures, il occupe un poste de PDG d'entreprise). Leur enfant, né avec un léger strabisme, louchait tellement à l'âge de 6 ans, qu'il a dû subir une correction chirurgicale.

Le strabisme fait simultanément référence à notre désir d'être admiré, d'être indépendant, et à notre peur de la solitude, par peur de ne pas être accepté.

Il témoigne aussi de notre difficulté à nous concentrer sur une seule chose à la fois. Nous sommes sans cesse divisés, partagés, tout en courant plusieurs lièvres à la fois.

Ptosis (Chute de la paupière supérieure) *grande déception*

Mots-clé   **regard fatigué • état de veille permanente**

Le ptosis ou chute de la paupière supérieure est plus fréquent chez les femmes, particulièrement à l'œil gauche (masculin). Il témoigne souvent du sentiment d'être dans une impasse dans la relation conjugale. Quand une femme est déçue et attristée par son compagnon, par exemple, l'apparition d'un ptosis montre que, bien qu'elle soit en permanence sur ses gardes, elle est déjà très fatiguée par cette situation.

Face à des problèmes oculaires, il est pertinent de se demander :

- *Quel trauma j'ai vécu ou je vis, qui est en train de me rendre aveugle ?*
- *Pourquoi est-ce que je ne veux pas voir ce qui m'arrive, ou ce qui est en train d'arriver dans ma famille ?*
- *Quels mensonges font que j'avance dans le brouillard ?*

12.
DIALOGUER AVEC LE NEZ

Intuition - Alarme

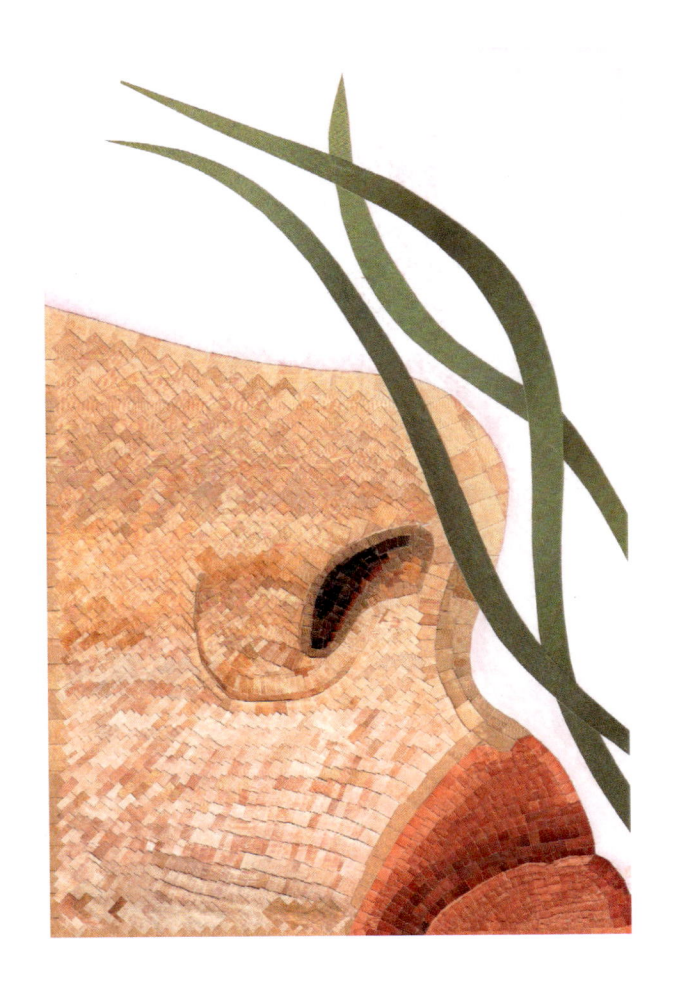

LES EXPRESSIONS POPULAIRES "Un tel a du nez…", " Il a le nez fin…", "Ça sent bon…", " Ça sent mauvais…", "Je ne peux pas le sentir…", " mettre son nez dans les affaires de quelqu'un…" montrent combien notre capacité à sentir nous rend forts, pour affronter les choses, les gens et la vie.

Le nez nous parle de mensonges et de vérités. D'ailleurs dans le roman de Carlo Collodi, c'est par l'allongement de son nez que Pinocchio, son personnage principal, signale ses mensonges. Notre nez nous sert à sentir, à percevoir les odeurs internes et externes, nous informant ainsi sur l'atmosphère de notre milieu ambiant, du plus hostile au plus agréable.

> "Être maître de mon nez, c'est être maître de ma vie et de mon destin."

C'est par le nez que l'oxygène entre dans nos poumons et nous apporte la vie, et c'est aussi par lui que nous expirons le gaz carbonique pouvant causer notre mort. C'est grâce à leur flair que les animaux sentent les dangers et leurs prédateurs. De la même manière, les odeurs captées par notre nez nous informent sur notre environnement, sur notre entourage, sur le milieu où nous évoluons, sur le climat qui y règne. Il est courant de dire :

> "Mon flair me dit que je ne dois pas accepter cette affaire."

Intéressons-nous, maintenant, aux relations entre les problèmes au niveau du nez et les dangers liés à la survie, à la volonté et au plaisir de vivre.

Problèmes au niveau du nez

Symboliquement, les difficultés pour respirer révèlent nos problèmes relationnels. Selon la narine touchée, nous sommes invités à réfléchir à ce que nous nous refusons de sentir.

- *Qu'est-ce qui est en train de m'affecter, que je veux mettre à distance ?*

Enchifrènement (nez bouché)
difficultés émotionnelles et rationnelles

L'obstruction de la narine gauche signale nos difficultés émotionnelles ou affectives : cette narine est particulièrement sensible aux dangers et aux ressentiments. Les problèmes à la narine droite reflètent les difficultés rationnelles. En effet c'est par cette narine que nous respirons, nous intégrons la compréhension, l'analyse. La narine droite est sensible aux dangers liés à la compréhension. Si cette narine est bouchée, nous bloquons notre compréhension. Les mémoires douloureuses du passé, quand elles sont réactivées, provoquent toujours une obstruction du nez, qui nous empêche de sentir la saveur des aliments. Le nez encombré peut être aussi une manière inconsciente d'oublier, de se couper de quelque événement douloureux du passé.

L'inconfort au niveau du nez doit conduire à se demander :

- *Pourquoi est-ce que je ne veux pas sentir l'odeur de la vie ?*
- *Qu'est-ce qui m'empêche de vouloir entrer en contact avec les dangers de la vie ?*
- *De quels plaisirs réels suis-je en train de me priver ? Et pourquoi ?*
- *Qu'est-ce qui sent mauvais dans la relation que j'entretiens avec moi-même, avec les autres et les choses qui m'entourent ?*

Dysosmie (perte de l'odorat)
ce qu'on n'accepte pas en soi et chez les autres

Mots-clé   autopunition • indifférence

Perdre la capacité olfactive nous invite à réfléchir à ce qui se vit au sein de notre famille et que nous n'acceptons pas. La perte de notre odorat révèle une rupture inconsciente avec ce qui se passe dans notre contexte familial.

La perte de l'odorat peut aussi s'apparenter à une autopunition, ou une manière de se rebeller face à la réalité.

Face à des problèmes au niveau des narines, nous devons réfléchir à :

- *Qu'est-ce que c'est que je n'arrive plus à sentir ?*
- *De quoi est-ce que je désire m'éloigner ?*
- *Aurais-je envie de m'éloigner, de me couper de moi-même ?*
- *Pourquoi est-ce que je ne fais pas confiance à mon flair, mon intuition ?*
- *Suis-je en train d'alimenter mes préjugés ou au contraire de chercher à changer d'air ?*

Polype nasal   *conflit entre l'être effectif et l'être affectif*

Mots-clé   perplexité • congestion

Un polype nasal nous contraint à maintenir la bouche ouverte, ce qui nous donne l'air un peu niais. Il doit nous inciter à réfléchir à la situation que nous sommes en train de vivre et qui provoque chez nous, étonnement et perplexité. Nous sommes prisonniers d'une situation, sans savoir comment en sortir. Le polype témoigne de notre incapacité à nous affirmer, par peur de contrarier quelqu'un ou de provoquer un conflit. Il parle aussi de notre manque de liberté, de notre difficulté à respirer.

Epistaxis (saignement de nez) - Hémorragie nasale
perte de la joie de vivre

Mots-clé   **danger à vue • perte de pouvoir**

Le saignement nasal alerte sur une perte de joie et de vitalité. Il survient, généralement, quand nous ne parvenons pas à occuper nos espaces ou quand nous sommes habités par le sentiment de ne pas être accepté. Il est très fréquent chez les enfants victimes de critiques permanentes infondées, ou de violence.

13.
DIALOGUER AVEC L'OUÏE (LES OREILLES) ET LA CAPACITÉ À ÉCOUTER

Ouverture et écoute intérieure

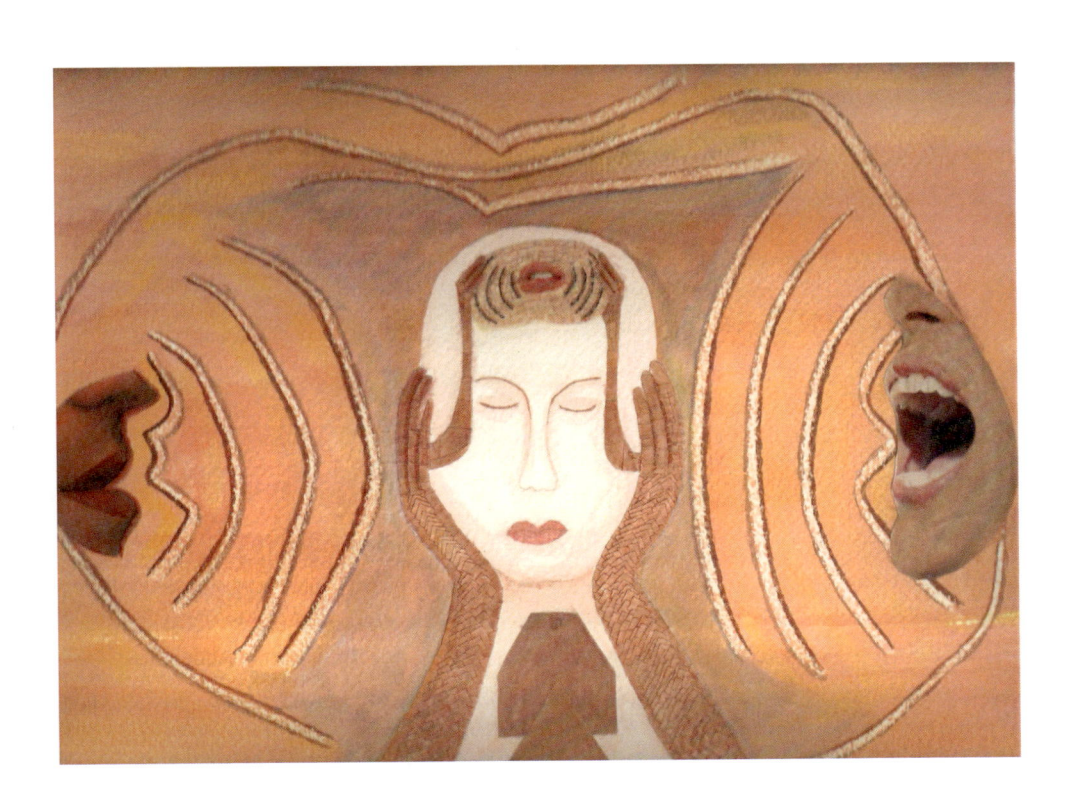

L'OUÏE ET LES OREILLES nous servent à entendre les sons qui nous entourent, ce qui nous permet de nous situer dans notre environnement. Elles sont responsables de l'équilibre entre le corps et l'esprit.

Elles parlent de notre ouverture au milieu ambiant et de nos émotions les plus profondes. L'ouïe et les oreilles symbolisent aussi notre écoute intérieure.

Des problèmes au niveau des oreilles et de l'écoute nous convient à nous interroger sur :

- *Qu'est-ce que je ne veux pas entendre de mon intérieur ?*
- *Pourquoi est-ce que je veux rompre le contact avec moi-même, les autres et le monde ?*
- *Est-ce que ce que j'entends ne correspond pas ou plus à ce que je voudrais entendre ?*
- *Dans ce que j'entends, qu'est-ce qui m'incommode tant ? Et pourquoi ?*

Problèmes au niveau des oreilles et de l'ouïe

Une quelconque affection au niveau des oreilles révèle notre difficulté à entendre des paroles critiques, douloureuses ou angoissantes pour nous. Elles peuvent aussi signaler, combien nous nous sentons prisonniers de souffrances de notre passé, dues à de nombreuses "querelles de communication".

Infections dans les oreilles   *ouverture et écoute intérieure*

Mots-clé   **passivité • obéissance**

Elles peuvent être l'effet de paroles irritantes, source de confusion émotionnelle, particulièrement quand elles proviennent de personnes que nous aimons, ou de personnes que nous sentons en désaccord avec ce qu'elles disent. Les atteintes au niveau des oreilles peuvent aussi être accueillies comme une invitation à sortir de la passivité et à écouter notre sagesse intérieure.

Problèmes d'audition   *écoute sélective*

Mots-clé   être aux aguets • sensibilité aux sons qui nous entourent

Les problèmes d'audition dévoilent que nous ne voulons plus entendre des choses qui nous irritent. Ils montrent notre besoin permanent d'être sur nos gardes, pour n'être attentifs qu'aux sons, aux paroles qui nous procurent une sensation plaisante, passionnante sur notre vie.

Hypoacousie ou surdité   *manière de se protéger*

Mots-clé   sentiment de ne pas être entendu • acrimonie • aigreur • isolement

La surdité acquise peut évoquer notre difficulté à accepter les critiques, notre extrême sensibilité au "bla-bla-bla" incessant, aux rumeurs, peut-être aussi parce que nous n'entendons pas ce que nous aimerions entendre (éloges, remerciements, reconnaissance…). Elle peut encore témoigner de notre sentiment de ne pas être entendu, bien qu'ayant beaucoup de choses à dire. La surdité peut être également une réaction d'intolérance (acrimonie) que le corps provoque pour se rebeller contre une réalité malsaine.

L'expression "Mieux vaut être sourd qu'entendre ce que j'entends !..." illustre bien comment la surdité peut être comprise comme une manière de nous isoler des autres et du monde, de rompre le contact pour éviter de souffrir.

Otite *inconfort de ce qu'on entend*

Mots-clé   impuissance • colère

L'otite est l'expression corporelle de colères et de sentiment d'impuissance face à ce que nous avons dû entendre, malgré nous, au cours de notre vie. Entendre, sans pouvoir intervenir, amplifie ce sentiment d'impuissance, particulièrement chez les enfants. Lorsqu'ils grandissent dans une ambiance de discorde, que ce soit au sein de la famille ou à l'école, les enfants présentent fréquemment des problèmes au niveau des oreilles et de l'audition.

Bouchons de cérumen dans les oreilles
protection face à des paroles blessantes

Mots-clé   refus des agressions

Les oreilles bouchées par du cérumen signalent que nous ne voulons plus ni entendre, ni vivre de disputes ou d'agressions verbales.

Bourdonnements d'oreilles - acouphènes
refus d'écouter sa voix intérieure

Mots-clé   opiniâtreté • entêtement • résistance • protection

Le bourdonnement d'oreilles parle de notre difficulté à accueillir et accepter l'éloquence de l'autre, sa rhétorique, son art de la parole, son aisance verbale et notre propre sagesse intérieure. La contrariété que ça génère en nous nous astreint à ruminer, ressasser sans cesse les conversations qui nous ont blessées, meurtries émotionnellement, intérieurement. Par notre entêtement dans cette voie, nous les maintenons vivaces à nos oreilles, comme des ressentiments, des rancœurs amères, qui résonnent indéfiniment dans nos oreilles, sous forme de tintements, de gazouillis, de sifflements...

14.
DIALOGUER AVEC LA BOUCHE, LES LÈVRES, LA LANGUE ET LES DENTS

Appétits et goûts affectifs

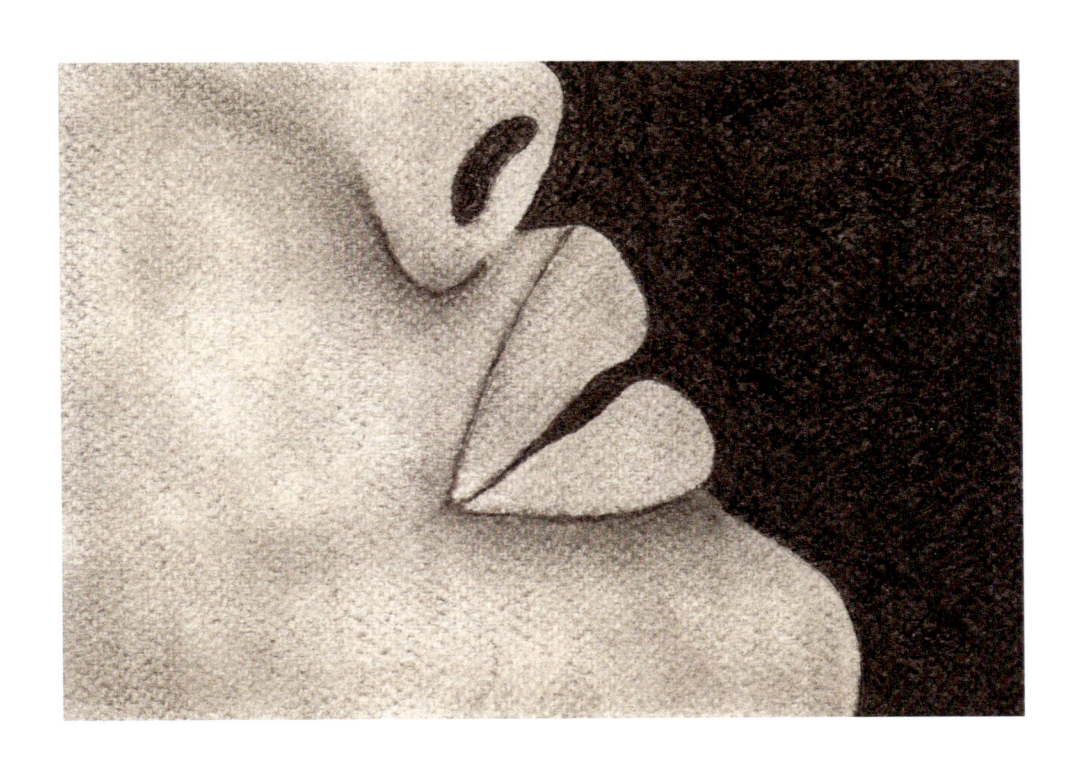

LA BOUCHE représente notre personnalité, nos appétits, nos goûts, nos désirs et nos expectatives. La manière dont nous mastiquons les aliments reflète beaucoup notre tempérament et notre caractère. Manger rapidement en mastiquant peu, révèle notre impulsivité dans la parole et l'action, notre propension à négliger les détails. Au contraire, une mastication lente traduit notre tendance au perfectionnisme et notre attachement aux éléments sans importance, aux broutilles.

Des affections buccales ou labiales fréquentes, doivent nous inciter à nous demander :

- *Qu'est-ce qui m'empêche d'accepter de nouvelles saveurs, de nouvelles expériences, de nouvelles idées et/ou de nouveaux défis dans la vie ?*
- *Suis-je insatisfait de la nourriture affective que m'offre la vie ? Pourquoi ?*
- *Qu'est-ce qui me manque dans la nourriture affective qui m'est offerte, à la maison, dans mon travail, dans le milieu où je vis ?*
- *Pourquoi je me refuse à savourer la vie ?*

› LA LANGUE   *subtil goût de la vie*

Mots-clé   frustration • honte • refus personnel du plaisir

Philippe Dransart (2000) rappelle que la langue a deux fonctions primordiales : la manière de dire, de parler, et le goût subtil de la vie. La langue permet de moduler notre voix et ainsi d'adapter nos propos aux circonstances. C'est aussi, grâce à elle, que nous apprécions le goût et la saveur de ce que nous ingérons. Donner le sein à son enfant pour qu'il tète, c'est lui offrir la nourriture matérielle et affective dont il a besoin. Le goût de la vie et l'amour s'associent alors, de façon incontournable, au goût des aliments.

Des affections linguales parlent de non-dits et de contrariétés que nous ne parvenons pas à exprimer. Les fissures, particulièrement, révèlent notre sentiment d'être déchiré entre la peur et l'envie de dire ce que nous pensons.

Les problèmes linguaux nous invitent à réfléchir à notre manière de ressentir la saveur de la vie à travers les questions suivantes :

- *Qu'est-ce qui m'empêche de goûter à la vie, avec son miel et son fiel ?*
- *Est-ce que je me considère comme une personne ayant droit au plaisir ? Ayant droit à jouir de la vie ?*
- *Pourquoi est-ce que je ne me permets pas d'exprimer ce que je pense, ce que je ressens ?*
- *Est-ce la crainte de voir les gens s'éloigner de moi, me mettre à l'écart, qui m'empêche de dire ce que je pense ?*

Affections au niveau de la bouche

Grâce à notre bouche, nous pouvons nous exprimer, dire ce que nous pensons et ressentons. Nous pouvons aussi ingérer, avaler une nourriture matérielle et affective. Nourriture qui symbolise l'amour, la vie, nos émotions, nourriture que nous pouvons rejeter, éliminer, par exemple par des vomissements, si elle est nocive.

Les affections buccales parlent de notre difficulté à accepter des pensées, des idées, des émotions et des sentiments nouveaux.

Les problèmes buccaux les plus courants sont :

Bouche sèche   *ce qu'on ne veut pas avaler*

Mots-clé   **angoisse • défense**

La bouche sèche parle de nos angoisses et de notre difficulté à affronter la réalité. Elle exprime aussi un refus d'ingérer ce dont nous ne voulons pas et un manque de jouissance dans la vie. Avaler sans saliver, comme l'illustre l'expression brésilienne "avaler à sec", se nourrir sans savourer, nous parle d'une absence de plaisir dans nos nourritures affectives. Nous nous alimentons, nous mâchons, nous ingurgitons mais sans goûter, sans nous délecter, sans faire nos délices de mets succulents, pourtant immenses sources de bonheur, de joie de vivre.

Morsures de l'intérieur des joues et de la langue
insatisfaction de la nourriture affective

Mots-clé   **défense • tentative de libération**

De fréquentes morsures des joues et de la langue témoignent de nos tentatives de nous libérer de quelque sentiment de honte, de peur et/ou d'insatisfaction face à la réalité. Par ces morsures, nous signifions notre refus des nourritures affectives qui ne nous conviennent pas, mais que notre éducation nous oblige à accepter.

Aphtes   *mal-être dans la relation affective*

Mots-clé   **conflit • hypersensibilité**

Les aphtes témoignent de notre hypersensibilité au milieu dans lequel nous vivons et souffrons en silence. Nous sommes tellement persuadés de ne pas être entendus, compris, que nous parvenons difficilement à nous exprimer. Parfois aussi, suite à une contrariété vécue, qui nous paraît très difficile à digérer, nous pouvons réagir par une hyper-acidification du PH stomacal, qui va produire des aphtes buccaux.

Mauvaise haleine   *situation mal digérée*

Mots-clé   **désir de vengeance • colère**

Une mauvaise haleine signifie que nous avons besoin d'apprendre à composer avec nos dégoûts, nos jérémiades, nos colères, le désir de vengeance envers nous-mêmes et face à diverses situations honteuses pour nous. La mauvaise haleine exhalée est le fruit d'émotions négatives, de situations mal digérées, qui fermentent à l'intérieur de nous. Elle est souvent l'expression silencieuse d'un dégoût. Elle peut aussi nous parler de ce que nous avons dû avaler de force, comme de ce que nous avons sur le bout de la langue, prêt à sortir.

Mutisme   *peur d'exprimer des émotions*

Mots-clé   **déni • prise de distance**

Nous sommes frappés de mutisme, par peur d'entrer en contact avec nos émotions profondes et par refus de communiquer notre vérité intérieure. Le mutisme signale aussi notre difficulté à écouter l'autre, préférant nous taire, devenir muets.

"Celui qui dit ce qu'il veut, entend ce qu'il ne veut pas…"

› LES DENTS *décisions*

Mots-clé   affirmation de soi • agressivité • situation non résolue

Les dents représentent l'énergie vitale de tout notre être, ainsi que notre capacité à accueillir la nouveauté et l'amour qui nous vient des autres. Elles sont aussi considérées comme le miroir de notre âme.

Des affections dentaires nous invitent à réfléchir à la façon dont nous nous affirmons au quotidien. Si nous avons de la peine à prendre des décisions importantes, si nous les différons sans cesse, les repoussant toujours au lendemain, ou si nous ignorons des émotions mal digérées, refusant de prendre le temps de nous y intéresser, à force nos gencives et nos dents peuvent en pâtir.

Les dents peuvent aussi être affectées par la peur de perdre notre espace au sein de nos relations.

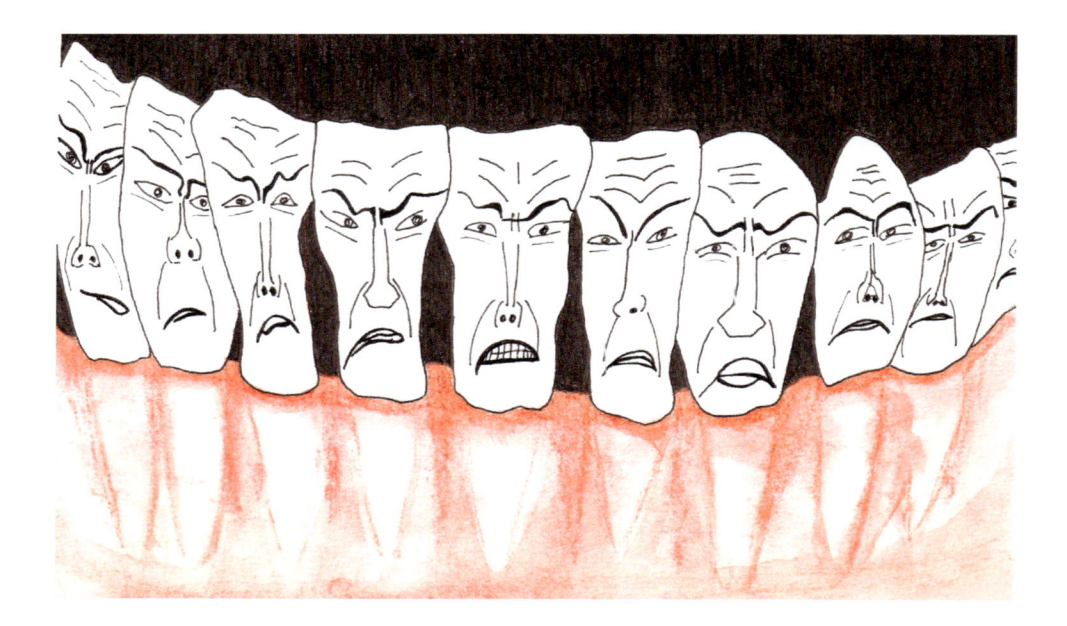

Caries

Elles nous parlent de grandes souffrances intérieures comme des colères, des blessures, des remords, souvent en lien avec notre rapport à l'autorité.

Grincements de dents

Ils sont révélateurs d'une tension intérieure intense, due à un conflit interne entre rationnel et émotionnel, raison et émotion.

Abcès dentaires

Ils sont le signe de contrariétés, de colères accumulées, liées à des décisions que nous n'avons pu prendre, par manque de nourriture affective appropriée. Ils peuvent aussi exprimer les rancœurs et la culpabilité générées par des ruptures affectives avec des proches.

Tous ces problèmes dentaires, nous invitent à nous questionner sur :

- *Comment est-ce que je suis nourri affectivement, au niveau relationnel ?*
- *Ai-je de la difficulté à mastiquer, à ingérer et digérer ce qui m'est offert comme nourriture affective ?*
- *Suis-je insatisfait de la nourriture affective qui m'est offerte ?*
- *Pourquoi et en quoi l'éducation que j'ai reçue ne correspond-elle pas à mes goûts, à ma soif de vivre ?*
- *Serais-je en train d'avaler ce que je ne veux pas ? Et est-ce cela qui me rend acariâtre ?*

- *Pourquoi ai-je de la difficulté à accepter de nouvelles saveurs, de nouvelles expériences, de nouvelles idées, de nouveaux défis ?*
- *Suis-je saturé par toute cette nourriture affective ressassée, qui me blesse et que je ne veux plus absorber ?*
- *Pourquoi ai-je peur d'entrer en contact avec mes émotions profondes ?*
- *Ai-je agi contre mes convictions ?*
- *Qu'est-ce que je laisse pourrir en moi, que j'ai peur d'évacuer ?*

15.
DIALOGUER AVEC LA GORGE, LE PHARYNX ET LE LARYNX

Créativité et expression de soi-même

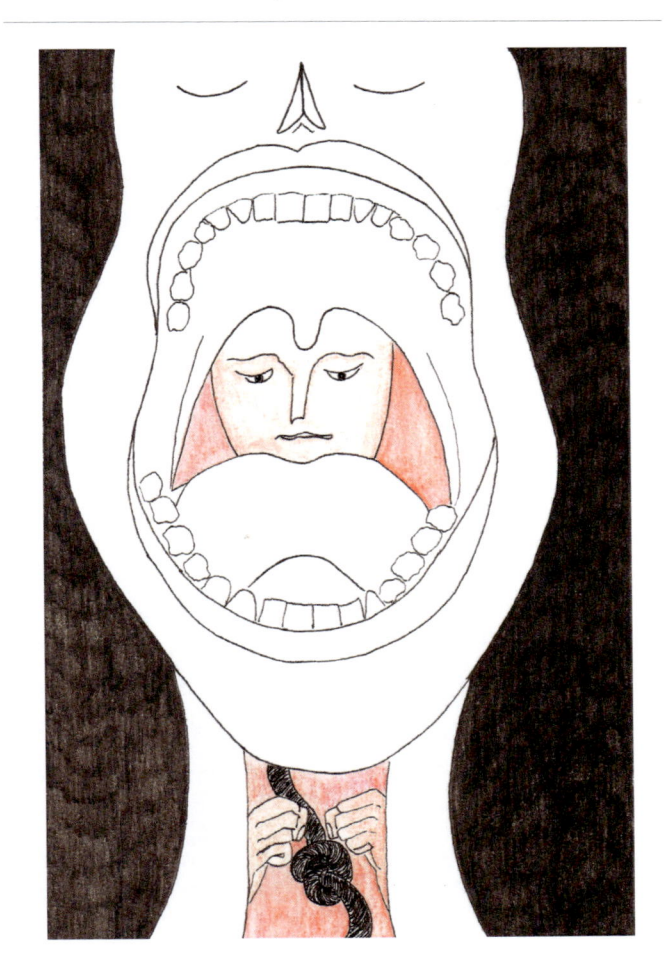

> LA GORGE

Elle est composée du pharynx et du larynx, qui par le jeu des cordes vocales, constituent l'organe essentiel de la phonation. Cette partie du corps est considérée comme le centre de la créativité, des pensées, des idées, de l'authenticité et de l'affirmation de soi. Symboliquement, c'est par la gorge que nous avalons les aliments nutritifs et nos expériences affectives et émotionnelles.

Des problèmes au niveau de la gorge nous suggèrent de réfléchir à la difficulté, que nous rencontrons dans notre vie professionnelle et privée, pour nous affirmer. Ils nous invitent également à penser à ce que nous ne parvenons pas à accepter en nous. Nous taisons fréquemment nos sentiments, nos ressentis et nos pensées, par crainte d'être exclus par les autres. Nous supportons mal nos imperfections et nos limites et, en quelque sorte, rejetons ce que nous sommes.

Problèmes au niveau de la gorge

Bégaiement   *secret de famille*

Le bégaiement nous alerte sur des blocages affectifs ou sexuels, dont nous souffrons depuis notre enfance. Il révèle une insécurité profonde, liée à la crainte envers l'un de nos parents ou toute personne investie d'autorité. Il nous parle aussi de contextes vécus comme répressifs, où l'enfant se sent soumis à des pressions telles, qu'il a de la difficulté à exprimer ses peurs, ses émotions. Le bégaiement peut aussi évoquer des secrets cachés dans un coffre fermé à double tour, cadenassé, qu'ils soient récents ou transgénérationnels.

Il est alors pertinent de réfléchir à :

- *Est-ce que je me sens jugé, contrôlé, ou ridiculisé par mes proches ?*
- *Si je dis ce que je pense, est-ce que mes parents vont m'accepter ?*
- *Est-ce que je crains de révéler un secret et de faire souffrir des personnes que j'aime ?*
- *Qu'est-ce que je ne peux pas dire ?*
- *Quels secrets, au sein de la famille, emprisonnent ses membres les plus sensibles ?*
- *Pourquoi est-ce que je mendie l'approbation des autres ?*

Dysphagie   *difficulté pour avaler*

Mots-clé   refus d'accueillir • fermeture

S'étrangler en avalant, "avoir un nœud dans la gorge", suffoquer quand l'épiglotte ne se ferme pas correctement, provoquent une dysphagie. Celle-ci nous questionne sur nos priorités. C'est le moment de nous demander si nous ne sommes pas dans l'équivoque, l'ambivalence au niveau de nos pensées et de nos paroles.

Il est alors intéressant de s'interroger sur :

- *Quelles sont les personnes ou les situations, que je ne parviens pas à gober et qui me gênent ?*
- *Qu'est-ce que je n'arrive pas à avaler dans ma vie ?*
- *Qu'est-ce qui est actuellement difficile à accepter dans mes relations ?*
- *Qu'est-ce qui me rend très passif en ce moment ?*

- *Quelle colère ou limitation suis-je en train d'avaler ?*
- *Quels aliments indigestes me sont actuellement proposés ?*

> LE PHARYNX   *décision*

Il est le conduit qui relie la bouche à l'œsophage.

Une affection à ce niveau témoigne d'équivoques dans nos décisions.

Elle nous invite à nous questionner sur notre situation actuelle :

- *Est-ce que je traverse une période de transition avec des bouleversements tels (séparation, changement d'emploi...) qu'ils sont difficiles à "avaler", à accepter pour moi ?*

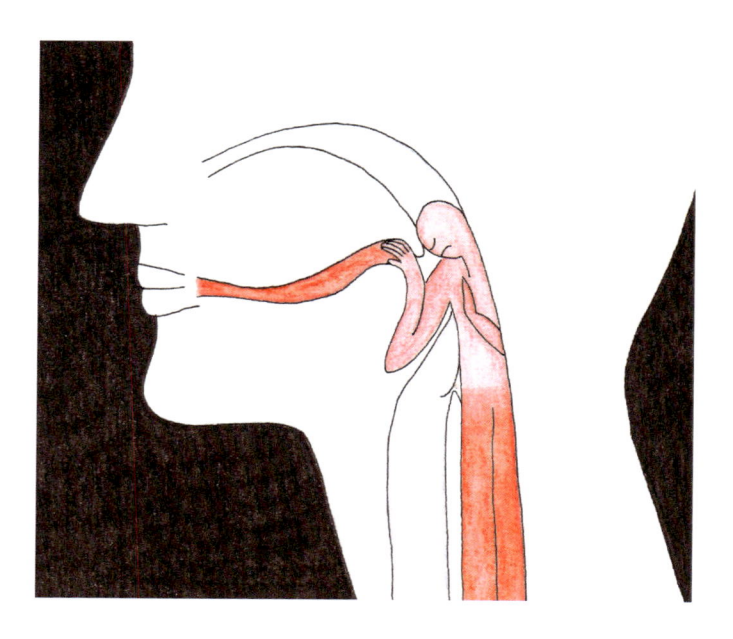

Affections du pharynx

Pharyngite   *ses luttes*

Mots-clé   **refus d'ingérer – combativité**

La pharyngite témoigne de notre combativité à l'égard de ce que nous n'acceptons pas en nous ou en dehors de nous. Elle nous rappelle à la vigilance de ne pas avaler ce qui nous fait souffrir. Elle nous invite aussi à essayer de transformer les choses désagréables en force de lutte, plutôt que nous abandonner aux lamentations, même si elles sont légitimes. Elle nous suggère de reconsidérer des choix, pourtant pertinents pour nous, que nous avons délaissés.

La pharyngite doit également nous inciter à réfléchir à des situations transitoires, difficiles à "avaler". Elle nous alerte sur notre confusion, notre perte de discernement, entre ce qui est essentiel, prioritaire pour nous et ce qui est superflu, secondaire.

› LE LARYNX   *affirmation de soi*

Situé entre le pharynx et la trachée, il symbolise notre manière de nous affirmer par l'expression verbale de nos pensées et nos émotions.

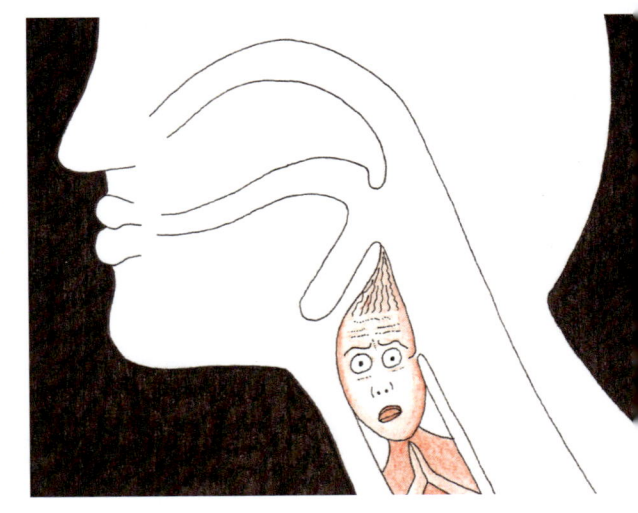

Affections du larynx

Laryngite

Mots-clé   manque de confiance en soi • communication peu claire

Une laryngite ou inflammation de la gorge, doit nous inciter à réfléchir à nos difficultés pour exprimer ce que nous ressentons, par peur d'être rejeté ou ridiculisé.

Enrouement, aphonie ou perte de la voix

Mots-clé   communication partielle • peur de communiquer • non-dits

L'enrouement et l'aphonie nous invitent, à réfléchir à ce que nous cherchons à communiquer et que nous ne parvenons pas à faire comprendre clairement et entièrement. Généralement, ils sont le reflet de révoltes réprimées qui nous suffoquent.

16.
DIALOGUER AVEC LE COU ET LA NUQUE

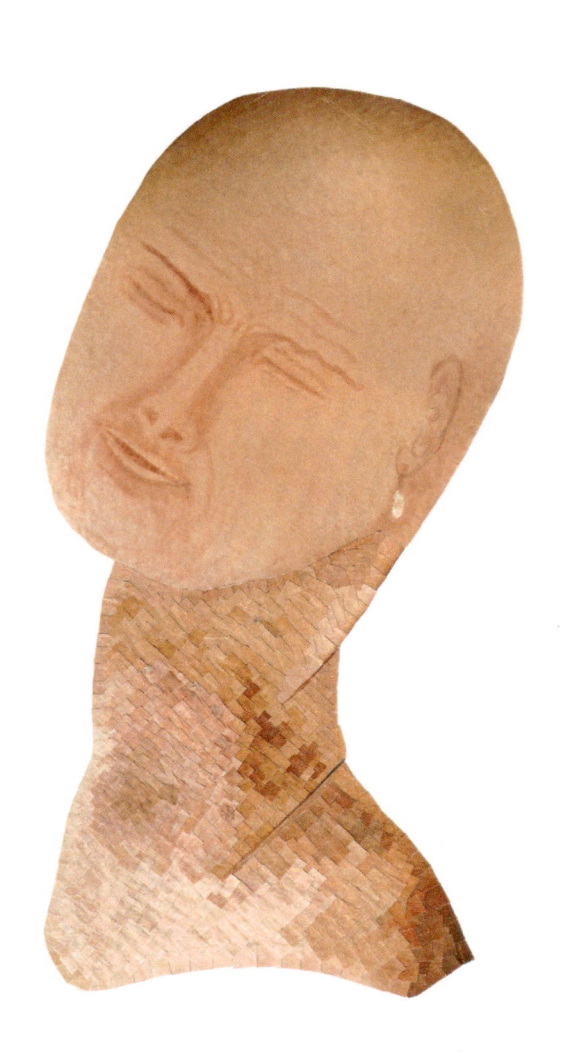

› LE COU   *Harmonie entre raison et émotion*

Il se situe entre la tête, centre du rationnel et le cœur, siège des émotions. C'est lui qui relie et sépare l'abstrait du concret, le matériel de l'émotionnel ou de l'intellect. C'est par lui que passent toutes les fibres nerveuses et que transitent l'air que nous respirons, les aliments et liquides que nous ingérons, le sang qui irrigue notre cerveau et alimente nos cellules. C'est en lui que naissent notre voix, notre expression verbale et notre capacité à communiquer.

Grâce à sa flexibilité, qui facilite la mobilité de la tête et du regard, nous pouvons observer, éprouver chaque situation sous différents angles, et bénéficier d'une grande amplitude de point de vue, ce qui constitue une aide précieuse dans nos prises de décision.

Les douleurs au niveau du cou nous alertent, sur notre éventuel manque de mobilité et de flexibilité du regard, dans l'appréciation ou l'analyse des situations.

Ce peut être, par exemple, une certaine intransigeance dans nos opinions, nos valeurs et notre rapport au monde. Nous ne parvenons pas alors à élargir notre amplitude de vue, par manque de confiance en nous ou à cause d'émotions bloquées, et nous ressentons des tensions dans le cou. Nous pouvons aussi nous sentir tiraillés entre raison et émotion. Par exemple, une femme mariée, qui réalise qu'elle aime un autre homme et qui a du mal à se décider entre vivre avec lui (émotion) et rester avec son mari (raison), peut présenter une tension ou une douleur dans le cou.

Toute douleur dans le cou doit nous inciter à réfléchir à :

- *Suis-je dans une impasse, écartelé, coincé entre raison et émotion ?*
- *Quelles sont les craintes et les appréhensions qui m'empêchent d'accorder, de concilier la raison avec l'émotion ?*
- *Pourquoi est-ce que je me sens incapable de réaliser mes rêves ?*
- *Ne devrais-je pas, en ce moment, regarder, accueillir avec davantage de compassion, de souplesse et d'ouverture, les différentes opinions qui parviennent jusqu'à moi ?*
- *Qu'est-ce qui me bloque et m'empêche de voir, au-delà de ce sur quoi mes yeux sont fixés ?*
- *Pourquoi est-ce si douloureux pour moi, de sortir de la routine, du connu, de la monotonie, pour découvrir et vivre la nouveauté, le différent, l'inexploré ?*
- *Qu'est-ce qui me rend si rigide et quelles craintes m'empêchent de sortir de ma zone de confort ?*

Problèmes au niveau du cou

Torticolis   *difficulté à se positionner*

Mots-clé   insécurité • positionnement fragile

Le torticolis est une contracture des muscles du cou limitant les torsions de celui-ci. Dans toutes les cultures, incliner la tête de haut en bas et la tourner de droite à gauche, sont des mouvements qui signifient OUI ou NON. Le torticolis, en nous empêchant de bouger la tête aisément, révèle notre incapacité à nous positionner, à affirmer notre désaccord, ou à dire "non" à une situation ou une personne. Il peut aussi signifier une fuite, face à ce que nous nous sentons incapables de faire. Il témoigne encore de nos résistances, de notre insécurité, de notre difficulté pour appréhender une situation avec davantage d'ouverture et de souplesse.

Cette rigidité nous empêche de percevoir et d'accepter les éventuelles aides qui nous sont proposées. Elle pointe aussi une certaine ambivalence : nous souhaitons faire évoluer une situation et en même temps, nous le redoutons par appréhension des obstacles insurmontables qu'il nous faut affronter. Dans tous les cas, le torticolis est le signe d'une grande contrariété intérieure.

Quand nous avons un torticolis, nous devons nous interroger sur :

- *Ai-je des difficultés à me positionner clairement, dans les situations que je vis ?*
- *Pourquoi je ne parviens pas à exprimer ce que je pense, ce que je ressens face à une situation qui m'incommode ?*
- *Pourquoi je délaisse mes valeurs et mes objectifs ?*
- *Est-ce que je crains de regarder en face mes responsabilités ?*
- *Pourquoi suis-je en train de chercher davantage de soutien chez les autres qu'en moi-même ?*
- *À qui ou à quoi ai-je de la difficulté à dire OUI ou NON ?*
- *Qu'est-ce qui, dans ma vie, me rend incapable de prendre des décisions ?*
- *Qui ou quoi suis-je en train de fuir ?*
- *Ai-je honte ou suis-je trop timide pour envisager, affronter ma réalité ?*
- *Quelle vérité je ne veux ni voir, ni vivre ?*

⟩ LA NUQUE   *ses rêves, ses réalisations*

LES DOULEURS ET TENSIONS DANS LA NUQUE évoquent notre difficulté, voire notre incapacité, à mettre en œuvre, à concrétiser dans le réel, ce que nous pensons, désirons et/ou concevons dans notre mental. La nuque est l'interface entre ce qui provient de la tête et ce qui émane du cœur, entre le rationnel et l'émotionnel.

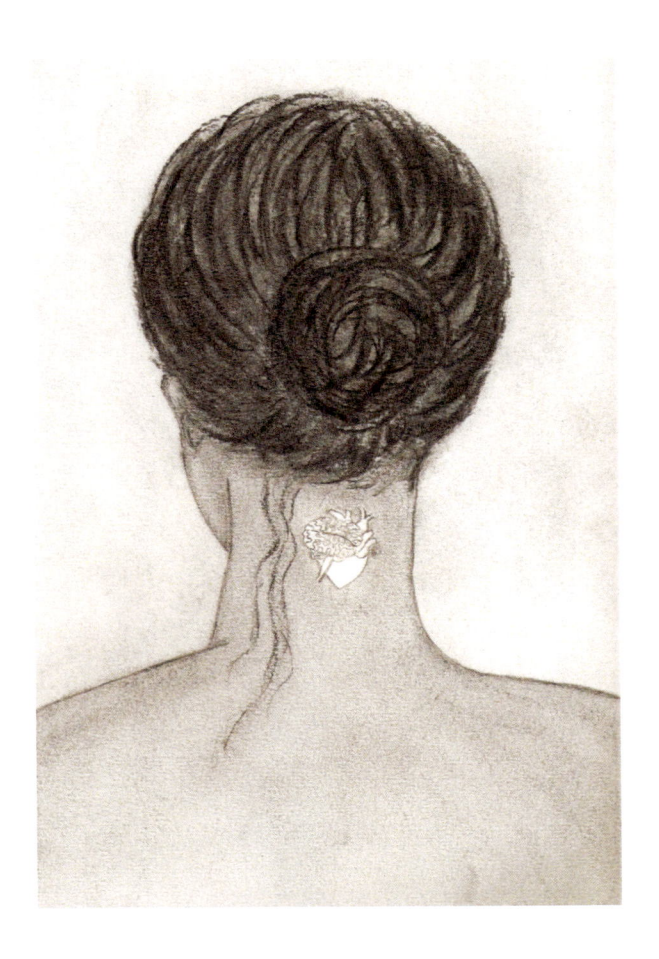

Quand nous ressentons de l'inconfort dans la nuque, demandons-nous :

- *Quelle contrariété suis-je en train de vivre avec moi-même ?*
- *Ai-je de la difficulté à faire advenir quelque chose que je pense important ?*
- *Qu'est-ce qui me fait penser que je ne peux plus croire en rien, ni en personne ?*
- *Me manquerait-il le soutien nécessaire pour réaliser mes rêves ?*
- *Qu'est-ce qui est en train de bloquer mon action ?*
- *Qu'est-ce qui m'empêche d'appréhender un problème sous ses différents angles d'approche ?*

17.
DIALOGUER AVEC LES ÉPAULES, LES CLAVICULES ET LES OMOPLATES

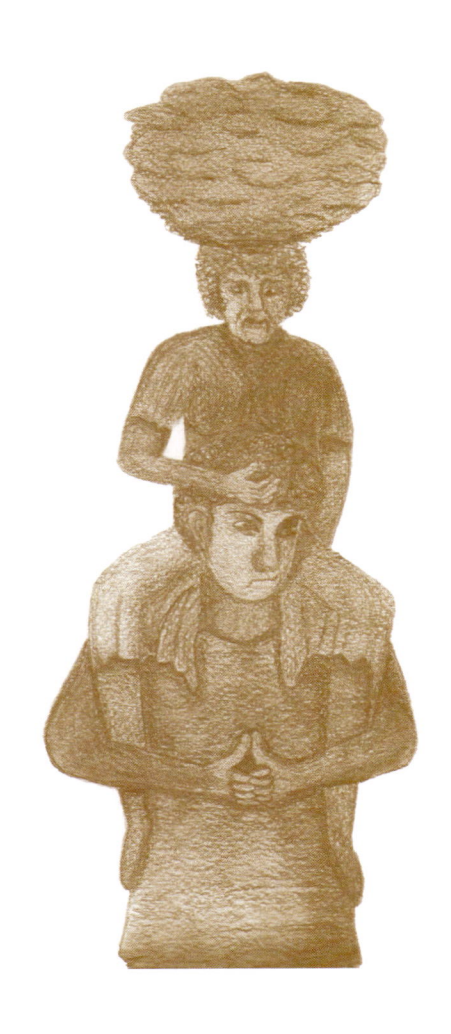

› LES ÉPAULES *les responsabilités*

Elles parlent de notre capacité à supporter et soutenir. Les expressions "avoir les épaules larges…", "Il porte le monde sur ses épaules…" sont le reflet de la charge, parfois très lourde, que peuvent représenter, pour nous, les expériences de la vie.

Ces expressions condensent notre volonté et notre capacité d'action. Nos épaules portent nos responsabilités, nos souffrances, nos insécurités et nos joies. En elles, réside la trame inconsciente de la relation entre notre aptitude pour telle action et notre désir de transformer le monde, de mettre en œuvre nos projets. Nous voulons agir, mais nous sommes empêchés, bloqués pour donner corps à ces projets.

Tout ce qui touche à nos désirs profonds d'action sur quelque chose ou quelqu'un a une relation somatique avec les épaules. C'est à ce niveau du corps que la volonté et le désir d'agir émergent pour passer à l'action dans le réel. C'est par les épaules que circulent nos désirs intérieurs d'exprimer, de créer et d'exécuter quelque chose. Quand nous sommes empêchés de passer à l'action, l'énergie émotionnelle se bloque et peut nous conduire à courber les épaules, nous rapetisser dans notre coin.

Épaule gauche : l'inconfort dans cette épaule parle de notre insécurité matérielle. Il nous invite à réfléchir à nos relations avec le masculin, aux conflits éventuels avec des figures masculines de notre entourage proche : père, amoureux, mari, gendre, beau-père, chef…

Épaule droite : une gêne dans l'épaule droite nous alerte sur nos insécurités en rapport avec le féminin c'est-à-dire avec notre côté créatif et réceptif, nos difficultés à exprimer nos émotions, nos relations aux figures féminines.

Un inconfort au niveau des épaules doit nous interroger sur :

- *Qu'est-ce qui me pousse à vouloir porter le monde, seul ?*
- *Pourquoi ai-je tendance à me sentir responsable du bonheur des autres ?*
- *Qu'est-ce qui me pousse à accepter contre mon gré, des situations que les autres m'imposent ?*

Douleurs dans les épaules

Les douleurs dans les épaules reflètent les freins que nous mettons à notre désir d'agir. Ce sentiment d'être bloqué, ou empêché par manque de capacité, et non par des oppositions extérieures ou un manque de soutien et d'assistance, entrave les énergies qui transitent par les bras, ce qui peut nous réduire à l'inaction. Les personnes cérébrales, rationnelles, ont souvent des douleurs dans les épaules.

Les épaules sont à la base de l'action, qui devient chancelante quand nous nous sentons obligés d'assumer une charge, une responsabilité que nous ne voulons pas. Nos deux épaules sont douloureuses quand nous nous sentons oppressés, écrasés par des responsabilités, affectives ou matérielles, que nous endossons par obligation ou de manière irréfléchie. Si les douleurs sont latéralisées, celles de l'épaule droite révèlent une grande insécurité affective, alors que celles de l'épaule gauche évoquent davantage une insécurité matérielle. Si la douleur survient quand nous levons les bras, elle peut témoigner de notre difficulté à être autonome, à avoir des initiatives ou à demander de l'aide. Aliénés par notre exigence de perfection et de trop nombreuses responsabilités, la peur du lendemain est si envahissante que nous ne parvenons pas à vivre le présent.

Fractures des os de l'épaule

Les fractures des os de l'épaule parlent souvent de responsabilités fondamentales et de conflits qui nous touchent profondément dans notre essence même, dans ce que nous sommes intrinsèquement. Peut-être est-ce le moment de nous interroger sur notre tendance à vouloir tout contrôler, ou sur l'excès de responsabilités à notre charge qui peuvent s'avérer trop épuisantes.

Gibbosité

Une malformation des os, appelée gibbosité, est une déformation de la colonne vertébrale. Elle témoigne souvent de la trop lourde charge qui dans la vie, pèse sur nos épaules. Elle peut aussi être en lien avec un fort sentiment d'injustice et de solitude. Nous nous sentons très seuls à porter le fardeau de la vie des autres. Ces douleurs signaleraient encore que nous avançons courbés, exigeant de nous-mêmes devoir, obligation de nous humilier, que nous sommes envahis par de vieilles colères accumulées qui nous empêchent de vivre le présent. Peut-être est-ce le moment de jeter, de se débarrasser du fardeau, des ordures des autres que par excès de générosité ou de culpabilité, nous avons portés jusque-là.

Si la partie atteinte est la musculature, ces douleurs parlent davantage de nos émotions et pensées.

Pour illustrer mon propos, voyons ce que j'appelle le "syndrome de Saint Christophe".

La légende raconte que la tâche de Saint Christophe était de porter, sur ses épaules ou sur son dos, les personnes qui avaient besoin de traverser la rivière.

Un jour, un enfant lui demanda, s'il aurait vraiment la force suffisante pour le transporter sur ses épaules, jusqu'à l'autre rive. Christophe éclata de rire et lui répondit : "Monte sur mon dos et tais-toi !... car j'ai déjà porté des gens beaucoup plus lourds que toi, et je n'ai jamais eu à abandonner, au milieu de la traversée". À mesure que Christophe avançait, la charge devenait de plus en plus pesante, et chaque pas plus difficile. Lorsque Christophe se décida enfin à porter un regard vers l'enfant, que vit-il ??... L'enfant Jésus avec le monde dans ses mains !

Morale de l'histoire : celui qui veut porter le monde entier sur ses épaules, finit par suffoquer ! Mais celui qui ne prend en charge que ce qu'il peut assumer, y parvient plus aisément.

Si vous avez des douleurs dans les épaules, réfléchissez à :

- *Ai-je quelques difficultés à mettre en œuvre et concrétiser une idée ou un rêve ?*
- *Ai-je tendance à porter les autres sur mes épaules ?*
- *Ai-je tendance à me sentir responsable du bonheur des autres ?*
- *Face à des situations qui me semblent imposées, serais-je en train de les prendre en charge contre ma volonté et de les assumer par obligation ?*
- *Ma vision confuse m'empêche-t-elle de voir avec clarté, mes qualités et potentialités ?*
- *Suis-je en train de vivre une situation dans laquelle j'éprouve et rumine des remords ?*
- *Ai-je si peur du lendemain que je ne parviens pas à vivre le présent ?*
- *Pourquoi est-ce que je m'en veux de ne pas parvenir à contrôler, dominer une situation ?*

- *Serais-je en train de surprotéger ou d'exploiter quelqu'un qui m'est cher ?*
- *Je voudrais tant aller de l'avant, changer... mais pourquoi suis-je bloqué ?*
- *Suis-je indifférent, insensible à ce que je fais, je vis ?*
- *Est-ce que je suis discrédité dans ma capacité à agir et créer ?*

> LES CLAVICULES   *parole et action*

Le terme CLAVICULE a pour racine étymologique *clavicula*, mot latin qui signifie "petite clé". La clavicule est l'os qui relie les épaules, point d'amorce du mouvement, au centre laryngé, siège de l'expression, du JE. La clavicule établit ainsi le pont, le lien entre le geste et la parole.

Des problèmes à l'une des clavicules nous signalent que nous vivons des situations dans lesquelles nous nous sentons doublement empêchés : nous ne parvenons ni à agir, ni à nous exprimer comme nous le souhaiterions.

Une fracture de la clavicule est très souvent liée à des révoltes silencieuses, à des non-dits.

Face à un problème de clavicule, il est prudent de se demander :

- Pourquoi est-ce que je ne crois pas en ma capacité de créer et d'agir ?
- Quels sont les blocages qui m'empêchent d'enclencher, de réaliser les changements que je désire concrétiser dans ma vie ?
- Qu'est-ce qui trouble ma vision, la rend confuse, m'empêchant de poser un regard, d'une plus grande clarté, sur la vie ?
- Suis-je en train d'amasser et de ruminer des remords du passé ?

› **LES OMOPLATES** *le fardeau de la vie*

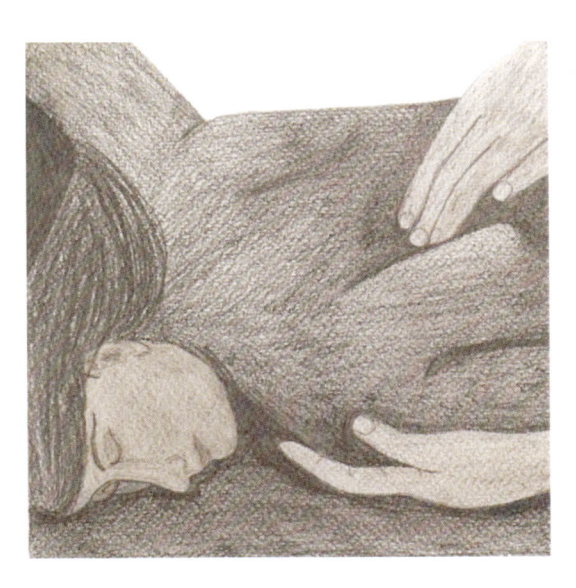

LES OMOPLATES sont deux os larges et plats qui forment la partie postérieure des épaules.

De l'inconfort au niveau des omoplates témoigne du poids, de la charge que la vie représente pour nous.

Face à un problème au niveau des omoplates, interrogeons-nous sur :

- *Pourquoi est-ce que je ressens la vie comme un lourd fardeau ?*
- *Qu'est-ce qui me pousse à charrier la vie sur mes épaules ?*
- *Ce poids qui pèse sur mes épaules est-il en lien avec ma culpabilité de n'avoir pas fait suffisamment pour telle ou telle personne ?*
- *Quelles situations ai-je vécues pour croire que je peux et dois porter le monde entier sur mes épaules ?*

18.
DIALOGUER AVEC LES MEMBRES
Auteur de ma vie et de mon histoire

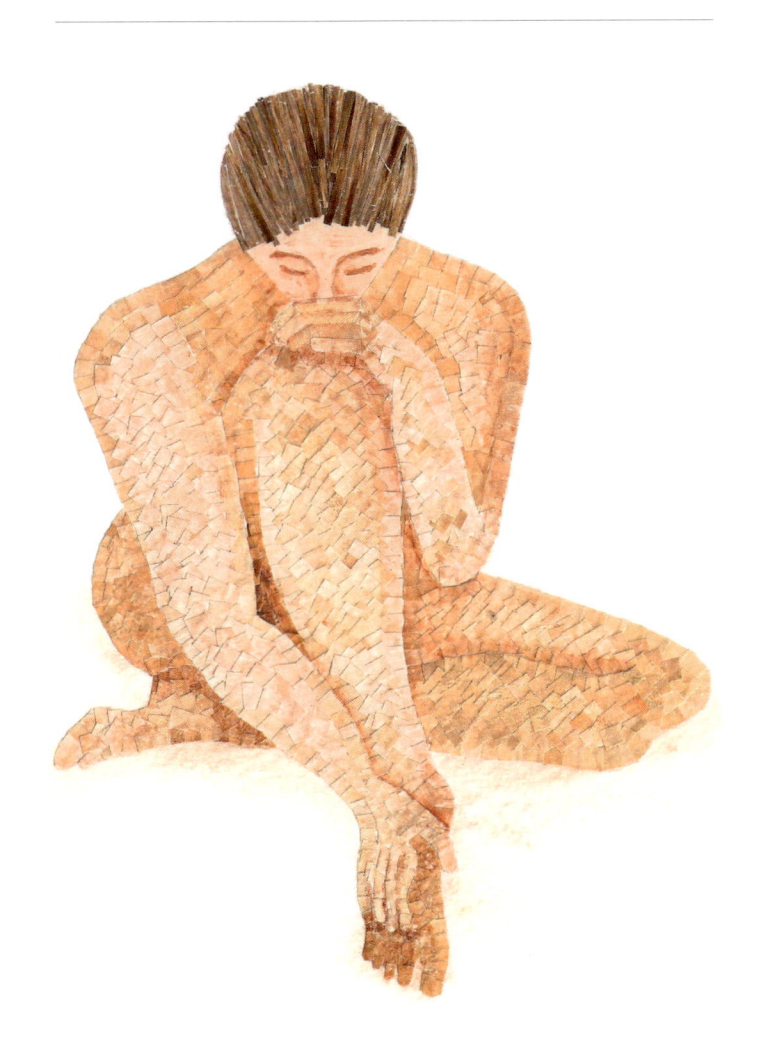

GRÂCE À NOS MEMBRES, nous sommes sujets de notre vie et de notre histoire.

• Membres supérieurs   *l'ouverture pour accepter de donner et recevoir*

Avec les bras, nous accueillons, nous protégeons, nous agissons, nous contrôlons et nous nous défendons. Les expressions suivantes sont éloquentes : "à bras ouverts" pour manifester notre désir d'accueillir et de recevoir de la tendresse, "retrousser les manches" pour symboliser notre désir d'agir, "embrasser une cause" pour dire notre engagement.

Par contre, "croiser les bras" signifie refuser d'accueillir, se protéger et se fermer à l'échange d'affect, "baisser les bras" exprime notre impuissance ou notre renoncement à agir.

• Membres inférieurs   *la sécurité intérieure*

Nos jambes nous lient au féminin, à la Terre-Mère, celle qui nous nourrit, nous accueille et nous soutient. Les expressions "La peur lui donne des jambes.", "prendre ses jambes à son cou" témoignent de notre capacité à fuir, grâce à nos jambes, tandis que "perdre pied" exprime le sentiment de manquer d'appui, de s'enliser face à certains événements qui nous déstabilisent.

"Rester paralysé" ou "avoir les jambes coupées" parlent de perte d'équilibre, d'impuissance et d'incapacité à rester debout, face au manque de loyauté de personnes chères ce qui, par exemple, est fréquent dans les partages d'héritage.

› LES MEMBRES SUPÉRIEURS   *capacité à accueillir, à embrasser la vie, à prendre la vie à bras-le-corps, à agir, à donner et recevoir*

Mots-clé   accueil • protection • possession • action • pouvoir • autorité • contrôle

Les bras sont les vecteurs de l'accueil, de l'action, du pouvoir et de la domination. Grâce à eux, nous pouvons défendre, protéger, offrir la sécurité mais aussi signifier le rejet ou imposer l'emprisonnement. Les bras symbolisent notre capacité à embrasser la vie, à accueillir les expériences que la vie nous offre, à donner et recevoir. Avec nos bras, nous construisons, accueillons, étreignons et témoignons notre amour aux autres. Les bras, de par leur proximité avec le cœur, en sont l'extension et les agents au service de son expression. Nos bras nous permettent aussi de nous défendre face à l'autre.

Nos membres supérieurs sont le reflet de nos capacités, mais aussi de nos difficultés à gérer ou contrôler une situation, à matérialiser un projet, à faire des choix ou encore à nous libérer de quelque chose ou d'une relation. Les bras parlent également de notre relation au pouvoir.

Les expressions populaires "avoir un bras de fer…", "baisser les bras…", "Un tel est son bras droit…", "accueillir à bras ouverts…", "rester les bras croisés…" illustrent bien la fonction essentielle des bras : agir, accueillir, substituer, contrôler, réaliser ou au contraire, s'abstenir d'agir, rejeter, dominer…

Quand les bras sont sujets à des douleurs, c'est le signe qu'il existe une tension qui se répercute sur notre volonté d'agir, que ce soit sur nous-mêmes ou sur le monde extérieur. Cela peut aussi évoquer un besoin de tout contrôler.

Douleurs et problèmes au niveau des bras

Des problèmes au niveau des bras parlent de notre difficulté à agir, à exprimer notre amour, à accueillir. Ils signifient que l'énergie est bloquée et ne permet plus de mettre à exécution l'action projetée.

S'il s'agit d'une fracture, elle témoigne de notre sentiment d'impuissance à réaliser avec dextérité, ce que nous avions réussi à faire jusqu'à présent. Nous pouvons par exemple, nous demander pourquoi nous ne parvenons plus à serrer la personne aimée dans nos bras.

Une fracture du bras signale aussi notre difficulté à accepter une situation qui nous porte préjudice. Fréquemment, elle survient lorsque nous refusons de modifier notre façon d'agir, alors que ça nous serait extrêmement bénéfique. Le dicton "Qui trop embrasse, mal étreint..." illustre bien comment trop embrasser, trop travailler ne nous donne pas satisfaction. Ces douleurs peuvent aussi évoquer la souffrance de trop donner et peu recevoir.

Des irritations cutanées sur les bras nous invitent à réfléchir aux frustrations, ou aux irritations, que nous ressentons. Celles-ci peuvent être liées à ce que nous faisons mais aussi à ce que, justement, nous ne faisons pas. Nous devons également nous interroger sur la manière dont nous exprimons nos ressentis ainsi qu'à ce qui pourrait arriver si nous permettions l'intervention des autres.

Bras droit : des problèmes à ce bras parlent de difficultés avec notre côté féminin, c'est-à-dire de difficultés pour exprimer notre amour ou notre gentillesse.

Bras gauche : des problèmes au bras gauche révèlent notre malaise avec l'autorité : père, chef... Les bras masculins, très musclés généralement, dévoilent l'embarras que l'homme a pour exprimer ses émotions, la tendresse qui lui vient du cœur.

Messages des avant-bras   *capacité à passer à l'action*

Mots-clé   **le déclic pour parvenir à mettre la main à la pâte**

L'avant-bras relie le coude au poignet. Des problèmes à ce niveau dévoilent des difficultés pour nous exprimer face aux autres. Ils concernent notre agir et parlent de nos agacements, de nos irritations avant d'amorcer tout projet. Commencer une action présuppose très souvent, d'avoir une plus grande flexibilité et de modifier notre manière de faire et d'être. Si nous demeurons bloqués dans la même attitude, nous retenons beaucoup d'énergie dans les bras et courons le risque de fracture. Les affections de l'avant-bras révèlent aussi notre embarras pour choisir les moyens appropriés à la réalisation de nos désirs, pour sélectionner et adopter les meilleures conditions afin de mener à bien notre action.

Face à un problème au niveau des bras, il est pertinent de se demander :

- *Ai-je peur des conséquences de ce que je fais ou prétends faire ?*
- *Jusqu'à quel point puis-je accepter la réalité et avoir prise sur elle, sans abandonner mes valeurs ?*
- *Ai-je peur de m'approcher des autres ou qu'ils s'approchent de moi ?*
- *Qu'ai-je besoin de modifier dans ma manière de donner et recevoir ?*
- *Suis-je en train de perdre le lien avec quelqu'un que je me sens dans l'obligation de protéger ?*
- *Est-ce que je me sens trahi par quelqu'un que je considérais comme mon bras droit ?*
- *Pourquoi ai-je perdu tout intérêt et motivation pour mon travail ?*
- *Qu'est-ce qui m'empêche de réaliser mon projet de vie ?*

- *Suis-je en train de vivre une situation d'échec et cela me fait-il perdre le goût pour mon travail en cours ?*
- *Qu'est ce que je refuse d'assumer dans ma vie ?*
- *Suis-je partagé entre accepter ou refuser ce qu'on m'offre ?*

Messages des coudes   *flexibilité dans les conflits*

Mots-clé   désir • réalisation • protection • indignation • dispute

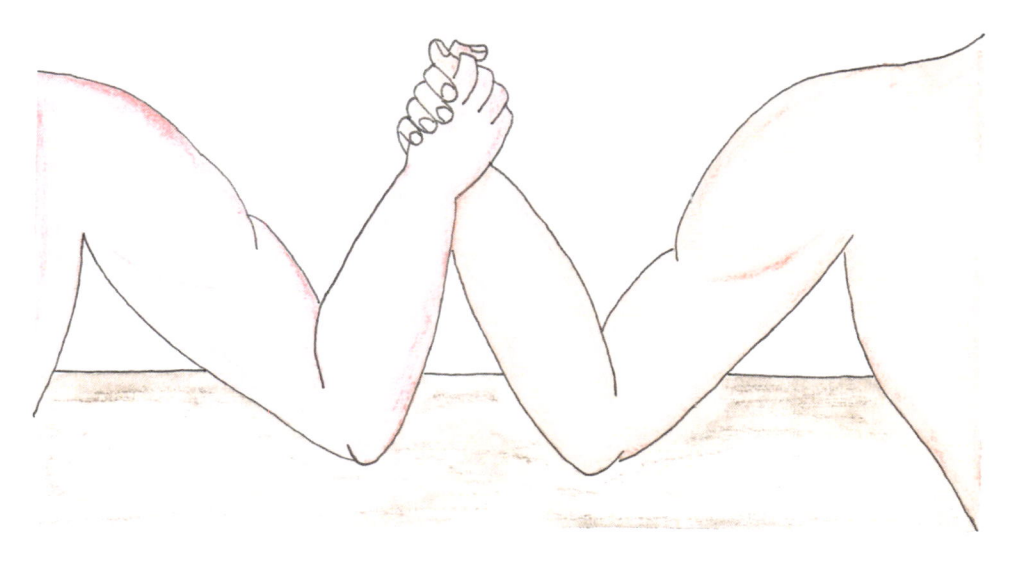

L'expression populaire "jouer des coudes…" illustre la liberté de nos mouvements, de nos gestes quotidiens et la souplesse dans nos prises de décision. Les coudes symbolisent notre désir de réussir. Ils font ainsi référence à l'ambition. Le coude est également l'articulation des concessions, la porte de l'acceptation : il se plie, il fléchit. Notre résistance à céder face à une volonté affirmée et/ou une situation neuve et inattendue, peut se manifester par une douleur dans le coude. Plus généralement, les douleurs dans le coude peuvent indiquer une difficulté à accepter la vie, à adapter nos désirs selon les obstacles rencontrés. Notre corps, à travers ces douleurs, exprime son refus de subir ce qui nous est imposé, de nous sentir réduits à néant et contraints de faire des choses contre notre gré. Douleurs et raideurs au niveau des coudes parlent de rigidité, de manque de flexibilité, de difficulté à céder de peur de nous sentir bloqués et de résistance dans la prise de nouvelles décisions. Elles nous révèlent ainsi notre indignation et notre colère inexprimée, contenue, face à la manière dont nous sommes traités.

Douleurs et rigidité au niveau des coudes, nous invitent à nous interroger sur :

- *Suis-je en train de vivre "une partie de bras de fer" avec quelqu'un ?*
- *Suis-je en train de m'opposer à une action ou à une situation qui va à l'encontre de mes principes ?*
- *Est-ce que je manque de souplesse dans mon quotidien, pour accepter ce qui m'est imposé ?*
- *Ai-je peur d'être accusé d'incompétence ou d'incapacité à réaliser ce qui m'est demandé ?*
- *Est-ce que je me sens obligé d'agir à l'encontre de mes goûts, mes envies, mes convictions ?*
- *Est-ce parce que je crains le monde et m'en méfie, que je suis en train de me recroqueviller ?*
- *Est-ce que j'ai tendance à me fermer ? Est-ce parce que j'ai de la difficulté à m'ouvrir à de nouvelles idées ?*
- *Ai-je peur de l'inconnu ou des innovations ?*
- *Pourquoi est-ce que j'oppose une forte résistance au changement de direction, notamment dans mes activités quotidiennes ?*

- *Est-ce que des événements répétitifs ont généré en moi une certaine frustration ?*

- *Est-ce que mon impulsivité, notamment dans mes actions, ne m'empêche pas de tirer les leçons de mes expériences antérieures ?*

- *Ne suis-je pas en train de me soumettre aux désirs des autres en occultant les miens ?*

Messages des poignets *motivation pour agir*

Mots-clé   souplesse • influence • habileté • savoir faire

Le poignet est l'articulation qui relie l'avant-bras à la main et lui donne sa mobilité. Il symbolise la volonté d'agir, souple et fort quand nous sommes déterminés, et plus rigide quand nous sommes indécis, tiraillés entre nos besoins et notre réalité.

L'énergie bloquée au niveau du poignet témoigne de pressions qui nous font souffrir ou nous entravent. Ainsi, le poignet nous rappelle l'importance de trouver un juste équilibre entre notre volonté de réaliser quelque chose et la réelle nécessité de le faire. Des expressions populaires telles que "Un tel a de la poigne…", "C'est un homme à poigne !…", "avoir une poigne de fer…" illustrent bien la fonction primordiale des poignets : parvenir à être ferme, tant dans nos décisions que dans notre rapport aux autres.

Douleurs, entorses, fractures au niveau des poignets

Des douleurs dans le poignet signalent notre manque de volonté pour agir dans une situation précise, volonté qui pourtant nous est nécessaire. Elles peuvent aussi refléter des tensions liées à notre absence de malléabilité, de souplesse ou notre peu d'assurance dans nos désirs d'action, nos points de vue et nos actions. Par contre, les fractures et/ou entorses expriment combien nous sommes influençables ou soumis à un profond conflit dans notre agir.

Toutes ces souffrances gagnent à être perçues sous leur aspect positif, comme une invitation à réfléchir à notre propension à fuir nos responsabilités.

Crampe de l'écrivain   *grande tension intérieure*

Mots-clé   endurcissement • mouvements cycliques

Toute personne qui rencontre ce type de problème, devrait réfléchir aux éventuels conflits qu'elle est en train de vivre, entre sa volonté de faire telle chose ou son sentiment d'incapacité à la réaliser, son manque de confiance en elle. Elle doit être attentive aux tensions qui l'empêchent d'être libre et de goûter aux plaisirs de la vie.

Choisir, c'est aussi renoncer. Tout choix implique un renoncement.

Il serait alors opportun de rechercher :

- *Qu'est-ce qui me bloque dans mon action ?*
- *Est-ce que j'éprouve de la difficulté à faire des choix, par crainte de perdre ce à quoi ils me font renoncer ?*
- *Pourquoi ai-je peur de jouir du plaisir que m'offre la vie ?*
- *Jusqu'à quand vais-je laisser la responsabilité de mes décisions aux autres ?*
- *Qu'est-ce que mon poignet est en train de me dire sur mon manque de confiance en moi ?*

Douleurs et problèmes au niveau des mains

Messages des mains   *pouvoir d'agir*

Mots-clé   pouvoir • possession • avidité • action • perception • communication • échange

Les expressions populaires "mettre la main à la pâte…", "avoir un bon coup de main…", "une main de fer dans un gant de velours…", "de main de maître…", "prendre en main une affaire…", "tenir en main…" "mains jointes…", "avoir la main mise sur…" témoignent de la symbolique des mains. Elles sont les vecteurs de la perception, des actions et du pouvoir. À travers elles, nous donnons et recevons des énergies subtiles, qui peuvent contribuer à restaurer la bioénergie. D'ailleurs, certaines thérapies (le Reiki par exemple) utilisent l'imposition des mains avec des résultants probants : une réduction des symptômes et parfois même la guérison.

Nos mains reflètent la qualité de notre relation aux autres. Des mains froides, par exemple, parlent de notre désir de mettre à distance émotionnellement certaines personnes et/ou situations. Elles renvoient au besoin de tout contrôler, par peur de l'échec.

La main est aussi vecteur d'action et de pouvoir ; elle nous permet de donner et recevoir, de soutenir mais aussi de contrôler et exiger. La main matérialise notre agir. Ce n'est pas un hasard si les mères communiquent aussi beaucoup avec leurs enfants par un contact, un toucher manuel.

La main droite est la main du cœur qui donne et reçoit. La main gauche représente la volonté, le pouvoir de choisir ce que nous donnons.

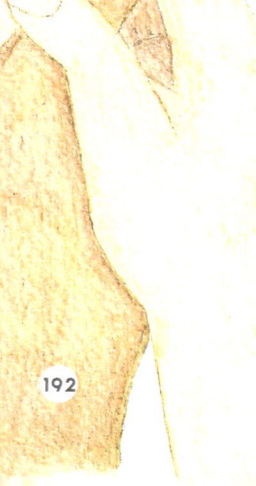

Les expressions "Je suis dans les mains d'un tel...", "être en de bonnes mains...", "avoir la haute main sur...", "s'en laver les mains...", "Nous sommes dans les mains de Dieu." traduisent la grandeur et le pouvoir divin des mains, qui font que nous pouvons aller jusqu'à nous abandonner dans les mains de quelqu'un. Que le juge prononce la sentence, le marteau à la main, n'est pas anodin. Les mains représentent le passé, le présent et le futur. C'est avec les mains que nous exprimons notre amour et notre haine.

Quand nous donnons à quelqu'un, quand nous manipulons les personnes en les contrôlant, en les aliénant, c'est avec les mains que nous le faisons. Manipuler veut dire étymologiquement "conduire par la main".

Les problèmes au niveau des mains témoignent de nos façons d'agir et de conduire nos relations et nos affaires. Ils nous invitent à nous questionner sur notre propension à être possessifs, voire tyranniques, à contrôler tout et tout le monde, peut-être par peur de la solitude et/ou de l'abandon.

Ces problèmes parlent aussi de notre manière d'agir au quotidien, dans notre travail. Des mains froides, des blessures constantes aux mains, des mains sèches, de l'eczéma aux mains, etc.... doivent nous inciter à réfléchir à la manière dont nous établissons nos relations.

Pour comprendre ce que les problèmes aux mains veulent nous dire, nous suggérons de nous interroger sur :

- *Mes mains froides m'indiquent-elles qu'il serait opportun de modifier mon regard sur mes parents, mon type de relation avec eux ?*
- *De quelle situation me suis-je détaché émotionnellement, alors que je n'étais pas prêt à le faire ?*
- *Qu'est-ce que je suis en train de prendre en main... alors que je devrais peut-être le lâcher ?*

- *Quels rêves m'est-il actuellement difficile de réaliser ?*
- *Qu'est-ce qui m'empêche d'assumer mes différentes tâches ?*
- *Ai-je tendance à vouloir contrôler les personnes que j'aime ?*
- *Pourquoi suis-je si exigeant avec moi-même ?*
- *N'ai-je pas tendance à rendre les autres prisonniers de moi, par peur de la solitude ou de l'abandon ?*
- *N'ai-je pas envie de tordre le cou à quelqu'un ? À qui ?*
- *Pourquoi est-ce que je suis réfractaire au contact avec les gens ?*
- *Ne suis-je pas en train de protéger quelqu'un à tout prix, quitte à m'exposer, à me faire du mal ?*
- *Ne suis-je pas en train de culpabiliser parce que j'ai blessé quelqu'un physiquement ou émotionnellement ?*
- *Est-ce que je me sens capable de tenir les rênes de ma vie ?*

Messages des doigts *détails du quotidien*

Les expressions "avoir des doigts de fée…", "toucher du doigt…", "mon petit doigt m'a dit…", "s'en mordre les doigts…", "se ronger les ongles…" montrent combien nos doigts révèlent notre état émotionnel. Les doigts et la paume des mains constituent les récepteurs et les émetteurs d'énergie. Dans chaque doigt commence ou se termine un méridien énergétique ; c'est pourquoi les massages favorisent la libération de toutes les tensions accumulées.

Les gestes effectués avec nos doigts transmettent des messages subtils. Par exemple, le pouce tourné vers le haut signifie que tout est sous contrôle tandis que tourné vers le bas, il indique une défaite, une déconvenue. L'index pointé admoneste la personne à qui nous nous adressons. Le majeur levé est une insulte, une offense. Ainsi, les doigts nous permettent de préciser, d'accentuer ce que nous souhaitons communiquer. Les doigts manifestent concrètement nos pensées et nos sentiments.

Le type de problème aux doigts nous indique des pistes précises de questionnement et de réflexion :

- *Doigts palmés (unis par une membrane)* : **dans quel problème suis-je embarqué ou dans quel problème, dont j'hérite aujourd'hui, mes ancêtres ont-ils été embarqués ?**

- **Est-ce que je ne me piétine pas moi-même, en me faisant prisonnier de détails du quotidien ?**

- *Doigts écartés* : **n'ai-je pas quelque difficulté à harmoniser ma vie affective, mon travail et ma vie sexuelle ?**

- *Doigts recroquevillés, à la peau flétrie* : **jusqu'à quel point vais-je demeurer isolé, envahi de colères accumulées ?**

- *Doigts rigides, ayant de la difficulté à se mouvoir* : **pourquoi suis-je tant intransigeant, dans le moindre détail du quotidien ?**

- *Sensation de morsures aux doigts* : **suis-je en train de me punir parce que je me sens incapable de réaliser un travail ?**

- *Arthrite dans les doigts* : **elle parle d'autopunition, de critique de soi démesurée, de manque d'amour de soi. Elle révèle le sentiment d'être mal aimé, victime de ce qui nous arrive dans le quotidien.**

Blessures aux doigts

Des blessures aux doigts peuvent signaler différents aspects de notre personnalité : une hyperactivité, un attachement excessif aux détails, une dispersion dans nos activités, un gaspillage de nos énergies, une tendance à être toujours pressé ou à nous rabaisser. Si l'un de nos doigts est écrasé, nous devons nous questionner sur la personne ou la situation qui est en train de nous meurtrir par ses exigences.

Confrontés à des problèmes au niveau des doigts, nous devons nous interroger sur :

- *Pourquoi suis-je si impatient pour faire ce que j'ai à faire ?*
- *Pourquoi suis-je constamment préoccupé par ce que j'ai à faire ?*
- *Est-ce que je me sens coupable d'avoir abandonné des choses importantes à faire ?*
- *Suis-je gêné, freiné par mon perfectionnisme dans toute activité du quotidien ?*

Voyons maintenant ce que les affections de chaque doigt nous communiquent, toujours en fonction de notre lecture de la latéralité, qui relie le côté droit à une problématique maternelle et le gauche à une problématique paternelle.

Messages du pouce   *besoin de protection et de réconfort*

Mots-clé   contrôle • consolation • protection

Le méridien du poumon se termine dans le pouce. C'est le doigt qui symbolise la protection, la sécurité, la force intérieure, la capacité à apprécier les attitudes et actions des autres et la défense par rapport à notre milieu ambiant. D'ailleurs, l'enfant suce son pouce pour se sécuriser et se consoler et adultes, quand nous nous sentons angoissés, préoccupés, ou sous pression extérieure ou intérieure, c'est souvent le pouce qui est affecté.

Ce doigt témoigne aussi de notre désir de vivre.

Les affections du pouce nous invitent à réfléchir à nos difficultés, pour nous libérer de mémoires du passé qui nous parasitent, mais aussi à l'éventuel contrôle que nous cherchons à maintenir sur tous les événements de notre vie. Le pouce, doigt de la force, nous signale, quand il est affecté (douloureux, blessé, écrasé), une anxiété, une pression importante, auxquelles nous nous soumettons nous-mêmes ou que nous subissons.

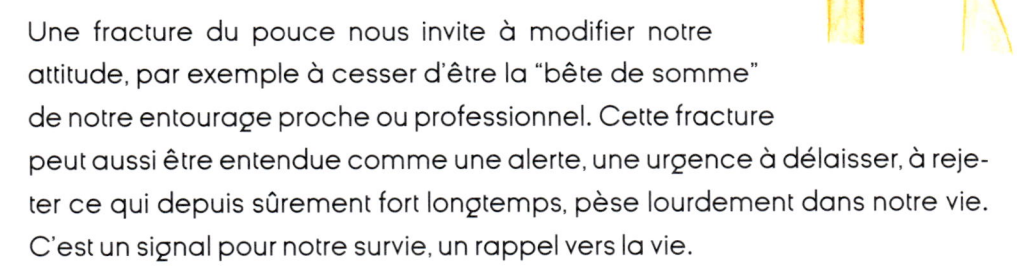

Une fracture du pouce nous invite à modifier notre attitude, par exemple à cesser d'être la "bête de somme" de notre entourage proche ou professionnel. Cette fracture peut aussi être entendue comme une alerte, une urgence à délaisser, à rejeter ce qui depuis sûrement fort longtemps, pèse lourdement dans notre vie. C'est un signal pour notre survie, un rappel vers la vie.

Face à une blessure du pouce, nous devons nous demander :

- *Est-ce que je me sens non protégé ? Pourquoi ?*
- *Quelle illusion ou quelle tristesse me laisse insécurisé ?*
- *Comment est-ce que j'entre en relation avec les autres ?*
- *Pourquoi est-ce que je me mets la pression ou j'accepte de vivre sous la pression d'autres personnes ?*
- *Ai-je peur de perdre le contrôle de situations et/ou de ma vie ?*

Messages de l'index   *posture de jugement*

Mots-clé   jugement • autorité • orgueil • autosuffisance

C'est dans l'index que commence le méridien du gros intestin. C'est donc le doigt de l'élimination des déjections intérieures et il est en lien avec notre manière d'agir. C'est aussi le doigt du jugement, de l'autorité, de l'orgueil. Il parle de notre façon de composer avec l'autorité, de nous comporter face à elle. Il évoque également notre crainte de ne pas être reconnu et valorisé, notre peur du jugement des autres. Avec ce doigt, nous affirmons notre pouvoir personnel et masquons notre sentiment d'impuissance.

Une fracture de l'index nous invite à réfléchir à notre attachement à quelqu'un ou à une situation, et à la raison pour laquelle nous avons de la difficulté à être moins dépendants, davantage libres et autonomes.

Un problème à l'index nous invite à nous questionner sur :

• Ai-je besoin d'agir de manière plus astucieuse, avec davantage de tact pour parvenir à ce que je veux ?

• Ai-je peur d'être jugé par les autres ?

• Quelles peurs enfantines m'ont épouvanté et m'effraient encore aujourd'hui ?

• Ai-je peur d'être ignoré par les personnes pour lesquelles j'ai de la considération ?

Messages du majeur   *les plaisirs dans la vie*

Mots-clé   **créativité • plaisir • sexualité • insatisfaction**

Le majeur est le doigt du pouvoir, de l'équilibre intérieur, de la sexualité, de la force, de la colère et de la créativité. Il représente le plaisir et la satisfaction dans nos actions et notre vécu. Des problèmes à ce doigt signalent nos insatisfactions face aux événements. Ils nous invitent à réfléchir à notre sexualité, à nos renoncements concernant nos rêves, à la manière dont nous gérons notre vie. Quelles frustrations nous empêchent d'aller de l'avant, de tourner la page pour poursuivre notre route ?

Une fracture du majeur nous parle de maladresse, de résistance ou de rigidité dans notre approche de quelqu'un ou de quelque chose.

Elle nous questionne également sur : pourquoi sommes-nous en train d'entretenir de la colère liée à notre vie personnelle, affective, sexuelle, professionnelle ou intellectuelle ?

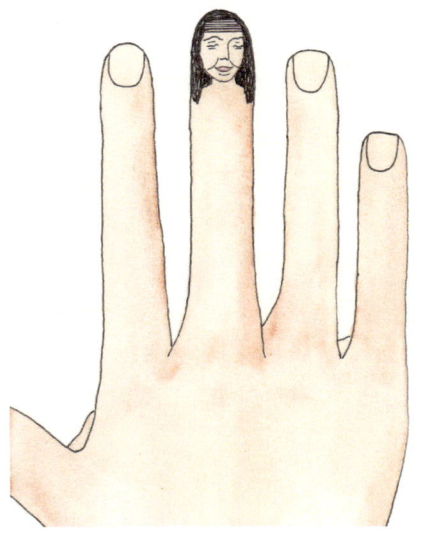

Des problèmes au niveau du majeur nous incitent à nous interroger sur :

- *Est-ce que je me ratatine facilement lorsque je vis une insatisfaction ou une tristesse ?*
- *Comment évolue ma créativité ?*
- *Est-ce que ce sont mes frustrations qui génèrent ma colère et mon impuissance ?*
- *Quels sont mes désirs secrets que je ne parviens pas à matérialiser ?*

- *Mon manque de confiance en moi serait-il en train de nuire à ma créativité ?*
- *Est-ce que je ne substitue pas mes fantasmes à la réalité ?*
- *Mon sentiment d'infériorité serait-il en train de limiter ma vie sexuelle ?*
- *Ai-je tendance à toujours situer mes actions dans les extrêmes, le tout ou rien ?*
- *Quelle attitude infantile persiste en moi qui m'empêche d'agir en adulte responsable ?*
- *Quel est le potentiel que je souhaiterais développer, voir croître en moi et porter ses fruits ? Qu'est-ce qui m'en empêche ?*

Messages de l'annulaire   *alliance et compromis*

Mots-clé   **liberté • union • souffrance**

Dans ce doigt commence le méridien du "triple réchauffeur". C'est le doigt qui symbolise l'union, l'assimilation et la cohésion. C'est d'ailleurs lui qui porte l'alliance, symbole du mariage et des compromis.

Les problèmes à l'annulaire nous invitent à réfléchir à nos difficultés pour faire union avec nous-mêmes et dans notre vie. C'est le doigt de la liberté et des relations affectives. Des blessures à ce doigt parlent de colères dans les relations affectives. C'est dans ce doigt que s'extériorise une souffrance intérieure, silencieuse depuis très longtemps, souvent liée à nos relations affectives. Elle nous bloque et perturbe toute possibilité d'union harmonieuse avec nous-mêmes. Fréquemment, ce doigt présente des problèmes quand nous avons tendance à nous cacher derrière les autres ou à mener une vie désordonnée, pleine de contradictions. Une fracture à l'annulaire signale que nous restons au second plan, éclipsés par d'autres, ne nous accordant pas le droit de grandir dans la liberté.

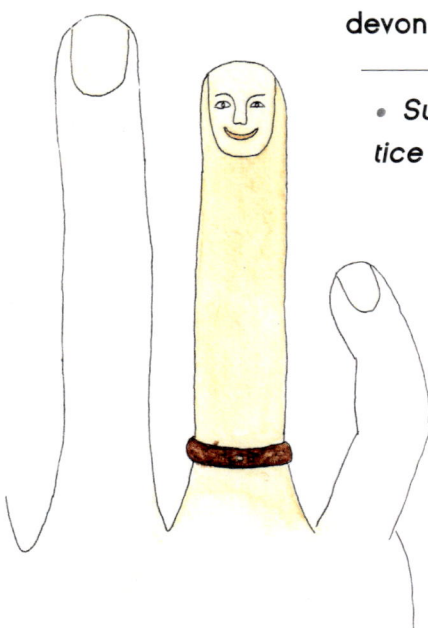

Si nous avons des problèmes à ce doigt, nous devons nous demander :

- Suis-je en train de vivre une forme d'injustice dans mes relations ?
- M'est-il difficile de faire union avec moi-même ?
- Suis-je en train de me cacher derrière quelqu'un ou quelque chose ?
- Quels sentiments secrets sont en train d'aigrir mes relations ?
- Ai-je tendance à tout exagérer et du coup à effrayer les gens ?
- Suis-je aux prises avec un sentiment d'injustice ou d'infidélité vis-à-vis de personnes auxquelles je suis lié ?
- Est-ce que je me préoccupe davantage du désir et de la pensée des autres que des miens ?

Messages de l'auriculaire ou petit doigt   *écoute intérieure*

Mots-clé   intuition • sensibilité • prétention

C'est dans ce doigt que commence le méridien de l'intestin grêle et se termine le méridien du cœur. C'est le doigt de la finesse, du superficiel, de l'apparence et de la prétention. C'est aussi le doigt de la sagesse, de l'intégrité, de la vérité et de l'ouverture aux autres, principalement à la famille. Et puis, comme l'illustre cette expression populaire : "mon petit doigt m'a dit...", c'est bien évidemment, le doigt de l'intuition.

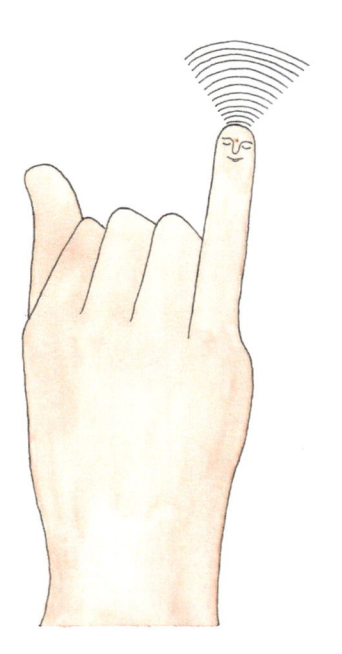

Des traumatismes à ce doigt témoignent de notre désir d'extérioriser, d'éliminer une tension d'ordre émotionnel. Ils nous invitent à nous questionner sur nos fonctions, nos rôles, notre apparence qui peut-être nous emprisonnent, au détriment de notre essence. Une blessure à l'auriculaire telle qu'une brûlure, une meurtrissure... doit aussi nous inciter à réfléchir à une dysharmonie dans nos relations familiales, un éventuel manque d'amour et/ou une grande émotivité. Ce doigt nous questionne encore sur une tendance à être prétentieux, à vouloir plaire aux autres qui finit par nous déséquilibrer, nous rendre incapables de comprendre les événements et les personnes avec lesquelles nous vivons.

Un problème au petit doigt nous appelle à être plus attentifs à notre intuition pour effectuer des changements dans nos relations familiales. Une fracture à l'auriculaire parle de la nécessité impérieuse de nous libérer d'une relation avec quelqu'un qui nous opprime.

C'est le moment de réfléchir à :

- *Ai-je tendance à vivre en fonction des autres et à m'oublier moi-même ?*
- *Ne serais-je pas très indécis et insécurisé dans ma relation aux autres ?*
- *Pourquoi n'ai-je pas écouté mon intuition ?*
- *Qu'est-ce que je gagne à ruminer mes pensées ?*
- *Quels aspects de ma vie dois-je changer pour avoir le droit de me sentir libre ?*
- *Quelle situation ou personne est en train de m'opprimer ?*
- *Quel est le vieux secret que je continue à garder dans un coffre fermé à double tour ?*

Messages des ongles   *capacité à se défendre*

Mots-clé   **défense • protection**

Les ongles protègent l'extrémité de nos doigts et nous protègent aussi de certaines personnes ou situations.

Se ronger les ongles indique un refus de grandir et de s'assumer, ainsi qu'une tentative de réprimer notre agressivité.

> **LES MEMBRES INFÉRIEURS** *relations affectives*

Les membres inférieurs sont reliés directement à la Terre mère. Ils symbolisent notre capacité à aller de l'avant dans la vie. Ils reflètent notre positionnement dans le monde, au travail, au sein de la famille, dans toutes nos relations ainsi que la direction que nous prenons dans notre espace relationnel : aller vers les autres, nous en approcher ou nous en éloigner.

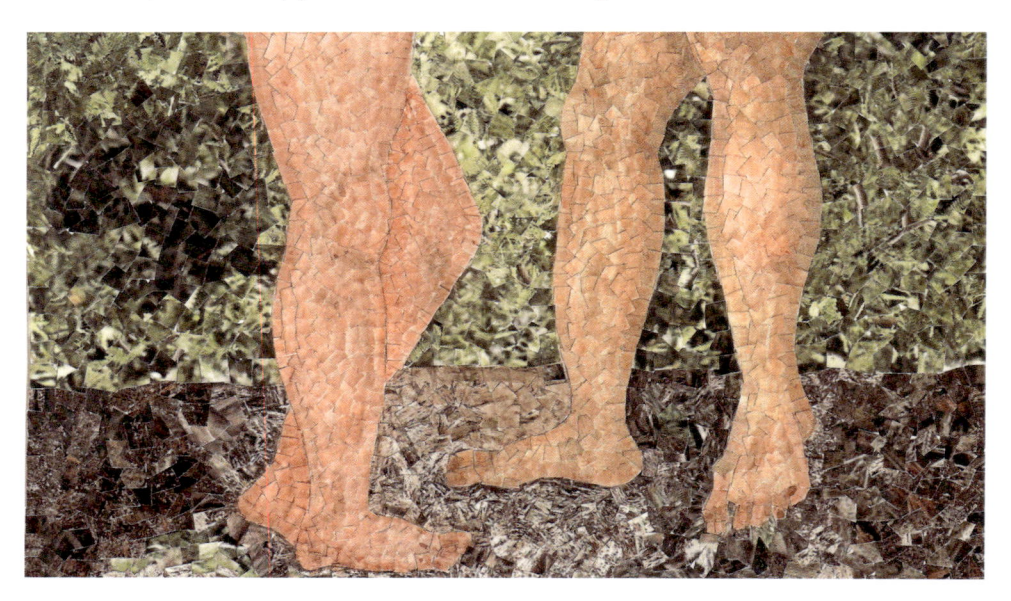

Douleurs et problèmes au niveau des cuisses et des jambes

Des problèmes rencontrés au niveau des membres inférieurs, de nos jambes, doivent nous inciter à réfléchir à notre vie, à nous demander si nous ne sommes pas en train de nous accommoder de ce qui est, de stagner complètement. Peut-être vivons-nous plus en fonction des autres que de nous-mêmes ? Peut-être avons-nous tendance à chercher une motivation chez les autres, plutôt qu'en nous-mêmes ? Tensions et douleurs dans les jambes nous invitent à nous questionner sur nos relations et les tensions qu'elles génèrent, sur nos difficultés à évoluer harmonieusement dans notre espace relationnel présent. Suis-je en train de vivre quelque chose qui peut avoir des répercussions sur mon avenir ? Y a-t-il quelque chose qui me paralyse ? Quelles relations actuelles sont source d'inquiétude et de conflits pour moi ?

Face à une affection de la jambe, il est intéressant de s'interroger sur :

- *Ai-je le sentiment de ne pas être soutenu par les autres, dans le milieu où je vis ?*
- *Qu'est-ce qui, dans mes relations, me donne le sentiment d'être dans une impasse ?*
- *Ai-je l'impression d'être un poids pour les autres ?*
- *Quels obstacles dois-je surmonter pour pouvoir chercher un nouveau point d'équilibre ?*
- *Quelles situations sont en train de me déstabiliser ?*
- *Quelles prises de distance qui me coûtent beaucoup, ai-je besoin d'effectuer ?*
- *Qui conduit mes pas ? Moi ou les autres ?*

Identifier précisément la partie affectée de la jambe nous permet de mieux appréhender les potentielles sources de tension.

Messages de l'articulation de la cuisse
mémoire d'abandon ou de trahison

Mots-clé   abandon • trahison • autonomie • détermination

C'est cette articulation entre le bassin et le fémur qui nous permet de conserver l'équilibre en marchant. Elle nous donne l'impulsion pour avancer ; c'est pourquoi elle représente symboliquement notre détermination à suivre notre propre chemin, à diriger notre vie.

Fréquemment, des douleurs dans cette articulation apparaissent quand nous voulons prendre des décisions importantes dans notre vie. Le désir de procéder à des changements réveille des mémoires inconscientes du passé, souvent liées au sentiment d'abandon et/ou de trahison, que nous en ayons été auteurs ou victimes. La crainte de revivre des situations semblables bloque notre capacité à prendre ces décisions et peut faire ressurgir le sentiment de manquer de soutien comme autrefois. La peur des fantasmes du passé compromet alors notre manière d'entrer en relation, nous poussant à des stratégies d'évitement pour nous protéger de toute souffrance éventuelle. Ceci peut conduire à nous éloigner des autres, nous isoler, nous emprisonner en nous-mêmes.

Quand nous nous sentons indécis, insécurisés, que nous demeurons soumis aux désirs d'autrui, ne parvenant pas à exprimer nos propres aspirations, l'articulation de la cuisse devient raide et nous empêche de marcher. Cette difficulté à s'opposer, s'affirmer, nuit à l'expression de nos désirs, de nos demandes et nous plonge dans un dilemme insoluble. En effet, incapables d'exprimer nos besoins, nous attendons des autres qu'ils les devinent. N'ayant rien su demander, notre attente est vaine et nous ne nous sentons pas soutenus. Ceci nous emprisonne dans nos frustrations et nos colères et nous éloigne des autres. Confronté à cette impossibilité d'accepter ce que nous sommes et d'accueillir réellement l'autre, nous pouvons avoir tendance à nous réfugier dans le travail ou nous adonner à des conduites alimentaires compulsives.

Des problèmes dans cette articulation doivent nous faire réfléchir à :

* ***Est-ce que je me sens trahi dans mes valeurs par quelqu'un en qui j'avais confiance ?***

- *Suis-je en train de vivre une situation dans laquelle je me sens abandonné ou trahi ?*
- *Qu'est-ce qui me fait peur et m'empêche d'occuper mon espace ?*
- *Dans la relation avec mes parents, ai-je vécu quelque chose que je considère comme une injustice ?*
- *Quelqu'un a-t-il découvert un secret ou une information que je conservais dans un coffret fermé à double tour ?*
- *Ai-je tendance à me priver de toute sorte de plaisir dans mes relations affectives ?*
- *Suis-je en train de garder des ressentiments, de la colère, des frustrations pour n'avoir pas voulu m'impliquer, me mouiller ?*
- *Ai-je de la difficulté à accueillir l'autre ?*

Messages des cuisses   *mémoire du passé*

La cuisse relie le bassin au genou. Ces deux extrémités symbolisent l'émergence de l'inconscient relationnel. L'aine (articulation de la cuisse avec le bassin) est le lieu de surgissement de mémoires, de peurs ou de désirs actuels, alors que l'articulation du genou symbolise la porte de l'acceptation du moment présent, dans notre cheminement. Ainsi la cuisse a pour fonction de relier notre passé à notre présent. C'est aussi le passage de l'inconscient vers le conscient. Les cuisses représentent l'axe basique de notre soutien relationnel dans le monde.

C'est dans les cuisses que nous stockons les souvenirs concrets, émotionnels et intellectuels du passé, marqués par la culpabilité, la colère, en lien avec des sentiments d'abandon et de trahison. Ce poids du passé réveille en nous de vieilles angoisses qui nous freinent dans notre cheminement présent. Pour nous en protéger, nous maintenons nos émotions à distance, quitte à être bloqués et insensibles à nous-mêmes et aux autres. En niant ainsi nos souhaits profonds, notre sensualité et nos désirs sexuels, nous générons en nous un sentiment de frustration et de colère et devenons passifs et soumis à l'autorité. C'est ainsi que nous inhibons et compromettons notre potentiel créatif. Toute souffrance au niveau de la cuisse doit nous inciter à réfléchir à ce que nous n'exprimons pas, ce que nous cachons à l'intérieur de nous.

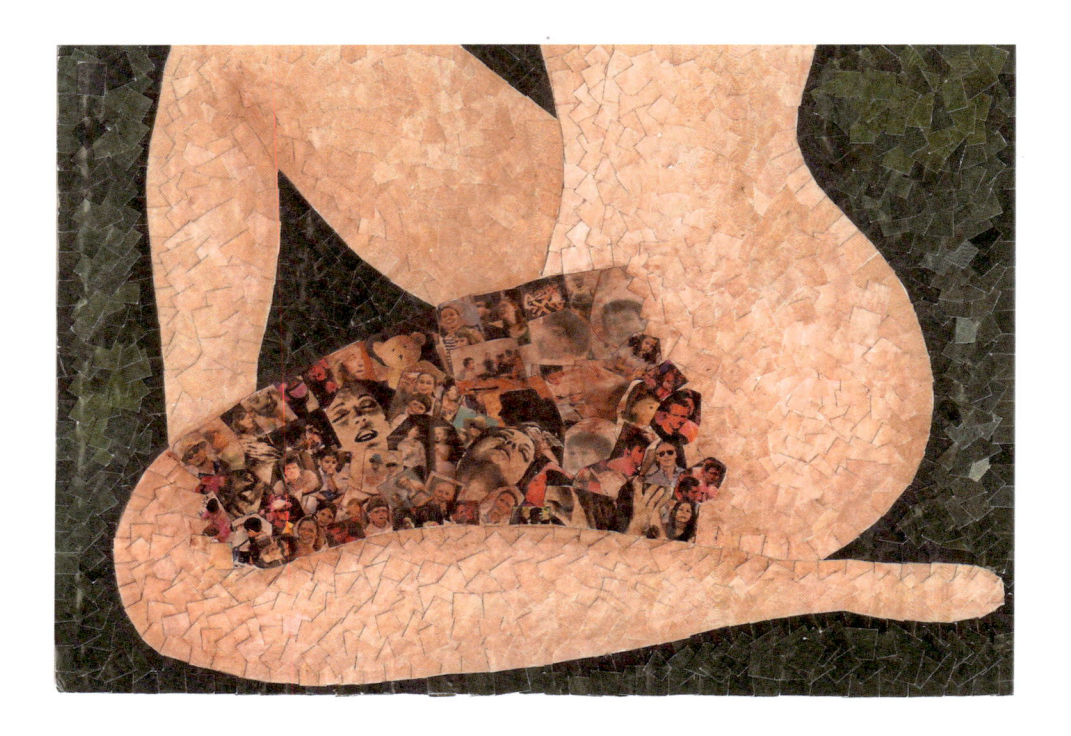

Des problèmes tels que des douleurs, des tensions, de l'arthrose sont en relation avec un questionnement de l'essence de nos croyances profondes. Quand le souci est du côté droit, il signale nos conflits avec les croyances se rapportant à la problématique maternelle. S'il est du côté gauche, il est en relation avec la problématique paternelle.

Affections au niveau de la cuisse et du fémur

De telles affections nous parlent de l'émergence de mémoires inconscientes réprimées que nous refusons d'intégrer, d'accepter. Elles représentent aussi la difficulté que nous avons à relier le passé, notre structure profonde, à nos valeurs et croyances inconscientes. La latéralité va nous indiquer le type de problématique.

Si nous avons des cuisses imposantes et disproportionnées par rapport au reste du corps, cela signifie que nous avons emmagasiné de vieilles mémoires de culpabilité, de rancœur, de ressentiments liés à d'anciennes trahisons, qui demeurent encore vives et présentes dans notre cheminement d'aujourd'hui. Ces événements du passé réactivent en nous, de fortes angoisses qui nous empêchent d'être en bons termes avec nous-mêmes et avec les autres. Nous avons alors tendance à nier ou renoncer à notre sexualité, au prix de frustrations et de crises de colère.

Les fractures du fémur témoignent souvent d'une atteinte violente de nos structures de base en lien avec un affrontement inattendu, physique ou verbal, qui a éprouvé nos relations les plus fondamentales, essentielles. La fracture survient pour nous confirmer que nos adversaires sont les plus forts et que nous avons capitulé devant les obstacles.

Face aux affections de la cuisse ou du fémur, nous devons nous demander :

- *Quelles barrières dois-je abattre ou quels adversaires dois-je affronter ?*
- *Suis-je de fait dans une impasse, une voie sans issue ?*
- *Qu'ai-je fait de ma créativité ?*
- *Pourquoi l'autorité me fait-elle si peur et bloque-t-elle mon cheminement ?*

- *Qu'est-ce qui fait que j'ai le sentiment de donner beaucoup et de recevoir peu de reconnaissance ?*
- *Serait-il temps pour moi, de penser à ma façon de concevoir et de vivre la réciprocité dans mon mode de relation ?*

Messages des genoux   *concession dans les relations*

Mots-clé   acceptation • flexibilité • concession • humilité • ambition

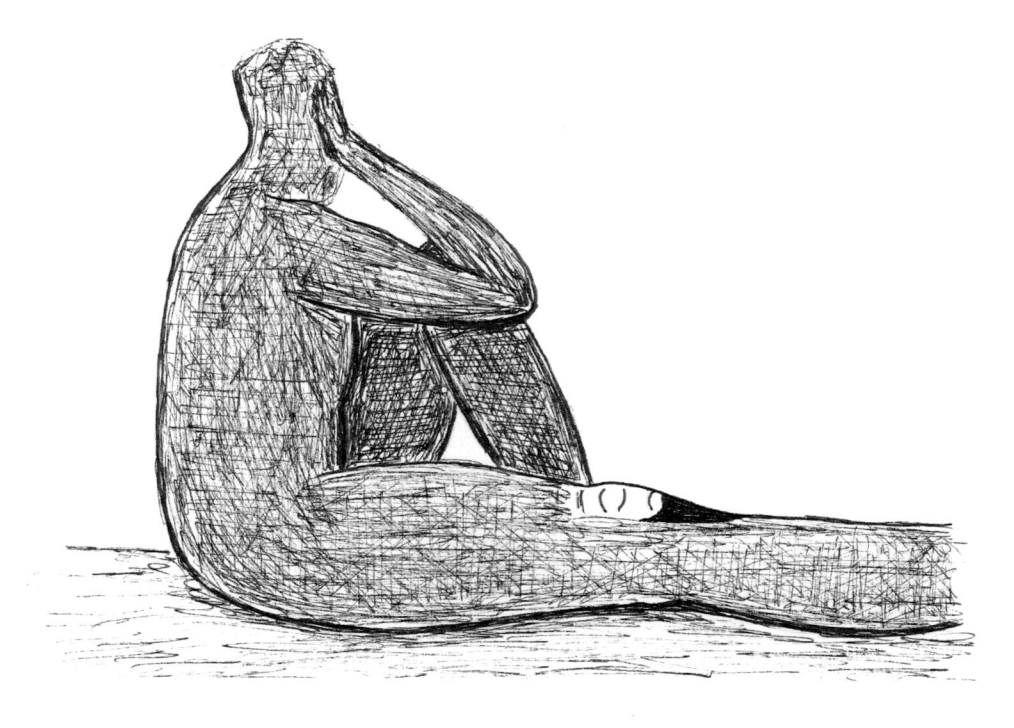

Le genou, articulation qui relie la cuisse à la jambe, a la capacité de fléchir, de ployer. C'est pourquoi il est considéré comme l'articulation de l'humilité et de la flexibilité intérieure. Le genou symbolise notre capacité à écouter, à accepter et/ou à nous soumettre aux autres et à leurs injonctions, illustrée par les expressions populaires suivantes : "devoir s'agenouiller devant quelqu'un", "devoir se plier à…". Le genou indique l'orientation de la relation à soi-même et aux autres. Il représente l'acceptation d'une émotion, d'un ressentiment ou d'une idée qui émerge du non conscient. C'est l'articulation majeure et elle signale la relation d'ouverture à l'autre et l'acceptation de ce qu'implique cette relation.

Les genoux souples évoquent notre ouverture aux changements, dans notre milieu relationnel. Tout problème au genou parle de notre difficulté à choisir entre le JE et le NOUS, entre notre masculin et notre féminin, entre nous-mêmes et notre partenaire ou notre famille, nos amis, un organisme religieux, social ou politique.

Affections du genou

Douleurs et autres ennuis au niveau des genoux parlent des difficultés que nous avons à accepter une expérience relationnelle précise. Ils indiquent encore que nous nous sentons contraints de plier et céder aux pressions et aux exigences d'autrui.

Des douleurs intenses rappellent des concessions acceptées à contre-cœur ou encore des tensions entre ce que nous ressentons et ce que nous sommes, entre notre côté masculin et notre côté féminin, entre ce que nous sommes et ce que les autres attendent que nous soyons, entre nous et les autres (je-nous).

Quand les ménisques sont affectés, c'est fréquemment en lien avec une situation conflictuelle actuelle, où nous nous sentons pris entre le marteau et l'enclume. Nous sommes alors tendus et nerveux, comme perdus au milieu d'un champ de bataille, cherchant désespérément à nous raccrocher à quelqu'un ou quelque chose, tout en étant paralysés à l'idée de ce que les autres pourraient penser de nous.

En général, ces problèmes sont des tensions d'ordre relationnel avec le monde extérieur ou intérieur, ou entre quelqu'un et nous-mêmes. Ce peut être quelque chose qui vient de notre expérience consciente, qui se heurte à nos croyances profondes et que nous avons de la peine à accepter. Ou encore quelque chose qui vient de l'inconscient et que nous avons de la difficulté à reconnaître ou à intégrer dans notre quotidien.

Des difficultés pour plier le genou évoquent un certain manque de souplesse dans nos relations, qui peut-être lié à un ego rigide et exigeant.

De manière générale, tout problème au genou, quel qu'il soit, nous suggère de nous questionner sur :

- *Devant quelle autorité dois-je abdiquer ?*
- *À quoi dois-je accepter de renoncer, au fardeau pesant de la vie ou au poids des responsabilités que je m'impose ?*

Déboîtement du genou

Il parle souvent d'une relation ou d'une situation que nous ressentons comme déséquilibrée et qui nous déstabilise, voire qui fait pression sur nous.

Fracture du genou

Au niveau du genou, il signale, généralement, la peur que nous avons d'échouer dans la vie.

Ces problèmes au niveau du genou nous invitent à réfléchir à :

- *Ai-je vécu une difficulté en lien avec des exigences, des injonctions ou des contraintes, des pressions externes ou internes ?*

- *Ai-je besoin d'être plus humble, plus souple face à des exigences relationnelles ?*
- *Est-ce parce qu'un de mes gestes a été mal interprété que je nourris du ressentiment ?*
- *Dans mon histoire, quelle est la situation passée qui, aujourd'hui, perturbe mon cheminement ?*

Messages de la partie inférieure des jambes
difficulté d'avancer

Mots-clé   mobilité • aller de l'avant

Les os, tibia et péroné, situés entre le genou, porte de l'acceptation et la cheville, porte de la décision, sont responsables de l'exécution de nos décisions. C'est le mollet qui nous permet d'avancer et qui nous protège dans certaines situations inattendues. Tout inconfort à son niveau nous contraint à ralentir, et à voir si nous ne sommes pas prisonniers de quelque chose ou de quelqu'un, qui nous empêche d'aller de l'avant.

Un problème au niveau du tibia doit nous interroger sur :

- *Le fardeau que je porte est-il si lourd, qu'il nuit à ma mobilité ?*

Affections du mollet

Tout ce que nous aspirons à réaliser dans notre vie et qui, pour des raisons indépendantes de notre volonté, n'aboutit pas, peut se manifester sous forme de tensions, de crampes, de tremblements et d'enflures dans les mollets.

Phlébites   *sentiment d'incompréhension*

Mots-clé   **interruption • blocage**

Les phlébites nous enjoignent de réfléchir à notre difficulté à aller de l'avant, ou à notre inertie, qui peut aussi culpabiliser notre entourage. Symboliquement, les veines affectées évoquent un retour insatisfaisant de l'amour que nous donnons aux autres.

Crampes   *énergie bloquée*

Mots-clé   **incertitude • désir non réalisé**

Les crampes signalent un antagonisme, un conflit entre notre désir et les obstacles rencontrés pour le réaliser.

Varices
vie pleine d'insatisfactions

Mots-clé   **découragement • épuisement**

Les varices sont des veines dilatées, qui perturbent la circulation du sang vers le cœur. Elles invitent à réfléchir à nos espaces de vie actuels, par exemple notre position dans la famille ou dans le travail. Peut-être avons-nous besoin de construire un nouvel espace relationnel où nous serons davantage valorisés et soutenus.

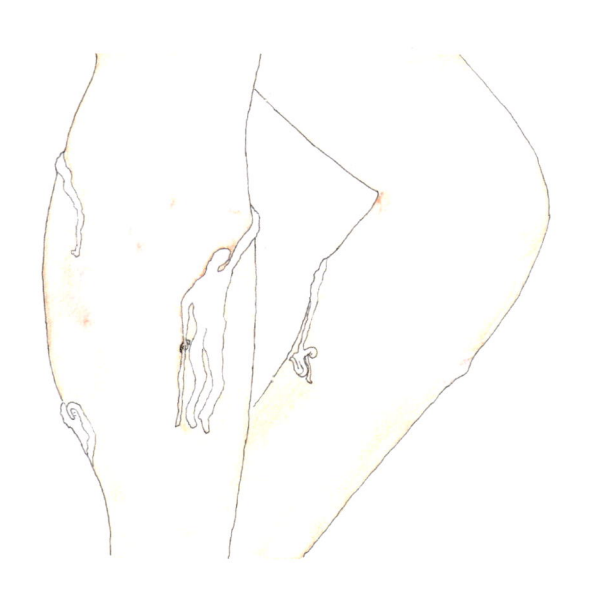

Le sang est le symbole de la vie et de tout ce qu'elle représente de soutien, d'accueil, de tendresse, de passion, de reconnaissance et de réalisation. Quand le sang a de la difficulté à retourner vers le cœur et stagne dans les veines, ce peut être une alerte sur notre façon de vivre. Sommes-nous en train de nous oublier, tellement nous nous mettons au service des autres ? Réagir aux autres, répondre à leurs besoins, prend-il le pas sur nos actions, nos créations et réalisations personnelles ? Cette abnégation génère-t-elle en nous de l'insatisfaction et un sentiment de n'être plus stimulés à aller de l'avant, de perdre notre joie de vivre ?

Varices durant la grossesse

La lecture d'un symptôme dépendant beaucoup du contexte culturel dans lequel il se produit, celle que je propose concernant les varices qui surviennent pendant la grossesse, est certainement très influencée par ma rencontre avec les femmes du nord-est brésilien et le constat de leur style de vie. Pour ces femmes, et tout particulièrement celles vivant dans des favelas, les varices invitent la femme enceinte à réfléchir à sa peur de ne pas être suffisamment soutenue par le père de son enfant. La perspective d'être mère, suscite en elle beaucoup d'incertitude et d'inquiétude quant au soutien que lui apportera son conjoint et ce d'autant plus, s'il y a dans son histoire familiale, des vécus d'abandon parental.

Ces varices peuvent témoigner de notre appréhension de l'avenir, d'où l'intérêt de se poser les questions suivantes : Est-ce que j'aurai toute l'aide dont je vais avoir besoin pour élever mon enfant ? Vais-je parvenir à vivre avec mon enfant et mon mari ? Ai-je peur d'être seule dans cette nouvelle tâche ? Aurai-je l'aide de mon compagnon dans ce nouveau rôle ?

Ces problèmes au niveau des mollets nous conduisent aux interrogations suivantes :

- Est-ce que je suis en train de faire quelque chose qui provoque de la peur chez moi ?
- Ai-je l'impression d'être bousculé, renversé par les événements de la vie ?
- Qu'est-ce qui m'empêche de revendiquer ma liberté ?
- Est-ce que je suis en train de vivre une situation dans laquelle je me sens coincé entre le marteau et l'enclume ?
- Ai-je de la difficulté à me positionner face à quelqu'un ou une situation qui émousse, provoque, défie mes croyances et valeurs ?
- Ai-je besoin de me tenir à distance de quelqu'un pour avoir mon indépendance ?
- Suis-je entêté et pas assez à l'écoute de mon maître intérieur ?
- Mon bonheur ne dépend-il pas davantage des autres que de moi-même ?
- Est-ce que mes relations ne sont pas trop restreintes ?
- Ai-je envie de donner un coup à quelqu'un ?

Messages des chevilles *recherche de nouveaux points d'appui*

Mots-clé   décision • implication

La chanson enfantine française "Entre les deux, mon cœur balance…" et la chanson brésilienne "je ne sais pas si j'y vais ou si je reste…" traduisent bien l'indécision matérialisée dans les problèmes au niveau des chevilles.

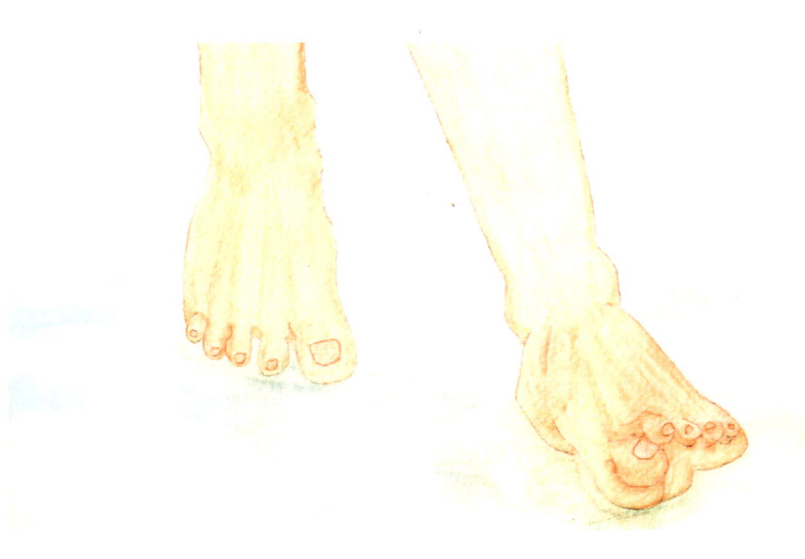

La cheville est la porte de notre implication, de notre pouvoir de décision. La cheville est l'articulation qui permet la mobilité du pied pour marcher, aller de l'avant et l'appui conscient pour nos relations avec le monde. C'est elle qui nous propulse en avant, elle sur qui se projette notre capacité à décider, à engager des changements.

Les entorses, douleurs et traumatismes au niveau des chevilles parlent de notre difficulté à établir des relations qui requièrent stabilité et fermeté. Ils sont les signaux indiquant que certaines de nos relations ne nous conviennent plus, les alertes sur notre difficulté à les modifier, les faire évoluer. Ils témoignent de notre manque de flexibilité, de stabilité et de réalisme. Ils nous enjoignent de ne plus continuer ainsi, de faire une pause et nous invitent à réfléchir à la nécessité de chercher de nouvelles bases, de nouveaux critères de référence pour nos relations, parce que nous ne savons plus sur qui nous appuyer.

Ils peuvent aussi signifier nos difficultés à prendre des décisions dans la vie, à faire des choix.

Selon la latéralité de la cheville atteinte, nous devons nous demander :

- *Suis-je en difficulté avec une femme (cheville droite) ou un homme (cheville gauche) qui me fait perdre patience ?*
- *Est-ce que je vis une relation que je ne supporte plus ?*
- *Suis-je en train de chercher de nouveaux points d'appui dans mon cheminement personnel, familial ou professionnel ?*
- *Ai-je de la difficulté à prendre des décisions, tant dans ma vie privée que professionnelle ?*

Messages des pieds *positions et orientations dans la vie*

Mots-clé   présence • positions • convictions • enracinement

Les expressions "avoir les pieds sur terre…", "faire les premiers pas…", "pas à pas…", "être au pied du mur…", "retomber sur ses pieds…", "perdre pied…", "attendre quelqu'un de pied ferme…" reflètent bien la fonction principale des pieds : être nos points d'appui et d'équilibre sur le sol. Ils nous permettent de marcher et d'être en contact avec la réalité. C'est avec nos pieds que nous avançons ou bloquons notre chemin de vie. Les pieds parlent aussi de comment nous nous situons dans le monde. Nous disons d'une personne qu'elle a les pieds sur terre quand elle a le sens des réalités. La manière dont les gens utilisent leurs pieds, cherchent appui et équilibre dans leur cheminement, indique leurs critères et idéaux de vie et traduit la façon dont ils sont enracinés émotionnellement dans leurs relations.

Ainsi, les pieds sont le reflet de nos appuis relationnels. Par exemple, le lavement des pieds symbolise un acte de purification vis-à-vis du monde, du divin.

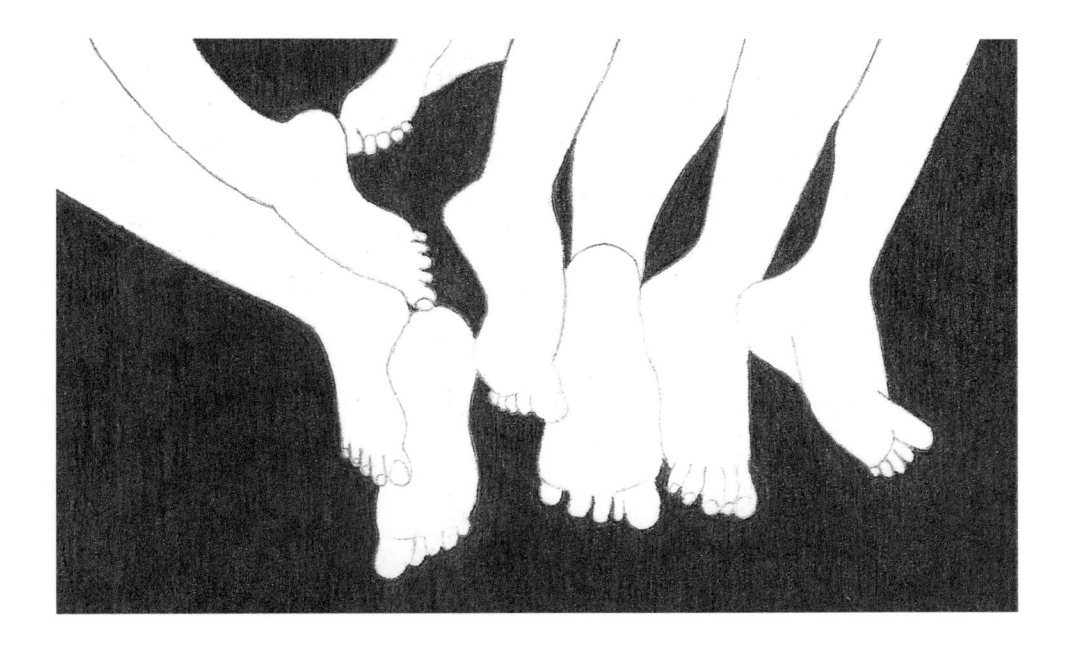

C'est un symbole d'humilité et de liberté qui permet à chacun de donner et recevoir.

Un autre exemple est la coutume chinoise d'emmailloter les pieds des femmes. Bien que celle-ci soit associée à l'érotisme et à la beauté féminine, elle est de fait une entrave à la liberté des femmes, un frein à leurs allées et venues, qui renforcent leur dépendance et leur soumission à l'homme.

Douleurs dans les pieds

Les douleurs, les raideurs dans les pieds parlent des tensions que nous ressentons, en lien avec notre posture, notre place dans le monde. Les expressions populaires "être pieds et poings liés…", "ne pas savoir sur quel pied danser…" illustrent combien les pieds sont concernés par nos prises de décision et dévoilent notre posture face à la vie. Des problèmes au niveau des pieds parlent de conflits entre direction et mouvement, de difficultés à atteindre nos objectifs.

Ils nous invitent aussi à réfléchir à l'orientation que nous sommes en train de prendre dans la vie et à notre manque de stabilité et d'appui dans notre cheminement. Ils peuvent également signaler que nous redoutons l'avenir, l'imprévu, les obstacles, ayant de la difficulté à nous libérer du passé, à nous distancer du noyau familial, principalement de relations conflictuelles avec notre mère. Ils nous invitent aussi à rechercher davantage de stabilité et de sécurité pour avancer dans la vie.

Une torsion du pied témoigne de notre désir de nous éloigner de quelqu'un et de notre impossibilité à le faire.

Une fracture du pied signifie que nous nous entêtons à suivre une direction qui ne correspond pas à notre aspiration profonde de vivre en paix. C'est le moment opportun pour repenser notre cheminement.

Des problèmes au niveau des pieds sont une invitation à marcher plus lentement et à réfléchir à :

- *Qu'est-ce qui entrave mon cheminement ?*
- *Ai-je de la difficulté à me tenir à distance de quelqu'un ?*
- *Est-ce mon cerveau qui dirige mes pas ?*
- *Est-ce que ce que je veux pour moi est assez clair ?*
- *Aujourd'hui, quelles sont mes sources de plaisir et de satisfaction dans la vie ?*
- *Pourquoi suis-je en train d'abandonner mes projets de vie ?*
- *Est-ce que je regarde la vie dans le rétroviseur ?*

Messages des doigts de pieds *détails ayant trait au futur*

Mots-clé   avancer • affirmation • conviction • malléabilité

Alors que les doigts de la main se rapportent aux détails du quotidien, les doigts de pieds renvoient au futur. Ils sont en rapport avec notre point d'appui relationnel. C'est par le biais des orteils que nous libérons ou stimulons les tensions accumulées, emmagasinées. Chaque orteil nous livre un message sagace, lié à nos croyances et/ou à nos attitudes relationnelles. Grâce aux méridiens énergétiques présents en chaque doigt de pied, et selon que le problème touche les orteils du pied droit (donc lié à une problématique maternelle) ou ceux du pied gauche (lié à une problématique paternelle), nous pouvons décoder les subtilités d'une communication inconsciente.

L'hallux-valgus (du latin *hallus* = grand et *valgus* = perdu, en dehors), qui atteint l'orteil le plus long du pied, parle de notre sentiment de culpabilité d'être heureux. C'est aussi parce que, face à tant d'impositions, d'injonctions et de pressions, nous avons la sensation d'avoir perdu notre place dans le monde.

En général, les problèmes au niveau des doigts de pied nous conduisent aux réflexions suivantes :

- *Qu'est-ce que ce problème me révèle sur mes relations ?*
- *Ai-je besoin de modifier quelque chose au niveau de mes relations ?*
- *Ai-je besoin de nouveaux appuis dans mes relations ?*
- *De quels appuis ai-je besoin pour maintenir mes relations ?*
- *De quels appuis ai-je besoin pour ouvrir de nouveaux chemins ?*

Chaque orteil en particulier nous invite à réfléchir à un mode de relation.

Messages du gros orteil   *soutien dans notre cheminement*

Mots-clé   **autorité • soutien**

Ce doigt est la base de notre soutien relationnel. Une affection du gros orteil signale des tensions inconscientes, d'ordre matériel si elles se situent du côté interne du pied et d'ordre affectif, sur le côté externe du pied. Lors de la ménopause, il est fréquent que les femmes rencontrent des problèmes à cet orteil car cette étape du cycle de vie est souvent vécue comme une perte dans les relations affectives, en lien avec la perte réelle de fécondité biologique.

Il est alors pertinent de se demander :

- *Qu'est-ce que je suis en train de vivre qui me donne la sensation de perdre quelque chose d'important ?*
- *Est-ce que je vis des tensions d'ordre matériel ? Lesquelles ?*
- *Quelles tensions relationnelles affectives me rendent la vie difficile ?*

Messages de l'orteil Index (latin = indicateur)
blocage du cheminement

Mots-clé   **autorité • direction**

L'index, doigt indicateur du pied, reçoit le méridien de l'estomac. Il symbolise la digestion de ce qui nourrit nos relations.

Face à un problème à cet orteil, nous devons nous questionner sur :

- *Qu'est-ce que je ne parviens pas à digérer dans mes relations ?*
- *Ai-je des difficultés à digérer quelque chose dans ma vie professionnelle ?*

Messages de l'orteil Majeur   *équilibre dans nos relations*

Mots-clé   **créativité • plaisir • sexualité**

L'orteil majeur est le doigt de l'équilibre, de la cohérence de nos relations. Il parle des difficultés attachées à l'avenir de nos relations, particulièrement à notre peur d'approfondir une relation ressentie comme injuste et sans avenir.

Des problèmes à cet orteil nous alertent sur :

- *Ai-je peur de poursuivre une relation insécurisante ?*
- *Quelle relation suis-je en train de vivre qui me fait perdre patience, et me détourne de ma voie ?*

Messages de l'orteil Annulaire   *confort / inconfort dans la relation*

Mots-clé   **union • lien affectif**

Dans cet orteil, se termine le méridien de la vésicule biliaire. S'il est affecté, nous devons nous poser des questions du type : être ou ne pas être juste ? C'est l'orteil de la recherche de la perfection.

Quand il présente un problème, cet orteil nous questionne sur :

- *Suis-je en train de vivre une relation pour laquelle j'ai des doutes : suis-je juste ou injuste ?*
- *Quelle est la relation qui génère en moi de l'inconfort ?*

Messages du petit orteil   *clôture du cycle*

Mots-clé   **écoute intérieure**

C'est dans cet orteil que se termine le méridien de la vessie et des reins, organes responsables de l'élimination des liquides du corps. Symboliquement, le petit orteil, quand il est atteint, nous parle de l'élimination de mémoires traumatiques, d'appuis relationnels qui nous font souffrir.

Il est intéressant de se questionner sur :

- *Est-ce que je tente d'être plus énergique et déterminée dans mes changements de relation ?*
- *Quels appuis relationnels ai-je besoin d'abandonner ?*
- *Quels vieux schémas relationnels génèrent un tel mal-être en moi ?*

19.
DIALOGUER AVEC LES SEINS

Prendre soin de soi, prendre soin de l'autre

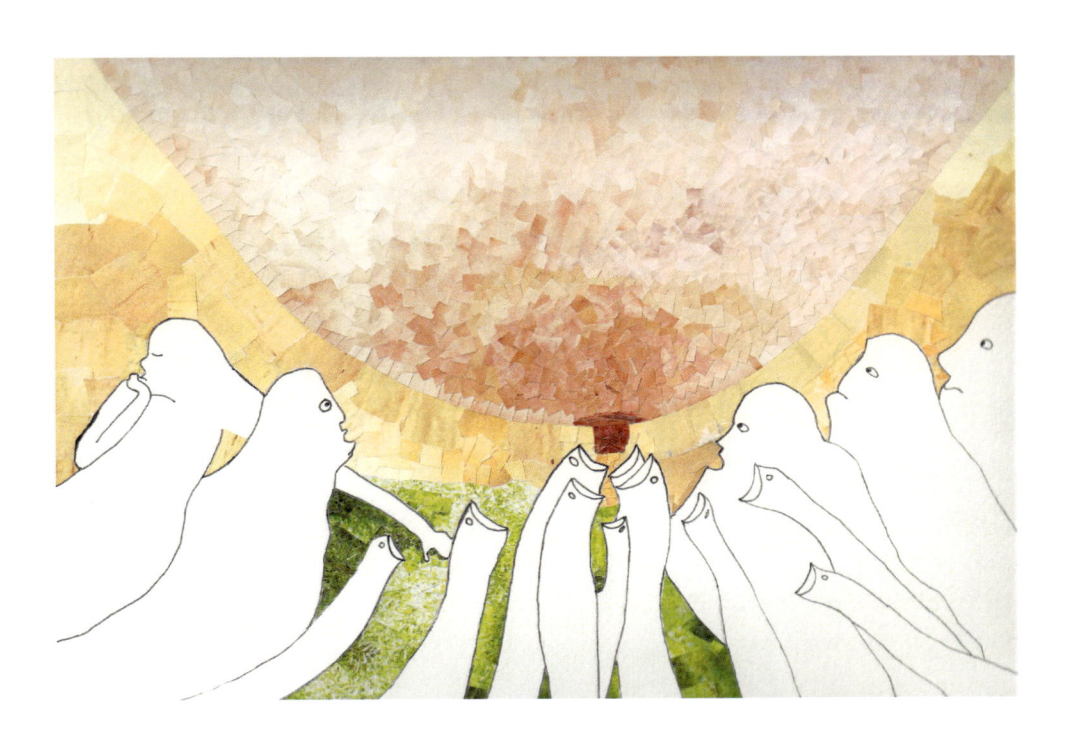

LES SEINS représentent, chez l'homme comme chez la femme, la féminité, la protection et la préoccupation de nourrir autrui. Ils symbolisent la faculté de se soucier des autres, perçus souvent et parfois à tort comme des enfants fragiles, sans défense, dont il faut prendre soin.

Après l'accouchement, la mère se consacre entièrement au nourrissage et au soin de son bébé, se mettant elle-même au second plan. En maternant et protégeant son enfant vulnérable, qui sans ses soins succomberait, la mère parfois renforce, amplifie la relation de dépendance, par son besoin excessif de contrôle et de surprotection.

> Toute surprotection est un acte de non foi en la capacité de l'autre.

Une femme qui présente une affection du sein, peut se demander si elle n'éclipse pas sa féminité au profit de sa maternité. Selon le sein atteint (droit ou gauche), nous pouvons l'aider à affiner le sens de sa souffrance. Si c'est le sein gauche qui est touché, cela concerne une problématique masculine (père, fils, mari, patron…) et si c'est le sein droit, c'est du côté de la symbolique féminine qu'il faut chercher (mère, fille, amie, supérieure hiérarchique…).

Problèmes au niveau des seins

Une personne confrontée à une affection quelconque des seins est invitée à se poser quelques questions, pour l'aider à clarifier et décoder le sens existentiel du symptôme :

- *Qui, dans mes relations, ne se sent pas assez nourri ?*
- *Parmi mes relations, quelle est la personne que je ne veux plus nourrir, et à qui je ne parviens pas à le dire ?*
- *Comment est vécue la réciprocité dans mes relations ?*

- *Suis-je en train de me sacrifier pour quelqu'un, au détriment de la femme qui est en moi ?*
- *Ai-je des attitudes de domination et/ou de surprotection avec mes proches ?*
- *Ai-je perdu quelqu'un qui m'était très cher ?*
- *Suis-je en train de vivre une perte affective très douloureuse ?*
- *Est-ce que je ressens quelque culpabilité quant à ma capacité à prendre soin ?*
- *Dans mon rôle de soignant, ai-je de la difficulté à mettre des limites ?*
- *Est-ce que je me préoccupe davantage des autres que de moi-même ?*

À travers les affections des seins, le corps tente d'évacuer les tensions dues à des relations où la réciprocité n'est pas vécue ni respectée. Persévérer dans ce mode relationnel pourrait conduire à développer des pathologies plus graves. Les questions ci-dessus peuvent nous aider à réfléchir à certains de nos comportements qui se révèlent néfastes pour nous ou pour les autres. Ce travail nous permettra de les modifier pour vivre des relations plus harmonieuses et sereines.

Les problèmes au niveau des seins témoignent souvent d'un malaise interne, dû à des comportements si protecteurs à l'égard d'autrui, qu'ils se font au détriment de soi. Parfois la "mère-poule" ou la "Mama italienne" qui existe en chaque mère, celle qui prend soin de tout et de tous, vient supplanter la femme. Son corps peut alors manifester sa souffrance par des affections aux seins.

Certaines femmes rencontrent des difficultés pour nourrir leurs enfants. Ce peut être le signe d'une peur inconsciente que l'enfant entrave sa liberté de femme. Cette peur génère une sorte de résistance à accepter son rôle de mère. Malgré elle, prendre soin de son enfant, s'acquitter de ce rôle, lui fait redouter de négliger la femme en elle. C'est important alors de réfléchir au lien mère-enfant.

La maternité est un moment fécond pour une femme, mais aussi une phase déstabilisante, perturbante qui peut engendrer des inquiétudes. Néanmoins devenir mère et être femme peuvent s'ajuster ensemble et trouver un équilibre, une harmonie propices à l'épanouissement personnel sans que, ni la condition de mère ni celle de femme, n'en pâtissent.

Pour y parvenir au mieux, ces quelques questions peuvent orienter nos réflexions et nous aider à clarifier et décoder le sens existentiel du symptôme :

- *Comment est-ce que je me perçois en tant que femme ?*
- *Comment est la relation avec mon conjoint ?*
- *Comment sont ma relation et ma communication avec mon enfant ?*
- *Ai-je été désavouée, reniée par l'un de mes enfants ?*
- *Être "super maman" serait-il une manière de me sentir aimée ?*
- *Comment est-ce que je me sens, maintenant que mes enfants ont grandi et ne sont plus auprès de moi ?*
- *Ai-je des doutes sur ma valeur en tant que mère et femme ?*
- *Qu'ai-je fait de mes émotions et désirs de femme ?*

La "Personne Sein"

Pour Jean-Pierre Barral (2005) la "Personne Sein" a fréquemment les caractéristiques suivantes :

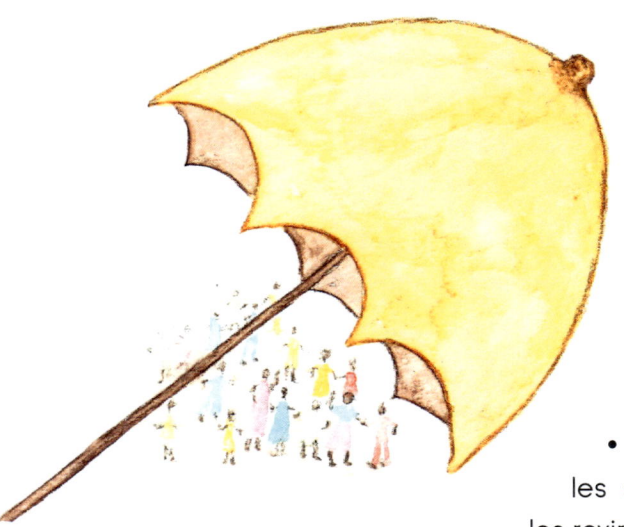

- Elle a besoin de sécurité affective. Dans quelque conflit affectif que ce soit, elle se sent perdue, confuse et a de la difficulté à surmonter le problème.

- Elle a une tendance et une sensibilité à la solitude réelle et/ou imaginaire. Même très entourée, elle se sent toujours très seule.

- Elle a de la difficulté à supporter les situations de rupture affective et les revirements de la vie. Le mariage d'un enfant, la séparation avec un compagnon, un chantage affectif ou une trahison dans la famille sont vécus avec beaucoup de souffrance. Telle la goutte d'eau qui fait déborder le vase, une seule de ces situations peut provoquer une rupture émotionnelle. Fréquemment, la simple idée d'un abandon, d'une séparation peut déclencher des affections du sein, des kystes mammaires par exemple.

- Son désir de maternité ne tarit pas, même si elle a déjà des enfants ou ne peut plus en avoir.

- Elle est sensible à la question de l'âge. Elle supporte difficilement de vieillir. Elle aimerait être une éternelle mère qui prend soin de ses enfants. Elle a la sensation que ses seins sont toujours prêts à nourrir.

• Elle nourrit inconsciemment un sentiment d'insatisfaction, d'échec par rapport à sa fonction de mère. Elle a tendance à s'auto-flageller, ayant toujours l'impression qu'elle n'en fait plus ou pas assez, qu'elle pourrait faire mieux. Tout, pour elle, est source de culpabilité.

• Elle est souvent assez fataliste, exige beaucoup d'elle-même et se soumet facilement à son conjoint, ses enfants, ses parents ou amis, toute personne qui a une influence sur elle. Sa philosophie de vie pourrait se résumer à : pour être acceptée, je dois être parfaite. Aucun risque d'erreur ne lui étant permis, elle ne peut s'autoriser à envisager ou susciter le moindre changement.

• Elle a de la difficulté à trouver sa place, que ce soit en tant que femme, mère ou épouse. Elle vit beaucoup plus en fonction du désir des autres que du sien, se questionnant sans cesse sur l'espace à occuper, sur son rôle : "Quel type de mère suis-je ? Quelle sorte de professionnelle suis-je ? Quel genre d'épouse suis-je ?"

• Elle est d'une timidité excessive. C'est souvent à la puberté, quand les seins commencent à apparaître, que l'adolescente présente des difficultés relationnelles, assumant mal la manifestation de la féminité dans son corps. Chez ce type d'adolescente se révèle alors, dans certaines circonstances, un mélange de timidité et d'attitudes agressives. Parfois aussi, à cet âge, se déclare une cyphose (courbure de la colonne vertébrale) : les épaules se voûtent et arrondissent le dos. Ce symptôme serait une tentative inconsciente de dissimuler les seins, symbole de féminité.

• La "Personne Sein" présente une sérénité de façade, essayant toujours d'être agréable aux yeux de ses proches. Mais derrière cette apparence trompeuse, se cache en réalité une personne très insécurisée qui, en se dévouant pour les autres, en les surprotégeant, projette son propre besoin de protection, de sécurité. Son abnégation et son excès de préoccupation d'autrui peuvent se comprendre comme une tentative de solution face à un sentiment d'insécurité envahissant : protéger pour se sentir protégée. La psychanalyse fait apparaître clairement que se mettre en quatre pour les autres dissimule souvent un sentiment d'insécurité, un besoin de surprotéger les autres pour se protéger soi-même.

• Les seins sont la partie du corps qui symbolise la capacité de nourrir et protéger, le souci d'être une bonne mère. La "Personne Sein" est toujours en train de proposer son aide, assimilant toute relation féminine à une relation de soignante.

20.
DIALOGUER AVEC LE CŒUR ET LE SYSTÈME CIRCULATOIRE

Passion et joie de vivre

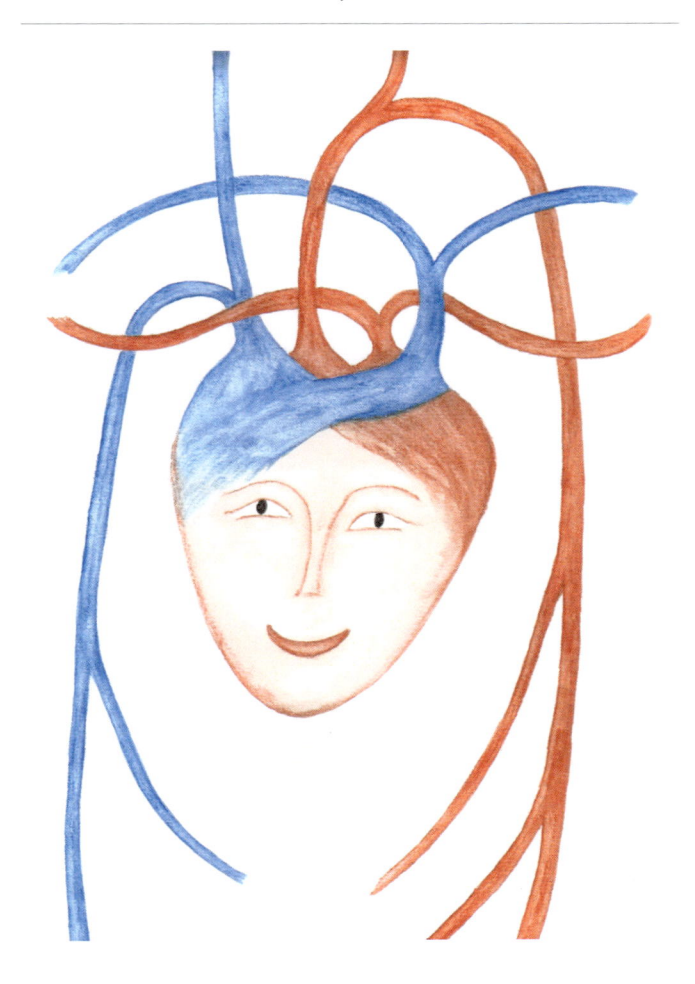

› LE SANG

Avant de parler du cœur, il est important de parler du sang, liquide vital qui évoque la joie de vivre, l'âme, l'essence, le JE.

Le sang est composé :
- d'une partie solide comprenant les globules rouges (érythrocytes, hématies), les globules blancs (leucocytes) et les plaquettes,
- d'une partie liquide, le plasma, qui transporte les protéines.

Les globules rouges

Grâce au fer qu'ils contiennent, ils captent l'oxygène des poumons, l'acheminent dans tout le corps, puis éliminent le gaz carbonique. Ils symbolisent la force, le combat, le feu qui nous anime et suscitent en nous l'enthousiasme, l'action, la passion et la lutte pour la vie.

Mais quand il y a une anémie, par déficience en fer, cette force de vie est bien affaiblie, provoquant fatigue, manque de tonus, de courage, peur de vivre et perte de confiance en soi.

En cas d'anémie, de baisse de tonus et perte du goût de vivre, il faut se demander :

- *Qu'est-ce qui m'ôte ma force et ma volonté de vivre ?*
- *Qu'est-ce qui me donne ou me fait perdre tant d'énergie ?*
- *De quelle nourriture relationnelle et affective ai-je besoin pour retrouver du cœur à vivre ?*

Les globules blancs

Les globules blancs neutrophiles, représentent notre "armée" qui lutte contre les invasions bactériennes. Les lymphocytes nous défendent contre les virus. Une des fonctions primordiales de ces défenseurs de la vie est de reconnaître l'ennemi avant de l'éliminer, ce qui n'est pas toujours aisé. C'est le système immunologique qui est compétent pour ce travail : distinguer ce qui nous appartient de ce qui ne nous appartient pas et nous agresse.

Problèmes au niveau des globules blancs

Ils nous invitent à réfléchir à nos alliances et nos défenses.

Lymphome

C'est un type de cancer qui attaque nos défenses à travers les lymphocytes (globules blancs) et donc diminue notre capacité à lutter contre les agressions externes (virus, bactéries). Il peut être localisé dans les ganglions lymphatiques ou disséminé... Il nous invite à réfléchir à d'éventuels conflits interrelationnels qui, en ébranlant notre système de défense, nous rendent incapables de distinguer nos alliés de nos ennemis et sèment la confusion en nous.

Toute personne atteinte d'un lymphome peut se demander :

- *Comment est mon sens critique ?*
- *Suis-je capable de distinguer mes amis (mes compagnons) de ceux qui me font du mal, les faux amis ?*
- *Qu'ai-je fait de ma force intérieure, de mes valeurs et mes croyances ?*

Leucémie

C'est un cancer du sang (prolifération anormale de globules blancs) qui nous parle d'une atteinte de notre structure existentielle. Cette atteinte génère en nous un sentiment d'auto-dévalorisation voire de perte d'identité. Le fait d'être attaqués par ce qui devrait nous protéger témoigne d'une certaine fragilité et d'une confusion psychologique et physique. Ce n'est pas un hasard si les enfants et les personnes âgées sont les victimes préférentielles de la leucémie. Celle-ci crée un contexte chaotique où nos défenses ne parviennent plus à distinguer ce qui nous appartient de ce qui nous agresse, ce qui nous pousse à attaquer désespérément tout ce à quoi nous sommes confrontés, sans discerner le bon du mauvais.

Lorsque nous sommes atteints de leucémie, il est pertinent de s'interroger sur :

- *Est-ce que je suis ce que je suis, ou ce que les autres veulent que je sois ?*
- *Est-ce difficile pour moi de défendre mes espaces relationnels et professionnels ?*
- *Qu'est-ce que je veux éliminer en moi ? Ai-je de la difficulté à distinguer ce qui a besoin d'être protégé et préservé, de ce qui doit être éliminé ou détruit ?*
- *Qu'est-ce que je dois modifier dans mon contexte familial ou professionnel, pour que je puisse vivre ?*

Les plaquettes

Elles servent à protéger les vaisseaux sanguins des blessures qui peuvent éventuellement toucher les parois. Ainsi, elles sont une barrière de protection contre les traumatismes qui déclenchent des saignements (hémorragies).

Lorsque nous rencontrons des troubles au niveau des plaquettes, il est important de réfléchir aux limites nécessaires que nous devrions mettre dans certains de nos liens, qu'ils soient professionnels, familiaux ou amicaux.

Nous pouvons nous questionner sur :

- *Est-ce que je sais mettre des limites dans mes relations ?*
- *Qu'est-ce que je fais pour me protéger, protéger mes valeurs et mes espaces de vie ?*
- *Est-ce que je mets trop de barrières dans mes relations, ou dans la réalisation de mes rêves ?*

Hémorragies

Elles reflètent une perte d'énergie vitale et de la tristesse. Leur localisation fournit quelques précisions supplémentaires.

Hémorragie digestive

Elle correspond symboliquement à un profond sentiment d'injustice face à quelque chose que nous n'avons pas encore digéré. Elle survient fréquemment chez les personnes alcooliques. Ces dernières finissent par avoir des varices dans l'œsophage, qui saignent jusqu'à les empêcher d'avaler et digérer quoi que ce soit, notamment, au niveau symbolique, la réalité de leur vie.

Hémorragie utérine

Elle parle d'une tristesse profonde, d'une perte de joie de vivre dans la maison, dans la famille. Elle est fréquemment liée à l'un des enfants, source de soucis importants.

Hémorragie nasale

Très courante chez les enfants, cette hémorragie signale des problèmes liés à l'affirmation de soi face à un père ou tout représentant d'autorité.

› LE SYSTÈME LYMPHATIQUE

Parallèlement au sang, existe le système lymphatique avec ses organes lymphoïdes et ses vaisseaux correspondants.

Les amygdales

C'est l'un des organes lymphoïdes les plus connus. Ils sont comme deux "gardiens de la gorge" qui filtrent les impuretés, neutralisent les bactéries, purifient la lymphe et défendent l'organisme. La lymphe a une action nutritive et protectrice.

L'appendice

C'est un autre organe lymphoïde significatif. Il est localisé entre l'extrémité finale de l'intestin grêle et le début du gros intestin. Il agit comme un vigile pour empêcher l'entrée, dans l'intestin grêle, des bactéries issues du gros intestin.

Des problèmes au niveau de l'appendice invitent aux réflexions suivantes :

- *Ai-je été suffisamment vigilant pour protéger mes valeurs ?*
- *Ai-je été trop sévère, trop exigeant envers moi ou envers les autres ?*

Les vaisseaux lymphatiques se superposent au réseau veineux et drainent le liquide qui circule entre les cellules. De la même manière que les globules blancs font la distinction entre nous et l'agresseur, les ganglions lymphatiques nous défendent contre les éléments agressifs et invasifs.

Des problèmes au niveau du système lymphatique doivent nous inciter à réfléchir à :

- *Lesquelles de mes relations affectives font que je me sens moins protégé ?*
- *Quelle nourriture affective suis-je en train d'avaler sans le vouloir ?*
- *Qu'est-ce qui a fragilisé ma confiance en moi ?*
- *Ai-je filtré ce qui m'est nocif de ce qui me fait du bien ?*

> LE SYSTÈME CIRCULATOIRE

À partir du cœur et en empruntant les artères, le sang circule avec force, dans un mouvement constant, jusque dans les veines et les plus petits vaisseaux. Il y distribue l'oxygène et y recueille le gaz carbonique, qu'il va transporter jusqu'aux poumons, à travers les veines. Quand cette force et ce mouvement sont affaiblis, le corps présente des déficiences et des maladies dans les systèmes artériels et veineux.

La personne atteinte d'une symptomatologie cardiovasculaire est fréquemment tiraillée entre l'hostilité et la peur. Ces dernières s'alimentent l'une l'autre, dans un cercle vicieux qui s'avère être un véritable piège pour la personne. Le stress généré par ce conflit épuise le cœur ou endommage particulièrement et inexorablement les petites artères.

Maladies du système artériel
circulation • rayonnement • joie de vivre

Mots-clé   affectivité • investissement • implication • ouverture • fermeture • émotion

C'est à travers les artères que circule le sang symbolisant la joie de vivre, l'expression des émotions et le maintien du contact avec le monde extérieur. L'excès d'émotions, comme par exemple de fortes excitations, peut provoquer du stress et des troubles au niveau du système sanguin.

Alors que les pathologies au niveau du système artériel parlent de notre sentiment de ne pas savoir, de ne pas pouvoir, de ne pas être à la hauteur pour vivre la convivialité avec amour et poursuivre notre chemin la joie au cœur, les pathologies qui touchent le système veineux suggèrent un sentiment d'incapacité et d'impuissance à vivre sa vie.

Les personnes qui, consciemment ou non, sont hypertendues et agissent avec une totale indifférence à ce qui se passe, présentent souvent, au niveau du comportement, certaines caractéristiques. Elles sont pressées et vivent constamment dans un sentiment d'urgence. Elles dégagent à la fois une hostilité latente et un dynamisme intense. Cette fièvre s'observe dans tout ce qu'elles entreprennent et donne la sensation qu'elles sont hyperpolyvalentes, qu'elles ont le don d'ubiquité, tant elles sont capables de gérer plusieurs choses à la fois.

Artériosclérose

C'est un durcissement des artères qui nuit au flux de la vie. Symboliquement, l'artériosclérose signale à la personne atteinte que ses peurs, particulièrement celle de mourir sans avoir réalisé ses projets et ses rêves, empêchent le maintien équilibré de sa pression artérielle.

Maladies du système veineux   *vie pleine d'insatisfactions*

Mots-clé   insatisfaction • passivité • fragilité • découragement

Une tension basse évoque une grande lassitude de l'âme. Il nous manque l'amour, ingrédient essentiel, pour jouir de notre énergie vitale.

Nous avons alors tendance à nous désintéresser des choses et/ou des autres et à chercher dans la victimisation un support à notre manque d'énergie. Ce trouble nous invite à réfléchir au sentiment d'être victime, de se trouver dans une impasse.

Les pathologies qui touchent le système veineux, suggèrent aussi un sentiment d'incapacité et d'impuissance à vivre sa vie.

Dans cette situation, il est utile de se demander :

- *Qu'ai-je fait de ma lumière intérieure, de mon propre éclat ?*
- *Pourquoi suis-je découragé, désespéré ?*
- *Suis-je frustré et/ou en colère à cause de la vie que je porte comme un fardeau ?*

- *Ai-je de la difficulté à exprimer mes émotions ?*
- *Ai-je de la difficulté à structurer mon travail ?*

Phlébite   *blocage - découragement*

Lorsqu'une phlébite atteint l'une de nos jambes, qui est le symbole de mobilité dans nos relations, elle nous parle de nos émotions stagnantes, qui nous font perdre la volonté d'aller de l'avant dans la vie, d'investir dans notre relation aux autres. La phlébite signale une profonde insatisfaction relationnelle. Ainsi, les personnes ayant une phlébite donnent l'impression de souffrir du poids de leur vie affective, d'être découragées au niveau affectif et/ou existentiel. Elles ont tendance à rester immobiles, à l'arrêt.

Comme dit le proverbe : "Qui voit ses veines, voit ses peines…"

Les phlébites et varices nous invitent à réfléchir à notre capacité à recevoir et accueillir les événements affectifs, en nous questionnant sur :

- *Est-ce que je me sens dominé par un quelconque sentiment d'impuissance ?*
- *Ai-je de la difficulté à accepter de vivre de manière joyeuse, spontanée ?*
- *Est-ce que je me sens envahi par les autres et empêché de réaliser mes propres désirs ?*
- *Ai-je le sentiment d'être davantage en train de réagir que d'agir ?*
- *Qu'est-ce qui me met en difficulté pour retrouver ma volonté de vivre ?*

- *Ai-je l'impression de donner beaucoup et de recevoir peu ?*
- *Est-ce que je souffre de l'indifférence de mes partenaires ?*
- *Est-ce que je me sens à moitié abandonné, laissé de côté ?*
- *Quelles personnes ou situations sont en train de me paralyser ?*

› LE CŒUR   *amour de soi-même et des autres*

Comme nous venons de l'explorer, le cœur ne fonctionne pas seul : il est en relation directe avec le système circulatoire, mais il travaille aussi de concert avec le cerveau. En effet, en accord avec les besoins ambiants, le cerveau répond au signal du cœur, régule son rythme et sa pression sanguine. Ils sont tous deux, les plus grands consommateurs d'oxygène de l'organisme. Le manque d'oxygène dans les muscles du cœur provoque des nécroses irréparables. Le cœur est l'organe responsable de l'équilibre du corps physique avec le corps social.

"Le cœur a ses raisons que la raison ne connaît pas." *Pascal*

Les expressions courantes ci-dessous témoignent de la richesse symbolique du cœur :

Courage : "Un tel a du cœur au ventre…", c'est-à-dire du courage, de l'énergie pour affronter les adversaires parce qu'il sait unir l'émotion (cœur) et la force vitale (ventre).

Sincérité : "parler à cœur ouvert…", " ouvrir son cœur à quelqu'un…"

Générosité : "avoir le cœur sur la main…", "avoir un cœur d'or…"

Émotion : "il a un grand cœur…", "il a un cœur de pierre…"

Dans toutes les cultures, le cœur est le siège de l'amour, des émotions, de la passion. Son étroite relation avec le cerveau, la rationalité, s'avère être un mariage judicieux. En effet, l'association du cœur qui ressent (émotion) avec le cerveau qui pense (raison) est salutaire pour tous. Leur divorce peut nous conduire jusqu'à la folie passionnelle.

Après la fécondation, le cerveau est le premier organe à fonctionner et en fin de vie, il sera le dernier à s'éteindre. Le cœur, lui, est l'organe qui assume la mission et la responsabilité de bombarder dans tout le corps, 7200 litres de sang par jour, au rythme de 70 battements par minute.

Quand les battements du cœur sont perturbés, nous faisons soit de la tachycardie (rythme trop rapide), soit de la bradycardie (rythme trop lent), soit de l'arythmie (rythme anarchique). La "sensibilité et intelligence" du cœur le rendent capable de répondre à n'importe quelle demande de l'organisme, qu'elle soit d'ordre physique (physiologique) ou émotionnel (psychologique).

Le cœur symbolise notre effort, notre amour, notre détermination et notre engagement dans tout ce que nous entreprenons. Les plus grands ennemis du cœur sont le tabac, le stress, l'hypertension et un taux trop élevé de cholestérol.

Les problèmes cardiaques nous invitent à réfléchir à la manière dont nous vivons les colères, les ressentiments, les haines au détriment de l'amour, de la compassion et du pardon. Si le cœur fournit les aliments organiques à chaque cellule du corps, il fournit aussi les aliments émotionnels négatifs ou positifs.

> "Garder des colères, c'est comme avaler du poison
> et attendre que l'ennemi meure."

Les pathologies cardiaques les plus fréquentes sont :
- palpitations,
- tachycardies,
- infarctus.

Lorsque ces pathologies cardio-vasculaires nous atteignent, il est intéressant de réfléchir à :

- *Est-ce que j'aime la vie ? Suis-je habité par la joie de vivre ?*
- *Pourquoi est-ce que je ne me donne pas le droit d'avoir du plaisir, de me laisser porter par la vie ?*
- *Quels événements sont en train de m'ôter la joie de vivre ?*
- *Suis-je en train de nourrir une peur ?*
- *Suis-je en train d'alimenter des colères, du ressentiment, de la haine, au détriment de l'amour, de la compassion, du pardon ?*
- *Qu'est-ce que je continue à nourrir malgré moi ?*
- *Quelles émotions négatives rongent mon corps ?*
- *Quels événements difficiles (conflits, perte d'emploi, douleurs...) génèrent en moi une tension intense ?*
- *Comment est-ce que je gère mes émotions ?*
- *Suis-je prisonnier d'émotions relationnelles ?*

La "Personne Cœur"

Le cœur est le siège de toutes les émotions.

Jean-Pierre Barral (2005) considère comme "Personne Cœur" toute personne dominée par les émotions positives et/ou négatives qui font constamment appel au cœur.

• C'est une personne souvent dépendante, très sensible à l'amour et à l'affection. Le moindre geste d'indifférence et de froideur d'autrui affecte son sentiment d'être aimée. Elle a beaucoup de difficulté à digérer appréciations négatives et jugements, quels qu'ils soient. Ils sont inévitablement vécus comme l'expression d'un non amour, d'une animosité, d'un rejet affectif. La crainte de ne pas être aimée, d'être rejetée tourne parfois à l'obsession. Ainsi, pour tenter de combler son besoin immense d'être reconnue, acceptée, aimée, elle adopte souvent un comportement dévoué, servile, se met dans une dépendance affective, anticipant les désirs d'autrui et répondant à toute sollicitation au risque de s'annihiler, de renoncer à son propre désir, à elle-même. Toute séparation ou mise à distance d'une personne investie et aimée, sera ressentie et vécue comme un abandon, une souffrance du cœur et de l'âme.

• La vie d'une "Personne Cœur" est envahie par une peur incontrôlable de l'abandon et un sentiment de jalousie qui la déstabilisent et génèrent des comportements qui vont lui nuire. En effet, son attitude fusionnelle et son besoin de tout contrôler finissent, tôt ou tard, par pousser son objet d'amour à s'écarter d'elle, ce qui fait qu'elle se sent trahie et abandonnée. La confiance cède alors la place à la défiance, à l'insécurité. S'ensuit une propension à la passivité qui en fait une proie facile pour les manipulateurs. Le moindre compliment suffit pour obtenir de cette personne tout ce que l'on veut. Elle peut aussi, par peur de l'abandon et de la solitude, accepter de subir toutes sortes d'humiliation. Néanmoins, ces situations auxquelles elle se soumet, ces concessions qu'elle consent vont faire émerger en elle une rage intense, et provoquer fréquemment des crises de colère très culpabilisantes pour elle.

• La "Personne cœur" est atteinte dans son narcissisme, et les chagrins et les remords qu'elle ressent, vont contribuer à amplifier cette souffrance. Comme elle a tendance à se culpabiliser de ses insuccès, elle a toujours le sentiment de ne pas en avoir assez fait. Ce type de personne a un besoin constant d'éloges, de récompenses, de reconnaissance pour ses efforts et sa générosité.

Des problèmes au niveau du cœur nous invitent à réfléchir
à la nécessité de donner et recevoir de l'amour.

Philippe Dransart (2000) relève trois caractéristiques, communément présentes chez les personnes âgées en bonne santé :

• **absence de rancœur face à la vie.** Ces personnes regardent toujours l'avenir avec optimisme, sans amertume ni regret du passé,

• **curiosité et ouverture face à la nouveauté.** Ces personnes ont de la souplesse d'esprit, sont attentives, curieuses de tout, disposées à tout affronter avec un grand sens de l'humour,

• **passion.** Ces personnes sont passionnées par ce qu'elles font et découvrent.

Alors que certaines personnes âgées sont prisonnières de situations du passé, envahies par une grande lassitude et agissent comme si elles étaient sclérosées au niveau physique et émotionnel, d'autres parviennent à conserver lucidité et vivacité toute leur vie.

21.
DIALOGUER AVEC LES POUMONS

Tristesse, blocages

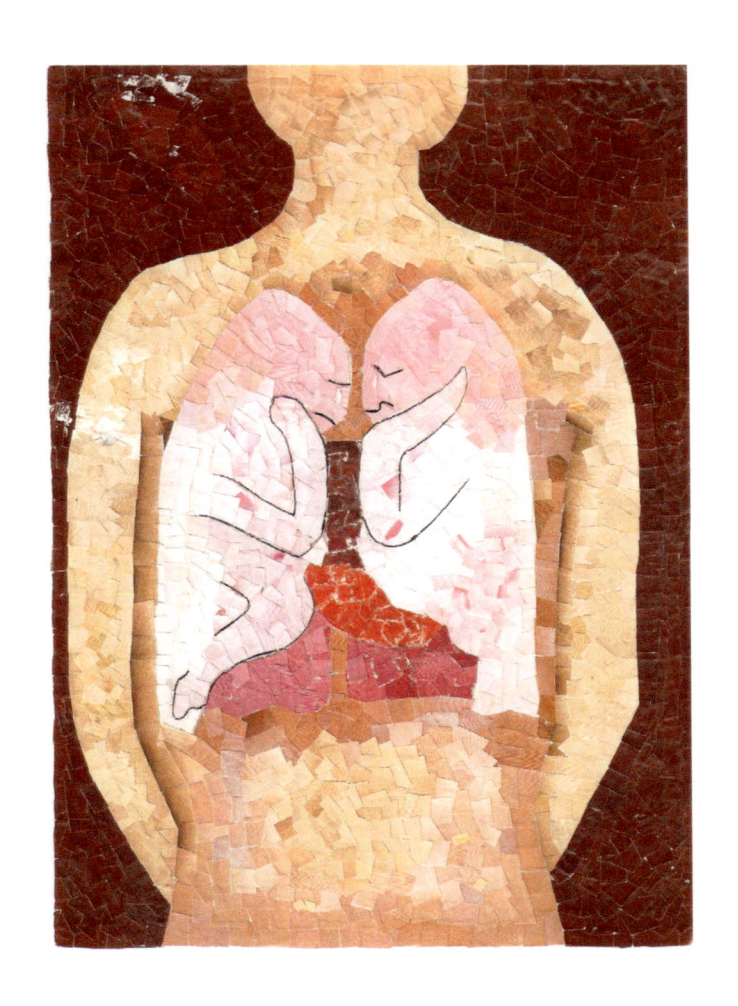

LES POUMONS sont les organes vitaux les plus importants de l'appareil respiratoire. Pour remplir leurs fonctions, ils sont aidés par d'autres organes respiratoires tels que les narines, la trachée, les bronches et les alvéoles pulmonaires. L'air que nous respirons entre par les narines, où il est réchauffé, filtré par les poils et humidifié par le mucus. Il passe ensuite dans les bronches où, grâce au mucus, les particules de poussière qu'il contient seront retenues et pourront être éliminées par la toux. Puis l'air atteindra les alvéoles pulmonaires, où le gaz carbonique sera remplacé par l'oxygène qui va alimenter toutes les cellules de l'organisme. Tout au long de ce parcours, les différents organes impliqués assument le rôle capital de filtrer ce que nous absorbons de l'atmosphère ambiante, afin de nous protéger de toute agression externe. C'est pourquoi ils sont le symbole de la protection, de l'échange et du maintien du rythme de la vie. C'est cette fonction du système respiratoire qui, littéralement, provoque les cicatrisations de nos blessures physiques et émotionnelles.

Philippe Dransart (2000) nous rappelle que l'air est une richesse que nous partageons sans frontières, sans barrières, quand notre appareil respiratoire fonctionne bien.

En effet, tous les êtres vivants respirent le même air, qu'ils soient amis ou ennemis. Ce partage nous permet d'apprécier notre capacité à supporter les désagréments physiques (poussière, air froid...) et les contrariétés émotionnelles.

La toux, la production de mucus et l'expectoration sont des réponses données par le corps pour tenter d'éliminer ce qui est indésirable. Par ces réactions, les poumons réagissent aussi bien aux agressions physiques (bactéries, virus, poussière) qu'aux agressions psychiques (paroles agressives, déceptions, ambiance destructrice...). Les poumons, quand ils sont fragilisés, génèrent des désordres physiques qui sont des réponses de notre organisme aux agressions externes. Les expressions comme "Il nous pompe l'air...", "Laisse-moi respirer..." témoignent bien de l'influence d'une bonne respiration sur notre bien-être.

Nous avons deux niveaux de respirations :

• **Une respiration externe effectuée par les poumons et la peau.**
Quand nous évoquons la respiration, nous pensons immédiatement à l'appareil respiratoire et aux poumons, et oublions le rôle important de la peau dans le processus d'échange gazeux. La peau est l'organe qui assure la médiation entre notre corps et le milieu ambiant. Sa texture souple et poreuse garantit notre protection contre les agents microbiens ou les agressions provenant du milieu ambiant, comme la poussière, les acariens, les rayons solaires, la pluie...

• **Une respiration interne effectuée par les cellules,** à travers leurs métabolismes intra et intercellulaires.

En général, les problèmes pulmonaires parlent de peurs profondes, de manque d'air, de suffocation. Ils dévoilent un sentiment de perte de son propre territoire, une difficulté à trouver son espace vital, particulièrement dans le contexte familial et les relations avec ses différents membres.

Quand une personne a un vécu d'abandon ou est orpheline, sa confiance dans les adultes est compromise. Elle présente fréquemment des difficultés pour modifier quoi que ce soit dans sa vie, et ressent toute séparation comme un abandon. C'est généralement au niveau des poumons que va se manifester sa souffrance intérieure. En effet, elle a souvent des difficultés respiratoires, une condition physique affaiblie, associées à une profonde tristesse et un sentiment de solitude. Elle est sujette aux maladies pulmonaires.

Dans cette situation, il est souhaitable de se demander :

- *Qu'est-ce qui provoque en moi cette sensation d'abandon ?*
- *Qu'est-ce qui m'ôte l'envie de vivre ?*
- *Quelle relation suis-je en train de vivre qui génère en moi insécurité et peur ?*
- *De quelles agressions suis-je en train d'essayer de me défendre ?*

Les problèmes respiratoires révèlent notre difficulté à nous protéger des agressions extérieures, soit parce que nous n'agissons pas de manière adaptée, soit parce que nous ne parvenons pas à laisser cicatriser quelques blessures relationnelles. Ces complications peuvent aussi signaler que nous conservons tristesse, rancœur, colère et difficulté et/ou refus d'oublier, de pardonner, qui évoquent un désir de vengeance.

Les bronches, elles, symbolisent notre capacité à occuper l'espace vital qui nous revient de droit, et notre pouvoir d'exprimer sentiments et émotions, de communiquer en toute liberté.

"Je ne peux plus supporter cet amour fou qui m'étouffe..."
Respirer sans problème, c'est pouvoir être libre et indépendant.

Problèmes respiratoires

Toux irritantes

Elles peuvent être une réponse aux agressions qui nous irritent. Elles signifient combien notre souffle est court, au bord de l'explosion, face à un quelconque stimulus externe. Les toux, avec expectoration, sont l'expression de tout ce qui nous incommode, de ce qui reste enfermé en nous et nécessite un effort intense pour le cracher, l'éliminer, le jeter au dehors.

Bronchites

Elles nous alertent sur nos chagrins et nos colères réprimés, sur notre sentiment d'être emprisonné émotionnellement dans notre environnement familial. Elles parlent de nos difficultés à communiquer, à échanger idées et affects, dans le milieu où nous vivons.

Inspirer signifie, au sens littéral du terme, "mettre l'esprit au-dedans de nous". Toutefois, il ne suffit pas d'intérioriser l'air, l'esprit, il faut aussi expirer, c'est-à-dire extérioriser, jeter à l'extérieur ce qui est en train de troubler notre esprit. C'est pourquoi le rythme alterné, entre la tension provoquée par l'inspiration et le repos occasionné par l'expiration, est fondamental dans ce processus.

Cette alternance respiratoire alimente nos cellules corporelles et, c'est grâce à la pulsation du cœur articulée à la respiration, qu'existe en nous la pulsation de la vie. C'est pourquoi les problèmes pulmonaires nous alertent sur la relation vitale que nous établissons ou non avec les autres. Ils ne signalent pas nécessairement un vécu d'agression explicite, mais des contextes ou des personnes qui nous étouffent. Combien de fois avons-nous entendu les expressions "Un tel m'étouffe…", "Cette ambiance est très pesante, je ne peux plus respirer…"

Asthmes - Eczémas - Angines purulentes
atmosphère familiale pesante

Mots-clé   révolte • liberté • conflit

Ces maladies sont des réponses à l'ambiance familiale qui nous entoure. Certains parents peuvent, par leur anxiété excessive, rendre l'atmosphère familiale pesante. Dans ce type d'environnement, il est fréquent que les enfants réagissent par des allergies respiratoires ou cutanées, parfois très violemment, sous forme de crises d'asthme ou d'angines purulentes. Ces pathologies sont les expressions trouvées par les enfants pour manifester leur fragilité, et solliciter une protection parentale plus sécurisante. Les enfants réclament davantage de présence et des manifestations d'amour et d'affection plus sereines et rassurantes.

L'asthme parle d'une atmosphère familiale étouffante, qui rend l'air irrespirable et engendre un blocage au niveau de la respiration. C'est une sorte de cri désespéré, l'expression d'une insatisfaction devenue intolérable. L'asthme dénonce, à sa manière, une situation où des personnes sont vécues comme envahissantes. C'est une façon de dire "j'étouffe… ainsi, je ne peux plus respirer". Fréquemment, cette sensation inconfortable est liée à des relations avec des personnes assez autoritaires, ou à une atmosphère extrêmement tendue, qui bloque la respiration et la libre expression.

Les personnes asthmatiques vivent en permanence dans l'expectative qu'une nouvelle crise se manifeste et qu'il faudra, une fois de plus, la surmonter. La crise d'asthme peut être pensée comme un accommodement, une forme de résignation de la personne devant la fatalité. En même temps, elle provoque fréquemment l'éclosion d'une révolte, contre le sentiment d'injustice et l'intense mal-être que génère le fait de ne pas pouvoir respirer normalement. L'asthme peut aussi être perçu comme un appel au secours, une demande déguisée d'être accueilli, aidé, que quelqu'un prenne soin de soi.

Néanmoins, un des bénéfices secondaires du trouble respiratoire est que souvent, ces personnes développent un imaginaire d'autant plus fécond que leur réalité et leurs souffrances sont dures.

Vivre, c'est établir une relation de réciprocité, c'est donner et recevoir de l'amour, inspirer et expirer l'air.

La "Personne Poumon"

Jean-Pierre Barral (2005) fait remarquer que la "Personne Poumon" oscille entre tout ou rien.

• Un jour, elle est timide, discrète, craignant d'importuner les autres et le lendemain, elle intimide les autres et défend son territoire avec véhémence. Tout ceci masque avant tout un grand besoin de soutien affectif. Cette ambivalence révèle également, chez ce type de personnes, certaines caractéristiques. Citons parmi elles :

• Une mauvaise gestion de son territoire. Une timidité excessive peut aussi bien faire souffrir la personne et la mettre sous l'emprise de quelqu'un, que la pousser à surprotéger son territoire jusqu'à l'affrontement.

• Le manque de confiance en soi, qui résulte souvent d'une

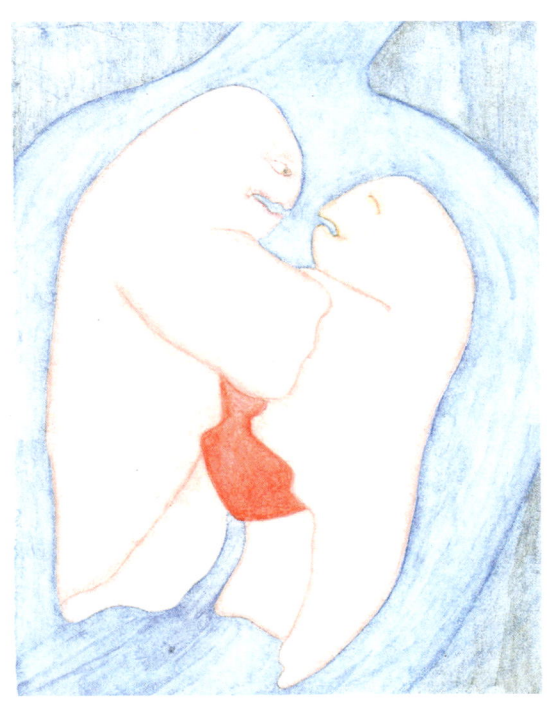

éducation dévalorisante, alimente les conflits de territoire. La personne qui a de la difficulté à protéger son espace vital, vit toujours dans un grand dilemme : la peur d'être dominée ou de dominer. L'idée d'être sous la domination de quelqu'un ou d'un groupe la terrorise. Se sentir sous la suprématie d'un autre, l'asphyxie. Pour s'en prémunir, elle va chercher à éviter toute confrontation.

• Alors cette personne s'isole, devient passive, se replie sur elle-même, en proie à des troubles respiratoires. Elle est confrontée à un autre paradoxe : le désir de se fermer tout autant que celui de s'ouvrir. Elle ressent en même temps, la peur de la solitude et la fascination pour la liberté. Elle peut parfois, par peur d'incommoder, de déranger, devenir dévouée, gentille, généreuse, voire même servile.

• Elle a tendance à occulter ses propres désirs. Sa communication s'ancre principalement dans les non-dits. Tout son corps parle… sauf sa bouche ! Tout en elle crie, les yeux, la respiration, la peau… mais la bouche se tait ! C'est une personne qui se met en situation de dépendance.

• En effet, ayant de la difficulté à suivre son propre chemin, la "Personne Poumon" pour se sentir en sécurité, éprouve souvent la nécessité de s'appuyer sur quelqu'un, une personne qu'elle considère comme forte. Elle a un tel besoin de se sentir aimée, de recevoir de la tendresse, que pour combler ce manque, elle cherche à attirer l'attention en se lamentant et se plaignant.

• Son manque d'autorité ne lui permet pas de s'imposer. Elle souhaiterait y parvenir mais n'en a pas les moyens. Alors elle en vient à se conformer à la situation et à se résigner avec fatalisme.

• Elle est submergée par le fantasme de la peur d'être asphyxiée et/ou de suffoquer. Ce ressenti anxiogène est le vestige du passage de la vie intra-utérine (aquatique) à la vie terrestre, qui exige une respiration aérienne (respiration du nouveau-né).

• Elle a la sensation d'être si facilement dominée, qu'imposer son point de vue nécessite tellement de force et de détermination, qu'elle se sent totalement insécurisée, en proie à sa peur de l'affrontement et du conflit.

• Elle ressent une telle injustice à se voir si facilement envahie, que ce soit ouvertement ou de manière plus insidieuse, qu'elle peut manifester de l'agressivité et de l'hostilité, pour se défendre de son sentiment d'impuissance à sauvegarder son territoire.

• Elle a tendance à être rigide psychiquement, "tête dure", ce qui la conduit à s'enfermer dans une prison de principes et d'exigences, dont elle ignore elle-même la provenance.

En résumé, la "Personne Poumon" se laisse facilement envahir et contrôler par l'autre.

La " Personne Poumon" devrait toujours se demander :

- *Qu'est-ce qui m'a étouffé récemment ?*
- *Dans ma famille, l'atmosphère est-elle si pesante ?*
- *Quelles situations ou quelles personnes sont en train de me faire suffoquer ?*
- *Pourquoi est-ce que j'accorde tant de pouvoir aux autres ? Pourquoi je les laisse envahir mon espace ?*
- *Quelle personne, revêtue d'autorité, est en train de m'empêcher de respirer l'air qui est le mien ?*
- *Quelles règles ou normes réduisent et/ou me retirent ma spontanéité et ma liberté ?*
- *Quelles colères secrètes ai-je accumulées en moi ?*

22.
DIALOGUER AVEC LE SYSTÈME DIGESTIF

Qualité de la nourriture affective

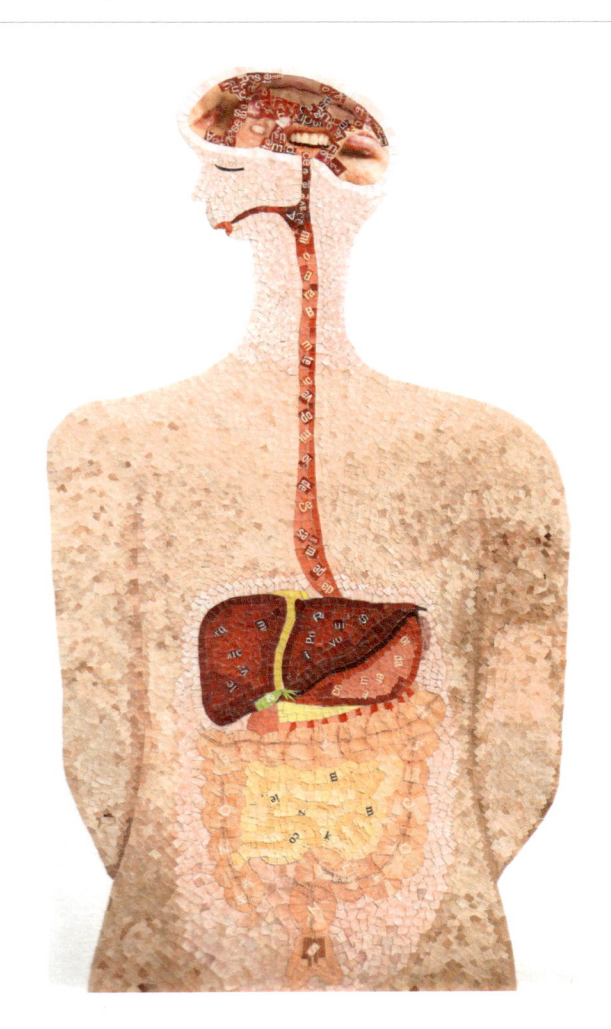

LE SYSTÈME DIGESTIF est responsable de la malaxation et de la digestion des aliments, puis de l'assimilation des substances nutritives et de leur transformation en bioénergie. La nourriture est ingérée par la bouche, descend par l'œsophage jusque dans l'estomac, qui après avoir rempli son rôle, l'envoie vers l'intestin grêle. Ce dernier absorbe et assimile les éléments nutritifs, en liaison avec le gros intestin qui, lui, élimine tout ce qui n'est pas profitable à l'organisme. Avec la rate et le pancréas, et de manière conjointe, le foie participe à ce processus, stockant graisses, sucres et protéines pour les utiliser quand ce sera nécessaire.

Le système digestif étant directement relié au cerveau, son fonctionnement, en langage symbolique, reflète autant nos expériences somatiques, matérielles, la manière dont nous absorbons et digérons les aliments, que nos expériences émotionnelles et comment nous les vivons.

Le cerveau (conscience) ne fait pas la différence entre la digestion d'une nourriture trop grasse, indigeste, avariée et la digestion d'émotions négatives, de vécus douloureux.

Les problèmes digestifs parlent donc aussi de la difficulté que nous avons à avaler, digérer, assimiler tout ce qui arrive au niveau de nos relations. C'est pourquoi sont tellement significatives les expressions telles que "Ce qu'il a fait avec moi me reste en travers de la gorge", "J'ai encore l'estomac tout barbouillé par ce que j'ai entendu d'un tel…", "Je n'ai pas digéré la manière dont ils ont agi avec moi…", " J'ai eu une indigestion suite à cette discussion…", "J'ai eu des nausées en entendant parler un tel…". Selon l'organe atteint ou le type d'affection, nous pouvons identifier la tension contenue ou le mal-être relationnel qu'il est nécessaire d'assainir.

Les différents organes du système digestif et leurs problèmes respectifs

› L'ŒSOPHAGE : organe de transit de la nourriture

L'œsophage, au moyen d'ondes rythmiques, transporte les aliments ingérés jusqu'à l'estomac. Des problèmes à l'œsophage peuvent évoquer une certaine passivité face à une situation vécue. Ils signalent le rythme que nous sommes en train d'imposer à notre cheminement quotidien. Souvent, le cancer de l'estomac apparaît quand cette situation non résolue finit par éclipser notre désir de vivre.

Œsophagite   *problème de déglutition - nécessité d'avaler*

L'œsophagite nous alerte sur la nécessité d'ajuster notre rythme en tenant compte de la vie, de nos compétences et de la réalité. Notre estomac nous montre alors que nous avons besoin de mieux "déglutir" nos relations, principalement celles qui sont douloureuses et qui nous rongent.

Face à une œsophagite, nous devons nous demander :

- *Pourquoi est-ce que je me sens passif, bloqué face à des situations ?*
- *Pourquoi est-ce que je ne prends pas des décisions qui me permettraient d'avancer dans la vie ?*

› L'ESTOMAC   *digestion de la nourriture affective*

Mots-clé   accueil • indigestion/digestion

L'estomac est l'organe qui réceptionne la nourriture venant de la bouche et transitant par l'œsophage. Sa fonction première est de broyer, de liquéfier les aliments ingérés et de les dissoudre à l'aide des acides gastriques, pour permettre leur assimilation.

L'estomac est par excellence, l'organe relationnel de notre corps. C'est le siège des mémoires de colère et de ressentiments. Tout ce que notre cerveau ne comprend pas et ne digère pas se manifeste dans notre estomac, sous diverses formes de mal-être. La nourriture que nous absorbons symbolise les dimensions de sécurité, d'accueil, de récompense et de survie. C'est pourquoi, de nombreuses personnes confrontées à une situation de vide immense, suite à une perte par exemple, ressentent le besoin de manger de manière compulsive, pour tenter de combler ce vide.

Les problèmes à l'estomac sont souvent dus à des situations qui nécessitent force et courage pour être digérées. Ils nous signalent l'indigestion psychologique qui nous assaille, lorsque nous ne vivons pas nos émotions de manière équilibrée. Ils nous parlent aussi de notre soif d'amour, principalement quand nous vivons un conflit secret entre nos désirs et nos besoins, au sein de notre famille ou de notre travail. Les problèmes les plus fréquents au niveau de l'estomac sont les aigreurs d'estomac, la gastrite, les ulcères et le cancer. Ils parlent de notre difficulté à digérer tout ce que nous vivons, ressentons, qui nous pèsent et nous accablent.

Aérophagie

Elle provient de l'air que nous avalons de manière involontaire, quand nous nous alimentons. Elle témoigne de notre nervosité due à une forte tension intérieure. Nous nous sentons insécurisés et comme asphyxiés : c'est pourquoi nous avons besoin d'air, d'oxygène.

Hyperacidité gastrique ou aigreurs d'estomac

Elle nous alerte sur le danger des ruminations excessives de vécus et relations indigestes. Elle témoigne de nos irritations, nos énervements, nos exaspérations et nos colères qui nous brûlent intérieurement. Submergés d'amertume face à la vie et de difficultés à nous exprimer, à affirmer nos besoins, nous sommes pris dans un cercle vicieux, réprimant de plus en plus nos révoltes, nos colères, ce qui ne fait qu'augmenter l'acidité stomacale.

Vomissements

Ce sont des tentatives d'élimination et de refus de ce qui nous est néfaste. Ils signalent que nous ne parvenons pas à digérer, non seulement les aliments organiques que nous évacuons, mais aussi une nourriture affective en lien avec diverses situations de notre vie.

Fermentation dans l'estomac

Elle signale des émotions que nous n'acceptons pas en nous. Pour éviter les conflits, nous tentons de les occulter mais malgré nous, nous les ruminons sans cesse. Cette accumulation d'anciennes anicroches, de vieux ennuis, aigrit la vie et corrode l'existence. Nous sommes facilement irritables et perpétuellement en train de réprimer notre colère et notre agressivité.

Gastrite

C'est une inflammation de la muqueuse de l'estomac. Elle nous parle de colères engendrées par la nourriture affective que nous recevons et que nous ne parvenons pas à digérer. Elle symbolise les colères retenues, accumulées, liées à ce que nous n'avons pas accepté, supporté dans nos relations. C'est l'occasion de nous interroger sur ce qui bout à l'intérieur de nous, sur ce qui nous irrite et nous enflamme dans nos relations affectives.

Ulcères

Ils révèlent nos peurs intenses, liées aux contrariétés vécues dans la famille, au travail ou dans la société, qui ont irrité et fragilisé notre estomac. Notre insécurité est si forte que nous vivons en permanence, avec la sensation d'un danger imminent.

Cancer de l'estomac

Il parle d'un sentiment d'impuissance à gérer notre vie, de notre tendance à rendre les autres responsables de notre malheur et de l'abandon de nos rêves.

La "Personne Estomac"

Jean-Pierre Barral (2005), présente ainsi le profil de la "Personne Estomac".

• C'est une personne sensible au stress social. Pour elle, les échecs répétés atteignent l'estomac qui, conjointement au duodénum, représentent notre relation à l'autre, au sein de la famille et de la vie professionnelle. Une expression courante l'illustre bien : "Un tel a de l'estomac pour encaisser tout ce qu'il endure…" Les jeunes adultes par exemple, qui, en début de carrière, doivent souvent prouver leur détermination, leur force, peuvent rencontrer des problèmes avec la hiérarchie et avoir des troubles à l'estomac.

• Maintenir la relation, quand nous devons rendre des comptes, nous oblige à faire preuve de souplesse, à avoir un bon "jeu de ceinture", à faire des concessions. Tout ceci génère des tensions qui se manifestent au niveau de l'estomac parce que, tentant de construire notre image dans la relation avec les autres, nous voulons être jugés sur ce que nous faisons et non sur ce que nous sommes.

• Il existe des personnes extraverties et d'autres naturellement intraverties. Pour ces dernières, essayer de s'ouvrir, de s'exprimer, de s'affirmer de différentes manières, leur demande un tel effort que cela se traduit souvent, dans leurs "tripes", par des problèmes à l'estomac.

• Elle a une grande sensibilité à l'intolérance et la frustration, qui se manifeste par des crampes, des brûlures et des spasmes au niveau de l'estomac.

• Elle a peu d'estime d'elle-même et une tendance à être timide, à ne pas avoir confiance en son potentiel. Les racines de ce mal-être proviennent de l'enfance. L'enfant, qui a le sentiment d'avoir perdu la confiance en ses parents, est enclin à n'avoir que peu d'estime de lui-même.

• Son désir de reconnaissance et de pouvoir révèle souvent, une relation conflictuelle avec son père et un besoin de vengeance dû à la frustration vécue dans l'enfance.

• La "Personne Estomac" en veut toujours plus, n'en fait jamais assez et n'est jamais satisfaite de ce qu'elle a obtenu. Elle est friande de projets inédits, d'idées nouvelles. Ses yeux sont rivés sur le futur. Elle est très créative et a un grand sens des responsabilités. Souvent, cette volonté exacerbée de vaincre est mal perçue, et la "Personne Estomac" souffre de se sentir incomprise, voire agressée, par la moindre critique.

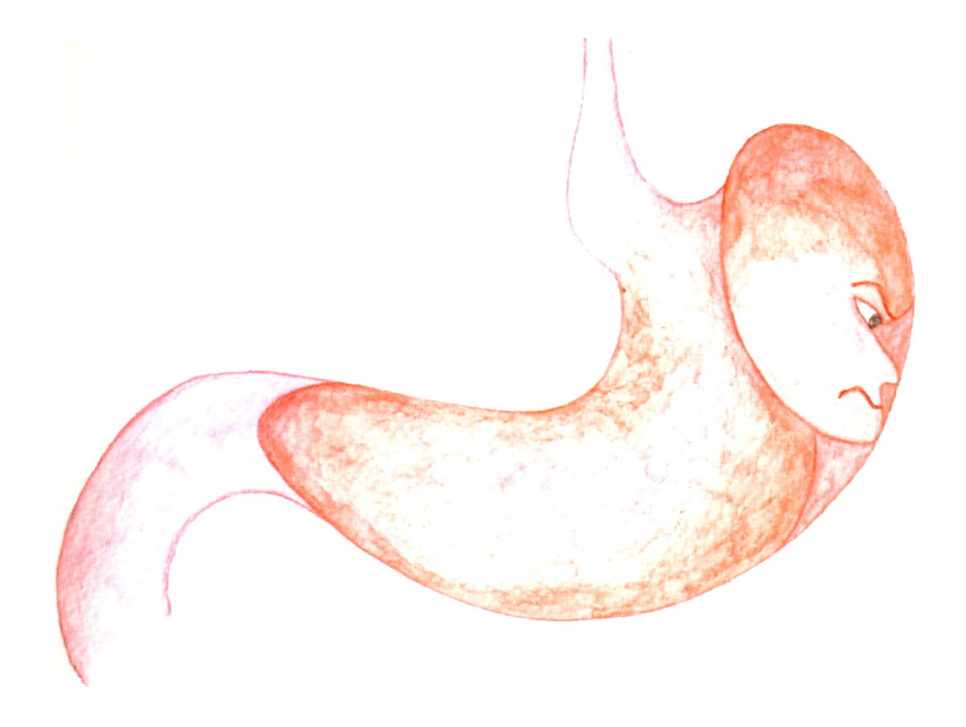

• Elle a une forte ambition d'être reconnue socialement. Elle est séductrice et ce, bien plus pour montrer et se prouver qu'elle est capable, que par réel désir de succès. Ce jeu de séduction est toujours lié au sentiment de jalousie envers ceux qui réussissent. La jalousie chronique affecte l'estomac et le cœur.

• Elle exprime avec force et prodigalité sa volonté d'aider et de montrer son pouvoir. Souvent, elle oscille entre altruisme et égoïsme.

• Elle a peur de l'échec car elle ne le supporte pas.

• La "Personne Estomac" investit beaucoup d'énergie pour séduire et convaincre. C'est d'ailleurs pourquoi tout échec dans ses entreprises est mal vécu et lui cause une énorme souffrance. Elle a de fréquentes crises de colère et son estomac en subit les conséquences. Elle se sent partagée entre un sentiment d'impuissance et le sentiment de dépréciation d'elle-même.

Les questions ci-dessous peuvent aider à la compréhension de ce dilemme :

- *Qu'est-ce que je ne parviens pas à digérer dans mes relations ?*
- *Quelles sont les relations que je ne veux plus poursuivre ?*
- *Suis-je en train d'auto-alimenter le sentiment de n'être pas compris ?*
- *Qu'est-ce qui est en train d'aigrir ma vie ?*
- *Qu'est-ce qui me manque dans ma vie, que je cherche à compenser par un excès de nourriture ?*
- *De quoi ai-je faim ?*
- *Quels sentiments viennent nourrir mon besoin excessif de nourriture ?*
- *Est-ce pour occuper un plus grand espace dans la société que je mange plus ?*

❯ LE FOIE   *capacité à gérer les critiques, à faire la part des choses*

Mots-clé   aigreur • non acceptation • amertume • critique excessive

Le foie est situé dans la partie supérieure droite de l'abdomen, au-dessus des intestins. C'est un organe qui assume deux tâches importantes : participer à la digestion des aliments en produisant de la bile, et avoir un rôle actif dans la composition et la texture du sang, ainsi que dans ses fonctions, tant nutritive qu'immunologique.

Par l'intermédiaire de l'artère aorte, le foie reçoit les nutriments qui ont été assimilés par l'intestin grêle. Puis, par la veine cave inférieure, et grâce aux battements du cœur, il distribue, à toutes les cellules du corps, le sang enrichi d'oxygène grâce aux poumons. Il fonctionne comme un centre de désintoxication. Il filtre toutes nos toxines et régule notre métabolisme digestif. Il retient le fer, la vitamine B12, l'acide folique, le glycogène et métabolise l'équilibre des protéines.

Le foie est un des organes-clé de nos émotions. Il révèle notre capacité d'adaptation et d'appropriation, notre identité, nos colères et nos peurs.

Symboliquement, le foie est lié à l'image que nous avons de nous-mêmes et à l'estime de soi. C'est l'organe qui parle de nos difficultés à vivre des sentiments et émotions découlant de notre rapport aux autres. Le foie est comme un journal où, chaque jour, nous notons et conservons le souvenir de toutes les émotions tristes ou joyeuses, des pertes, des maladies, des colères, des ressentiments… L'affleurement de ces mémoires sombres en arrive, à la longue, à nous faire perdre confiance en nous et à craindre de reproduire, de revivre, ce que nous redoutons le plus. Ayant de la difficulté à nous accepter, notre image étant perturbée, une amertume envahit nos comportements et notre joie de vivre s'en ressent, perd de son éclat. Nous vivons avec l'impression d'être en permanence sous des feux croisés de regards critiques et mal intentionnés. Alors l'acidité nous ronge, nous aigrit et éclipse toute "douceur" de la vie.

En quelque sorte, les problèmes hépatiques sont créés par nous-mêmes et se manifestent dans nos attitudes, nos croyances ou non croyances, notre confiance ou notre manque de confiance en nos possibilités infinies. Les frustrations accumulées, les vieilles colères, les jalousies, l'agressivité affectent le foie et nous rendent très critiques envers nous-mêmes et les autres, au détriment de notre capacité à nous détendre et à jouir des plaisirs de la vie.

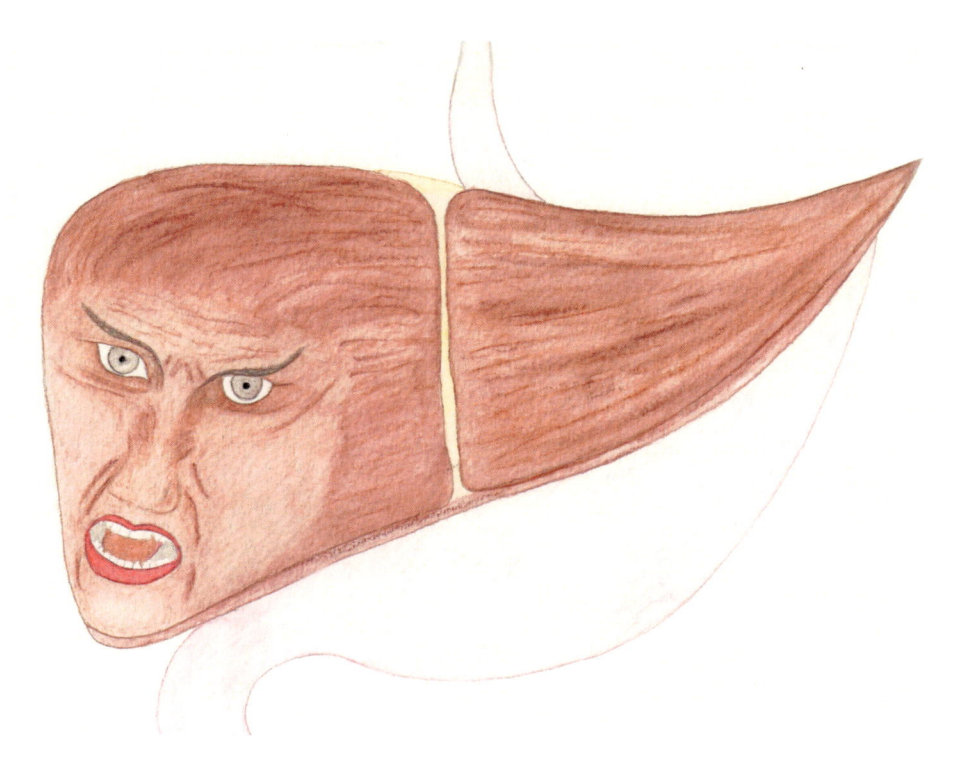

Les problèmes au niveau du foie mettent en scène et font émerger trois grandes émotions :

Colère : lorsque nous sommes toujours au bord de l'explosion, la moindre frustration nous fait aussitôt éclater, hurler, vociférer et perdre le contrôle. Ces fréquentes crises de colère deviennent notre scénario habituel et le mécanisme de défense usuel. Par ces comportements, nous gâchons une bonne partie de notre énergie vitale, qui aurait été bien utile au foie, précisément pour "digérer" toute la lourdeur de la nourriture avalée. Beaucoup de ces accès de colère explosifs sont alimentés par un sentiment d'injustice.

Parfois, au contraire, nous réprimons notre colère au lieu de l'extérioriser. Elle stagne alors dans le foie et peut, avec le temps, être à l'origine de cirrhoses, kystes ou cancer.

Peur : derrière toute colère se cache toujours une peur. Peur de ne pas être accepté, d'être exclu de l'affection de l'un ou de l'admiration de l'autre. Cette peur nous contraint à nous soumettre à toutes sortes d'humiliations, à faire des concessions, pour ne pas déplaire à l'autre. À force d'accepter de subir, nous finissons par ressentir de la colère et manifester de l'agressivité, pour tenter de nous défendre et nous protéger.

Culpabilité : se sentir coupable de ne pas correspondre aux expectatives de l'autre, aux normes sociales, peut nous inciter à adopter un comportement défensif, à tenter sans cesse de nous justifier de ce que nous sommes, pour convaincre notre entourage de notre bonté et notre normalité.

En agissant ainsi, nous mobilisons des énergies de défense psychologique qui fragilisent les énergies du foie et de la vésicule biliaire. Nos ruminations mentales épuisent l'énergie du foie.

> "Nous avons le droit d'être en colère mais cela ne nous donne pas le droit d'être cruel." *W. Shakespeare*

Quand le foie fonctionne mal, il nous alerte toujours à travers divers symptômes :

- **Maux de tête** ou **migraines** souvent accompagnés de nausées. Tendance à fuir la luminosité, à s'isoler et sentiment d'épuisement souvent associé à de fortes sueurs.

- **Problèmes au niveau de la vue.** Dès son réveil, la personne se sent incommodée par la luminosité et a parfois de la difficulté à lire des textes en petits caractères.

- **Pellicules** et **hypersensibilité de la peau**... surtout au niveau du visage (rougeurs, boutons).
- **Mauvaise haleine avec la langue blanchâtre**, les gencives sensibles et des saignements. Fréquemment aussi, une hypersensibilité aux odeurs désagréables et aux parfums lourds.
- **Urine colorée** ayant la couleur du thé très infusé.
- **Sommeil altéré**, troublé par des réveils répétés ou des cauchemars.
- **Vertiges fréquents.**
- **Digestion difficile**, lente, accompagnée d'une grande somnolence après le repas.

Cancer du foie

Il nous parle de sentiments d'échec, de manque de courage et de perte d'espérance dans l'avenir. Il nous invite à réfléchir aux transformations que nous devrions engager dans notre vie, à renforcer l'estime que nous avons de nous-mêmes et la foi en notre potentiel.

Les maladies du foie nous incitent à réfléchir à :

- *Quelle colère aigrit ma vie ?*
- *Qu'est-ce qui fait que je suis toujours au bord de l'explosion ?*
- *Quelle peur se cache derrière cette colère qui m'empêche d'agir ?*
- *Pourquoi je me sens accusé par l'autre ?*

La "Personne Foie"

Caractéristiques de la "Personne Foie", décrites par Jean-Pierre Barral (2005)

• Elle est en constante recherche d'équilibre entre ses valeurs, ce qui l'habite en profondeur (son essence) et les exigences externes, les conventions (les apparences).

• Elle est dépendante de son passé.

• Elle a tendance à être pessimiste. De la même manière qu'après un bon repas elle est à moitié somnolente et peu joviale, après un conflit indigeste elle est de mauvaise humeur et indispose ses proches.

• La mauvaise estime qu'elle a d'elle-même, génère chez elle le sentiment de ne pas être à la hauteur des exigences de son entourage. Elle doute de ses propres capacités, se sent de peu de valeur, ce qui entraîne beaucoup d'inhibition.

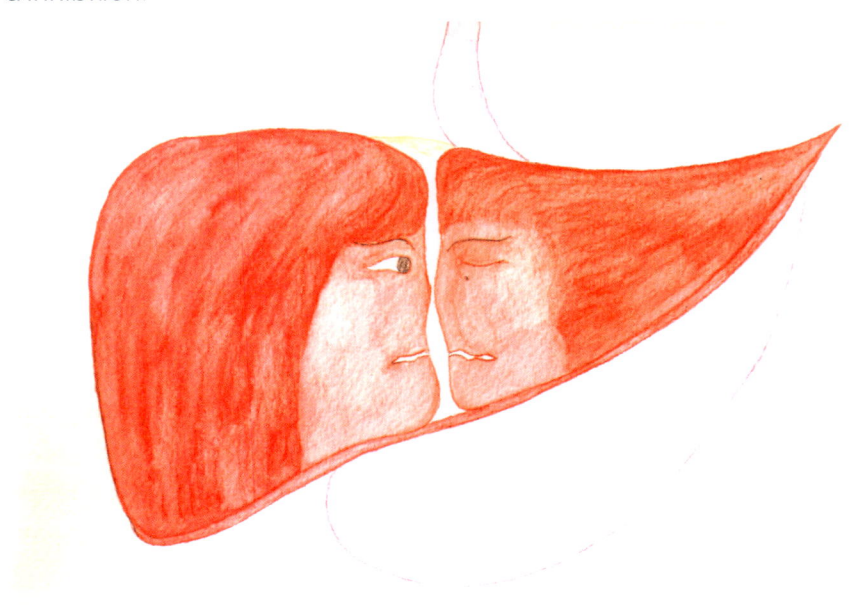

- Humeur maussade et irritable envers elle-même et envers les autres. Tout devient motif de conflit et de tensions relationnelles.

- Manque de combativité. Tendance à abandonner, à renoncer facilement devant un mauvais coup du sort.

- Manque de créativité. Notre foie brûle beaucoup d'énergie pour digérer les conflits, ce qui provoque une baisse de tonus, qui nous épuise et nuit à notre équilibre essentiel à toute forme de créativité.

- Sentiment d'insécurité. Alors que la peur se répercute dans nos reins, le sentiment d'insécurité atteint notre foie. Un commentaire quelconque peut déclencher de grosses crises de colère, suivies peu après d'un calme plat. Ces crises servent à libérer des tensions accumulées et non digérées.

La "Personne Foie" a parfois des phobies, telle que la peur de la foule ou des espaces ouverts. Ces phobies peuvent déclencher un processus dépressif, avec un sentiment d'épuisement, d'infortune, d'absence de désirs et de manque d'amour.

> LA VÉSICULE BILIAIRE   *émotion réprimée*

Mots-clé   agressivité • injustice • ressentiment

La vésicule biliaire est une compagne inséparable du foie. Elle recueille et stocke la bile. Celle-ci va ensuite être envoyée dans l'intestin grêle pour participer à la digestion, particulièrement à la dissolution des graisses.

La bile symbolise l'élimination des émotions et des expériences négatives et nous prouve ainsi que nous avons le pouvoir d'assimiler et digérer les émotions, quelles qu'elles soient. Son action, réelle et symbolique, contribue grandement à notre développement personnel. Les affections de la vésicule biliaire (digestion psychologique) nous parlent de la manière dont nous digérons nos vécus relationnels.

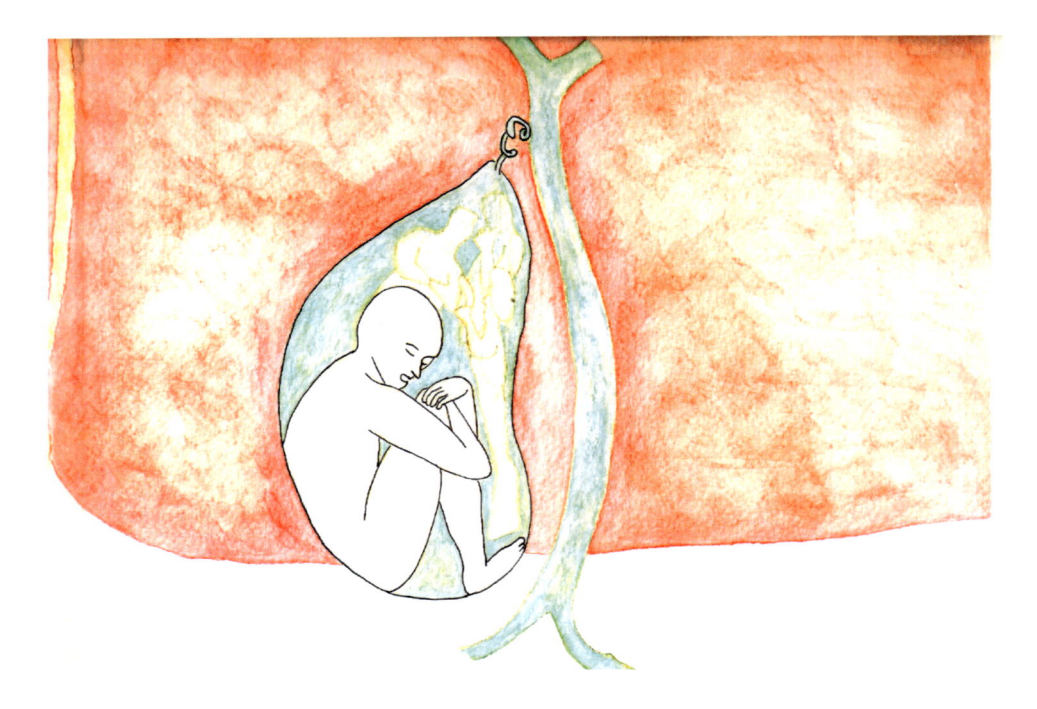

Les problèmes au niveau de la vésicule biliaire doivent nous inciter à repenser nos relations à partir de questions du type :

* *Ai-je de la difficulté à comprendre, digérer, clarifier mes sentiments envers quelqu'un que j'aime ?"*

Ces problèmes parlent de nos doutes et de nos ambivalences au sein de nos relations. Ils nous invitent à réfléchir à nos concepts de valeurs, de vérité, de justice.

Nous avons fréquemment tendance à manipuler, à avoir la certitude de savoir mieux que tout le monde et à ne pas en démordre. Parfois, nous accusons ou culpabilisons les autres avec colère, alors que nous ferions bien mieux de prendre du recul sur nos propres attitudes. Est-ce que nous imaginons que nos idées sont pour les autres ce que la bile est pour la digestion des aliments, c'est-à-dire indispensable ?...

Souvent, vouloir à tout prix convaincre les autres, camoufle en fait notre besoin de contrôle à l'origine d'un mal-être dans nos relations. Cet entêtement excessif à penser pour l'autre, à chercher à le soigner, finit par devenir une maltraitance de soi. Peut-être aussi que ce besoin d'exposer, voire d'imposer nos pensées avec clarté et transparence, témoigne de notre crainte de nous tromper et de nous en sentir coupable.

Calculs biliaires

Le calcul est le résultat de sels minéraux qui se condensent et forment de petites pierres. Ils ont tendance à apparaître quand nous avons le sentiment de porter un lourd fardeau émotionnel dont nous ne tirons aucun profit. Les calculs biliaires nous invitent à réfléchir aux contradictions qui existent entre nos manières de penser et nos façons d'agir.

La "Personne Vésicule"

Jean-Pierre Barral (2005) repère quelques caractéristiques de ce qu'il appelle la "Personne Vésicule".

- Pour elle, tout est motif de préoccupation. Elle se fait constamment du souci, s'inquiète pour le moindre détail : "Est-ce que la porte était fermée ?... Ne va-t-elle pas arriver en retard ?... Où a-t-elle mis les clés ?...". Ce tourment permanent qui envahit la "Personne Vésicule", finit par affecter la vésicule biliaire. Elle est "capable d'avaler un bœuf et de s'étouffer avec un moustique".

• Elle est toujours inquiète des questions matérielles du quotidien.

• Elle est sans cesse contrariée, se sent en permanence gênée ou agacée par quelque chose.

• Elle est hypersensible et hyperactive. Elle a toujours les nerfs à fleur de peau. La moindre observation, à son égard, déclenche une tragédie. Néanmoins, si elle est excessivement affectée par une remarque même anodine, il est intéressant de noter qu'elle peut parfois agir très durement avec les autres.

• C'est une personne très réceptive, ouverte et séduisante. Elle redoute les conflits mais inconsciemment, sa générosité et son besoin de reconnaissance les provoquent sans cesse. En effet, impulsivement, elle sème beaucoup de confusion, en se mêlant de ce qui ne la regarde pas.

• Elle a un besoin important de stabilité géographique car elle est allergique à tout changement. Elle est donc très attachée à son petit monde, à ses habitudes. Tout mouvement, changement, voyage, est perçu comme pouvant être menaçant ou déstructurant. Il est fréquent qu'une "Personne Vésicule" ait une crise de foie après un voyage.

• Elle accepte très mal toute séparation. La vésicule biliaire est l'organe qui réagit le premier au changement, quel qu'il soit.

• Elle redoute les examens et les confrontations. Toute épreuve est source d'inquiétude et de stress ; un simple examen, comme passer le permis de conduire, peut déclencher diarrhées, sueurs froides…

• Elle est très exigeante quant à la ponctualité. Elle est toujours là, à l'heure dite et supporte mal ceux qui arrivent en retard.

• Elle est d'humeur très variable. Elle est jalouse, principalement quand elle ne se sent pas au même niveau qu'une possible rivale.

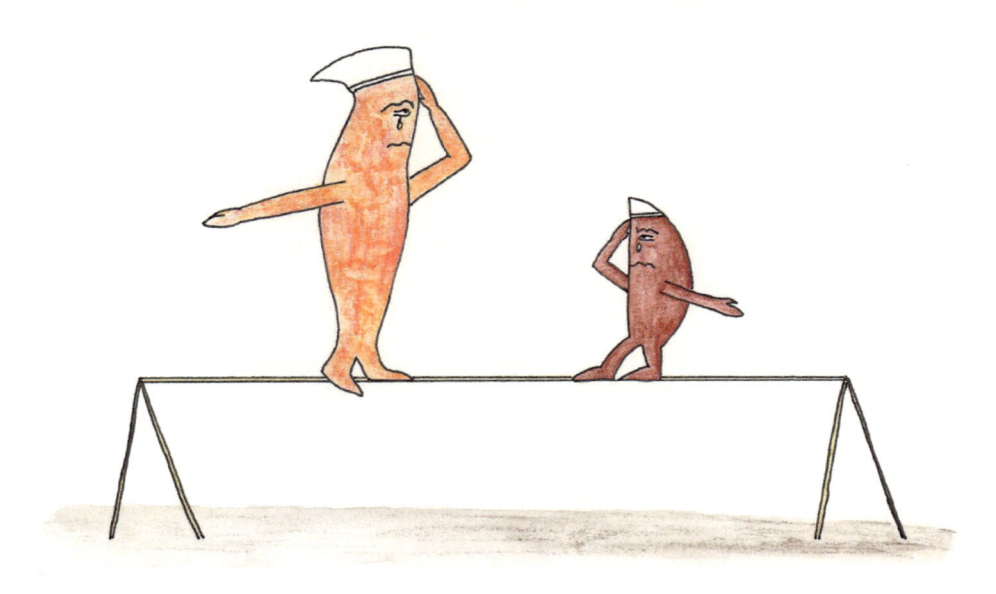

> **LA RATE ET LE PANCRÉAS**
> *siège de la nostalgie et des lamentations*

Mots-clé   règles • équilibre • contrôle

Équilibre et contrôle sont les deux mots-clé qui traduisent bien le symbolisme du pancréas et de la rate. Énergétiquement, la rate est responsable du contrôle de la production des globules rouges (hématies) et donc de la teneur en fer de l'organisme. Le pancréas, lui, est responsable de la sécrétion des hormones qui contrôlent le niveau de glucose dans le sang. Ainsi, de la même façon que les femmes doivent surveiller l'abondance de leurs règles pour un bon maintien du dosage de fer dans leur corps, les diabétiques doivent toujours veiller à la régularité de leurs repas et éviter de manger certains aliments.

La moindre absence de contrôle alimentaire peut faire augmenter le taux de sucre dans le sang et donc le diabète. Le sucre symbolise la douceur, le plaisir. Dans toutes les cultures, il comporte une dimension maternelle, et est associé à la récompense qui gratifie ceux qui le méritent, car ils ont atteint leurs objectifs, rempli leurs missions. On l'offre aussi pour féliciter, encourager et procurer du plaisir aux enfants qui se sont bien comportés à l'école, qui ont fait leurs devoirs et sont parvenus à se dépasser et surpasser les autres.

La rate   *siège de la nostalgie et des choses inachevées*

Mots-clé   nostalgie • repentir • vie réglée

La rate est l'organe situé dans la partie supérieure gauche de l'abdomen. Elle est responsable de la qualité de notre sang et des défenses de notre organisme.

Symboliquement, la rate est le siège des lamentations, des nostalgies et des échecs. Les problèmes à son niveau parlent de blessures profondes qui ont besoin d'être cicatrisées. Ces blessures saignent encore en nous et nous dévitalisent petit à petit. Nous sommes comme habités par des pensées négatives, le sentiment persistant de ne pas parvenir à surmonter les obstacles, d'être condamné à échouer. Une épreuve, en lien avec une personne ou une situation, mobilise entièrement notre énergie et ne nous en laisse pas la moindre miette, pour aller de l'avant.

Face à des problèmes au niveau de la rate, nous devons réfléchir à :

- *Est-ce que je suis en train de nourrir un sentiment d'échec ?*
- *Quelles blessures profondes de mon âme ont besoin d'être soignées ?*
- *Pourquoi suis-je tellement cruel avec moi-même ?*
- *Qu'est-ce qui me "pompe" tant d'énergie ?*

- *Ai-je peur d'être rejeté par ma famille ?*
- *Est-ce que je me sens culpabilisé par des échecs familiaux ?*
- *Est-ce que je me sens incapable d'affronter et de vaincre les difficultés de la vie ?*

À l'image du fonctionnement de la rate et du pancréas, qui travaillent laborieusement, sans relâche ni répit, les affections de ces deux organes témoignent souvent d'une vie réglée comme du papier à musique, soumise jusqu'à l'esclavage, à des règles, des normes et des exigences.

L'excès de sévérité, pour ne pas dire d'intransigeance, laisse peu d'espace pour le plaisir, la joie de vivre, l'indolence, le repos, si salutaires à notre équilibre. Ainsi, nous envisageons notre vie comme une mission amère, souvent douloureuse, si sérieuse qu'elle nous interdit l'inaction, le plaisir.

La peur s'immisce dans toutes nos préoccupations, peur de manquer, peur de ne pas correspondre aux exigences du milieu ambiant, peur de perdre nos acquis.

Ce ressenti insécurisant, ces craintes omniprésentes nuisent à notre capacité d'affronter le présent et nous poussent à chercher refuge dans notre passé, ressassant de lointains souvenirs pour tenter d'exorciser nos peurs.

Le pancréas *Joie de vivre*

Mots-clé   **peur de manquer • insécurité • recherche de plaisir**

Le pancréas produit le suc pancréatique, qui est envoyé dans l'intestin grêle, pour participer à la digestion des aliments. Il équilibre aussi le taux de sucre, en produisant l'insuline, dont le sang a besoin. Ensemble, pancréas et rate sont responsables de l'alimentation de toutes les cellules de notre corps.

Une perturbation au niveau du pancréas nous invite à nous questionner sur nos émotions.

Les déséquilibres pancréatiques se manifestent de deux manières.

Hypoglycémie (manque de sucre dans le sang)
Peu d'amour - faim de vie

L'hypoglycémie traduit une incapacité ou une difficulté à recevoir, à accepter et à se donner le droit d'avoir du plaisir. Symboliquement, elle parle du manque de joie de vivre. Chez beaucoup d'enfants qui en famille, vivent avec des parents distants, on observe un niveau élevé d'hypoglycémie. Elle nous signale aussi que nous sommes habités par une tristesse profonde, de fortes émotions, que nous donnons trop aux autres, presque rien à nous-mêmes et que nous refusons ce qui vient d'autrui, particulièrement de personnes investies d'autorité.

Hyperglycémie (excès de sucre dans le sang) ou Diabète
compensation de la vie - épuisement affectif

Un taux de sucre trop élevé dans le sang génère le diabète.

En langage symbolique, souffrir du diabète témoigne souvent d'une grande émotivité. Nous avons un grand cœur et déployons toute notre énergie, notre habileté et notre compétence, pour accueillir et soutenir les gens délaissés, abandonnés. Nous nous préoccupons et nous occupons bien plus des autres que de nous-mêmes. Nous mobilisons une activité mentale intense, pour chercher des réponses à nos expectatives, nos attentes. Tout ceci masque une profonde tristesse, liée au sentiment de ne pas recevoir reconnaissance et tendresse des autres. Cette tristesse récurrente finit par ternir, éclipser l'éclat de la vie, l'élan et la joie de vivre. L'amertume nous envahit et perturbe notre faculté à recevoir l'amour, nourriture pourtant indispensable. Le diabète serait alors une fuite, un refuge. Cet excès, cette accumulation de sucre dans le sang peut être une réaction, pour compenser la souffrance liée à l'autoritarisme d'un père exigeant sévère et rigide.

L'hypoglycémie et l'hyperglycémie parlent de notre difficulté
à vivre, à éprouver l'amour, tant pour nous-mêmes que pour les autres.

La "Personne Rate-Pancréas"

Jean-Pierre Barral (2005) considère que du point de vue émotionnel, ces deux organes sont toujours associés et sont ceux qui absorbent la plus grande partie des chocs traumatiques.

La "Personne Rate-Pancréas" possède souvent les caractéristiques suivantes :

• Forte intolérance au stress. Elle encaisse, supporte très mal les chocs de la vie, ce qui à la longue peut provoquer du diabète.

• Difficulté à accepter les pertes, les décès. Les pertes non acceptées, réprimées, atteignent le pancréas et la rate, et déclenchent une chute des défenses immunitaires.

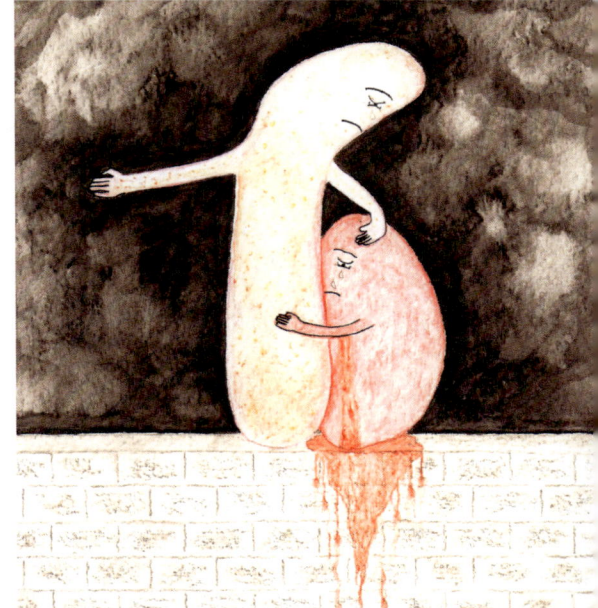

- Hypersensibilité à la violence. Face à un quelconque type de violence, la "Personne Pancréas" réagit aussitôt par des nausées, de la diarrhée, des tremblements, des infections à répétition, une glycémie irrégulière, la bouche sèche...

- Son histoire familiale est émaillée de beaucoup de violences et de mauvais traitements, facteurs profondément déstructurants. C'est une personne souvent fataliste, passive. Elle peut être sujette à l'agressivité ou au contraire la provoquer.

- La "Personne Rate-Pancréas" souffre d'un profond pessimisme. Vivre, c'est souffrir. Tout lui paraît sombre et voué à l'échec. La tristesse l'accompagne la majeure partie du temps. Elle porte sur son dos, toute la misère du monde.

- C'est une compagne affable, patiente, mais indifférente à toute émotion, qu'elle soit positive ou négative. Il lui manque l'éclat dans les yeux, l'enthousiasme.

- Elle est toujours en train de ressasser le passé. Le remords l'accompagne sans cesse.

- Elle a fréquemment un vécu traumatique dans l'enfance. Par exemple, le rejet pour une question de genre, qui engendre une grande culpabilité : " Je me sens coupable de n'être pas né(e) garçon (ou fille)."

Ce type de personne devrait s'interroger sur :

- *Ai-je de la difficulté à accepter la nouveauté dans ma vie ?*
- *Que puis-je faire pour mieux vivre mes émotions ?*
- *Ai-je peur d'être heureux ?*

- *Ai-je de la difficulté à me faire plaisir, à me choyer, pensant ne pas le mériter ?*
- *Qu'est-ce qui m'empêche de me libérer de ce fardeau si pesant, que je traîne ?*
- *Ai-je tendance à renoncer facilement aux possibilités et opportunités qui se présentent dans ma vie ?*
- *Suis-je dans l'attente de recevoir des fleurs plutôt que m'atteler à "cultiver mon propre jardin" ?*
- *Assez souvent, quelle quantité d'énergie est-ce que je gaspille, en imaginant une bataille qui n'arrive jamais ?*
- *Suis-je en lutte contre une autorité ?*
- *Pourquoi est-ce que je continue à me conduire comme un enfant dépendant ?*
- *Pourquoi est-ce que je ne parviens pas à accepter, que j'ai beaucoup d'amour à donner et à recevoir ?*
- *Qu'est-ce qui m'empêche de prendre l'initiative d'aller vers les autres ?*

⟩ L'INTESTIN GRÊLE ET LE GROS INTESTIN
absorption et élimination

Les intestins sont les organes les plus sensibles où, fréquemment, nous somatisons un grand nombre de tensions ; c'est pourquoi ils sont souvent irrités et tendus. Ses réponses émotionnelles sont paradoxales ; elles vont de la diarrhée à la constipation associées et dans les deux cas, à un ballonnement du ventre.

Nos intestins, espace-clé de notre subjectivité, symbolisent la circulation de la nourriture matérielle et psycho-affective ingérée dans la vie.

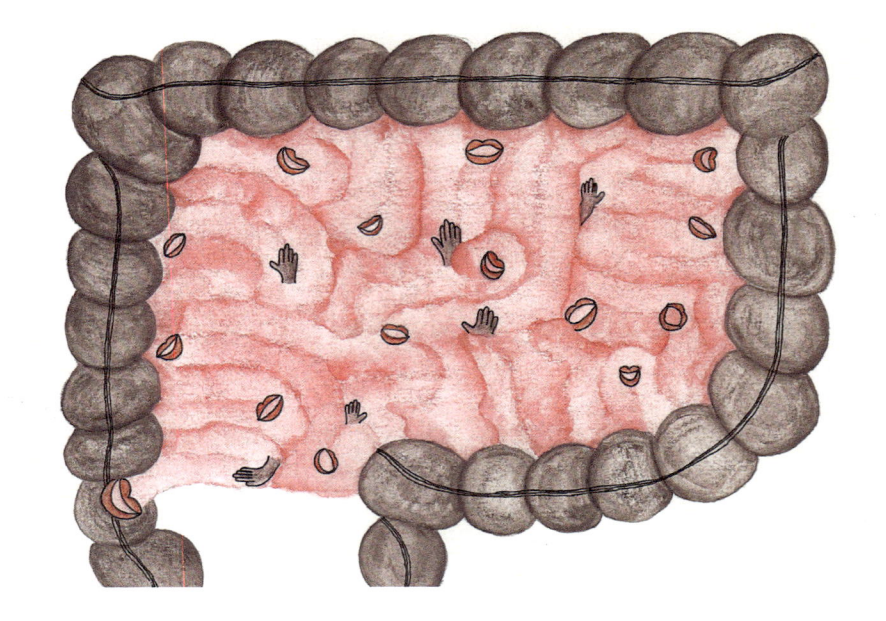

Les problèmes intestinaux nous alertent sur la manière dont nous digérons les situations où nous avons été victimes de trahison, de coups bas, d'humiliations, particulièrement celles vécues avec des personnes pour lesquelles nous avions beaucoup d'estime. Les troubles intestinaux seraient alors une réaction de l'organisme face à toutes les "crasses" qui nous ont été faites.

Les problèmes intestinaux peuvent aussi être en lien avec des pertes ou des séparations.

L'intestin grêle   *absorption de la nourriture affective*

Mots-clé   **sélection • absorption**

L'intestin grêle est responsable du tri des aliments, qui proviennent de l'estomac et qui vont être partiellement absorbés par notre organisme. Il produit des enzymes, qui vont transformer une partie des aliments ingérés en nutriments qui sont ensuite diffusés dans tout l'organisme par le flux sanguin et le système lymphatique. Les substances considérées comme non profitables à notre corps, sont envoyées vers le gros intestin, en charge de les expulser.

Symboliquement, les problèmes au niveau de l'intestin grêle sont liés à la problématique d'accueil des aliments affectifs offerts. Un trouble de l'intestin grêle nous signifie notre difficulté à les assimiler.

Diarrhée   *difficulté à assimiler*

Mots-clé   **assimilation • élimination**

Elle est caractérisée par l'élimination rapide des aliments ingérés, par des selles liquides ou molles.

Symboliquement, elle traduit une peur d'affronter ou une envie d'éviter une situation désagréable ou inconnue. Elle signale notre crainte d'assimiler quelque chose qui nous déstructure, et nous incite à réfléchir à ce que nous n'admettons pas ou ce que nous redoutons. Est-ce tellement nouveau, inattendu, imprévu pour pouvoir être digéré normalement ? Ou est-ce si menaçant, déstabilisant que nous courons le risque d'être fragilisé et d'avoir à nous reconstruire ?

Les diarrhées évoquent aussi une tentative d'évacuer quelque chose ou des pensées qui nous incommodent, que nous n'acceptons pas en nous, qui ne nous conviennent pas ou plus. D'une manière générale, elles témoignent également de notre difficulté à recevoir l'amour des autres dans nos relations intimes.

Ulcères   *difficulté à digérer mes contrariétés*

Mots-clé : **révolte • baisse de l'estime de soi**

Les ulcères à l'intestin grêle sont l'expression de nos difficultés à assimiler les expériences de la vie, de manière naturelle et fluide. Nous les appréhendons souvent avec un regard manichéen (vrai/faux, bien/mal), responsable de nos comportements de sélection et d'exclusion. Cette tendance excessive à trier, choisir parmi personnes et événements, induit une propension aux jugements précipités et catégoriques. Attitude qui nous alerte sur des contrariétés, des injustices, des paroles ou des gestes que nous ne parvenons pas à digérer sereinement.

Le gros intestin   *attachements et détachements*

Mots-clé   **séparation • rétention**

Le gros intestin est la destination finale des déchets de l'organisme, de tout ce qui n'est pas utilisé par l'intestin grêle. C'est par son entremise que notre organisme évacue ce qui ne nous est pas bénéfique. Il se désintoxique en éliminant tous nos déchets internes.

Les problèmes les plus fréquents au niveau du gros intestin sont la constipation, les maux de ventre et les flatulences avec des vents fétides.

Constipation

Ce problème nous invite à réfléchir à tout ce que nous accumulons souvent inutilement, par peur de perdre, par attachement excessif aux choses et aux personnes. Nous avons souvent tendance à demeurer liés, collés aux gens et aux événements importants de notre vie. Ainsi, tout ce que nous conservons, stockons, nous constipe, "nous emmerde" au sens littéral du mot.

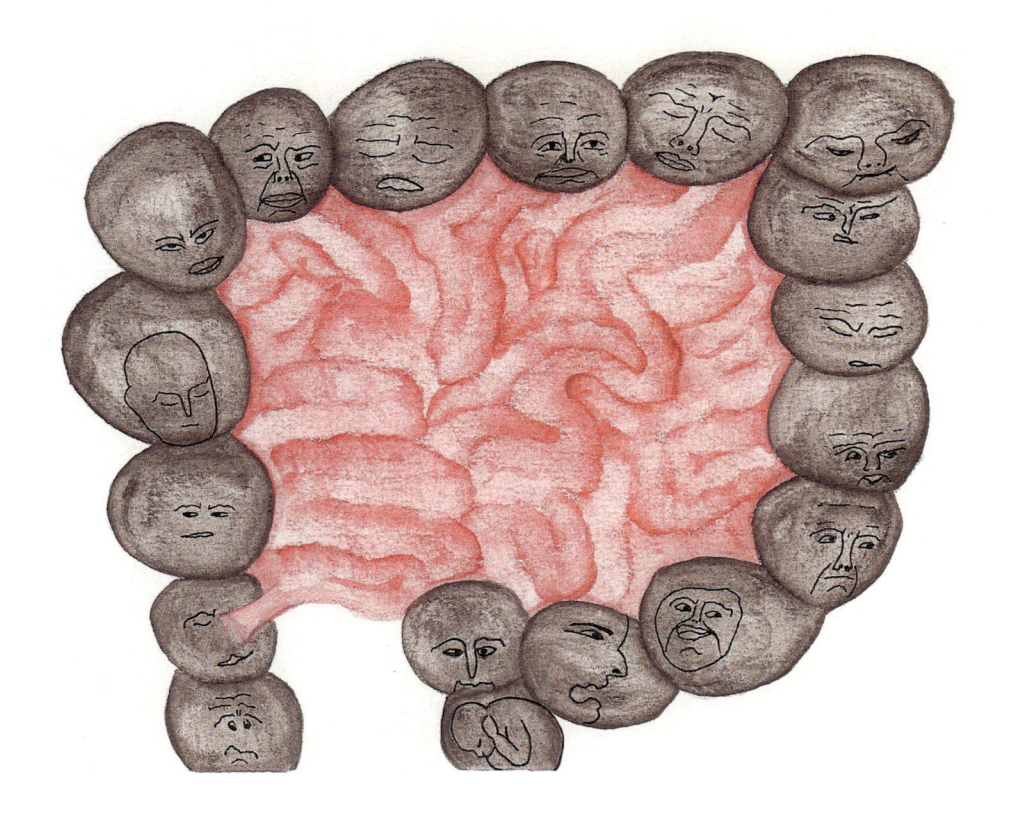

La constipation est la manifestation physique de nos préoccupations, nos envies, nos colères et nos idées négatives, accumulées, retenues. Cette rétention, au fil du temps, nous incite à vouloir tout contrôler, pour nous sentir sécurisés. La nouveauté, l'inconnu, fait vaciller nos ancrages, nous fragilise. Nous nous accrochons alors à nos vieilles idées pour tenter de maintenir une illusion de sécurité.

La constipation apparaît souvent quand nous vivons des relations conflictuelles, des situations de détachements matériels ou affectifs, une difficulté financière, ou même quand nous effectuons un voyage. Elle révèle une ambivalence entre "je ne sais pas si j'y vais ou si je reste", "j'y vais ou je n'y vais pas".

La crainte d'être jugé, de perdre ou d'affronter l'imprévu est si présente qu'elle nous contraint à préférer vivre figés, à fuir tout changement. Nous restons accrochés, enchaînés à de vieux schémas, des convictions parfois obsolètes quitte à devenir amers, hyper susceptibles, "constipés mentalement". La constipation nous interpelle sur notre besoin de contrôle et sur notre incapacité à nous détacher de situations indigestes, de colères, de ressentiments, de tout ce qui "constipe" encombre, coince et bloque l'existence.

En effet, la peur de l'imprévu, la difficulté à prendre des décisions et faire le pas en avant, nous poussent très souvent à nous amarrer à de vieilles idées, à survaloriser les biens matériels, perturbant ainsi la circulation de la nourriture matérielle et affective, pourtant indispensable à notre équilibre.

Recto-colite (inflammation simultanée du rectum et du côlon)
réaction face à une quelconque agression

Mots-clé   **défense • agression • attachement**

C'est une maladie inflammatoire du tube digestif qui atteint le côlon et le rectum. Les selles sont sanguinolentes. Symboliquement, elles évoquent une réaction de l'organisme à toute forme de vécu d'agression.

Face à une recto-colite, nous devons nous demander :

- *Par qui ou par quoi je me sens agressé ?*
- *Quelles tensions intérieures retenues me font souffrir ?*
- *Suis-je confronté à une difficulté que je ne sais pas résoudre ?*
- *Au niveau de mes relations, suis-je parasité par quelqu'un, dont je ne parviens pas à me libérer.*

Cancer du côlon *tentative pour évacuer*

Mots-clé   **détacher • peur de perdre**

Les matières fécales sont composées de ce qui ne nous est plus nécessaire et si nous ne les éliminons pas correctement, elles se dessèchent, durcissent, se collent sur la paroi interne du côlon et attaquent la muqueuse. Notre organisme, tout en cherchant à les évacuer, peut produire des polypes. Ce sont des tumeurs, souvent bénignes au début, mais qui risquent à plus ou moins longue échéance, de devenir cancéreuses.

Toute tumeur bénigne doit nous alerter sur ce que notre intestin cherche à évacuer tant bien que mal. C'est une invitation à réfléchir à ce à quoi, psychologiquement, nous ne parvenons pas encore à nous détacher ou à rejeter définitivement, et dont il serait urgent de nous préoccuper.

Hémorroïdes *perte de vitalité et difficulté à lutter*

Mots-clé   **contrôle • contrariété • indignation**

C'est une affection qui apparaît au niveau anal. L'anus représente symboliquement notre capacité à retenir, à garder le contrôle sur ce qui doit être éliminé, tant organiquement que psychiquement, avant de pouvoir lâcher pour l'expulser. Lorsque nous avons de la difficulté à évacuer, nous sommes comme "bouchés", "obstrués". Les hémorroïdes symbolisent fréquemment des problèmes liés au travail : les selles, produit final de tout un processus, peuvent être perçues comme une métaphore, un équivalent de l'argent gagné quand notre travail, notre mission est terminée. Les hémorroïdes évoquent souvent des choses sales, immondes qui n'ont pas encore, ou pas pu être éjectées comme des colères, des indignations, ou des blessures. Elles peuvent aussi signaler un sentiment de culpabilité, de honte ou de rancune envers nous-mêmes, qui peut aussi bien être en lien avec des choses de notre fait dont nous nous repentons, qu'avec des sévices que nous avons subies (violence, agression, abus sexuel).

Elles peuvent, également, manifester le poids excessif des responsabilités que nous nous efforçons d'assumer, avec le sentiment de ne pouvoir nous y soustraire et de les réaliser à contrecœur, ou l'impression de devoir aimer quelque chose contre notre gré. D'une manière générale, le message des hémorroïdes est souvent un mélange de colère, de contrariété, de vieux ressentiment et de culpabilité.

La "Personne Intestin"

C'est une personne dont la philosophie de vie, la devise, pourrait être "protéger et être protégé". Elle a besoin de se sentir en sécurité. Et en protégeant ses proches et amis, elle se protège elle-même. Bien qu'elle apparaisse comme une personne forte, c'est en réalité un être fragile qui nécessite attention et protection.

D'après Jean-Pierre Barral (2005) "la Personne Intestin" présente les caractéristiques suivantes :

• Elle a un besoin immense de parler. Quand elle prend la parole, elle ne s'arrête plus ; elle conseille, questionne, a toujours quelque chose à raconter. Parler beaucoup lui permet de combler le vide, d'apaiser son anxiété omniprésente.

• Elle est fidèle à tout et à tous. Elle achète toujours au même magasin, va chez le même coiffeur, fréquente les mêmes restaurants…

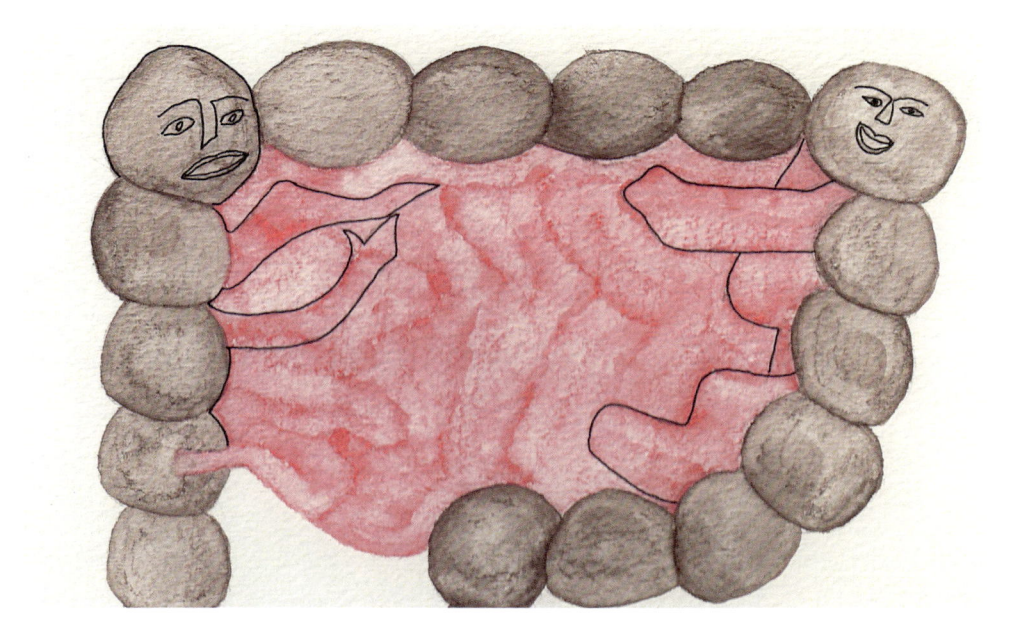

- Elle est méticuleuse. Sa maison est un bijou. Tout est à sa juste place. Elle n'arrête jamais. Elle est toujours en action. Elle sait gérer les affaires et est une grande coordinatrice.

- Elle est déterminée et obstinée dans tout ce qu'elle fait.

- Elle est rigide dans ses actions, parfois jusqu'à l'obsession. Elle a de la difficulté à supporter les changements. Quand elle voyage, son intestin souffre souvent de constipation.

- Elle a souvent besoin de convaincre les autres. Elle supporte mal d'être contrariée et cherche toujours à avoir raison par les actes ou la parole. De plus elle dispose de beaucoup d'énergie.

- Elle a tendance à exagérer et dramatiser. Pour ses proches, il est parfois complexe de distinguer ce qui est vraiment réel de ce qui est largement amplifié.

- Elle a tendance à l'hypocondrie ; pour elle, la santé est une des priorités de sa vie. Elle est toujours en alerte, à l'affût de tout symptôme, non seulement chez elle mais aussi chez ses proches et amis. L'hypocondrie serait une manière de se valoriser et de demander un peu d'attention et de soin.
- Elle a tendance à la cyclothymie (variation d'humeur). Elle peut piquer une crise de fou-rire puis se mettre à pleurer à chaudes larmes. Elle oscille souvent entre une jovialité agréable et une irritabilité insupportable.
- Elle est sensible et généreuse mais très susceptible et influençable. Un rien peut la blesser.
- Elle adore rendre service et se consacre entièrement aux autres pour éviter de s'apitoyer sur elle-même.
- Parfois, elle ne se sent pas accueillie par sa famille comme elle le mériterait. Elle a l'impression que ses proches s'allient contre elle, nourrissent des intrigues et des rumeurs, ce qui peut aller jusqu'à un sentiment de persécution.

Cette personne devrait réfléchir à :

- *Suis-je prisonnière d'une émotion qui me fait ou m'a fait souffrir ?*
- *Est-ce que j'ai de la difficulté à laisser cicatriser une blessure affective ?*
- *Est-ce que je résiste à des changements, par crainte de ma propre autonomie ?*
- *Pourquoi est-ce que je préfère suivre le désir des autres plutôt que mes propres désirs ?*
- *Ai-je peur de moi-même, peur de ce que je vis en moi ?*
- *Suis-je en difficulté pour supporter, digérer l'autorité à laquelle je suis confrontée ?*

- *Ai-je de la difficulté à accepter les événements de ma vie ?*
- *Est-ce que je nourris un sentiment de rejet de moi-même ?*
- *Quels événements ne suis-je pas parvenu à digérer ?*
- *Ai-je de la difficulté à composer avec mes limites ?*
- *Ai-je de la difficulté à respecter le rythme des autres ?*

Obésité   *manière de se protéger*

Mots-clé   **protection • insécurité • vulnérabilité**

L'alimentation a un rôle central dans notre vie physique, émotionnelle et sociale. La nourriture matérielle est étroitement liée à la nourriture affective. Ainsi, trop manger peut être une tentative de combler un vide intérieur lié à un sentiment d'abandon et de solitude. Cette profonde insécurité affective et/ou matérielle nous pousse, inconsciemment, à emmagasiner de la nourriture pour éviter une éventuelle pénurie future.

L'obésité peut apparaître après un grand choc émotionnel ou une perte importante. Le manque d'attention accordé à cet événement douloureux ou traumatique est ressenti comme une carence de soin, souvent en relation directe avec la mère, car c'est elle qui représente le lien avec la nourriture matérielle et affective, indispensable à la survie.

Les personnes souffrant d'obésité ont tendance à accumuler pensées, émotions qui constituent un véritable bouclier protecteur.

L'obésité témoigne aussi d'une certaine ambivalence : en même temps que je désire être aimé et me rapprocher des autres, je redoute toute exposition, toute mise en avant et camoufle mon insécurité ; ainsi je me protège de tout commentaire et critique à mon égard. Grossir est un piège qui rend difficile la réalisation d'un désir, vécu comme une menace.

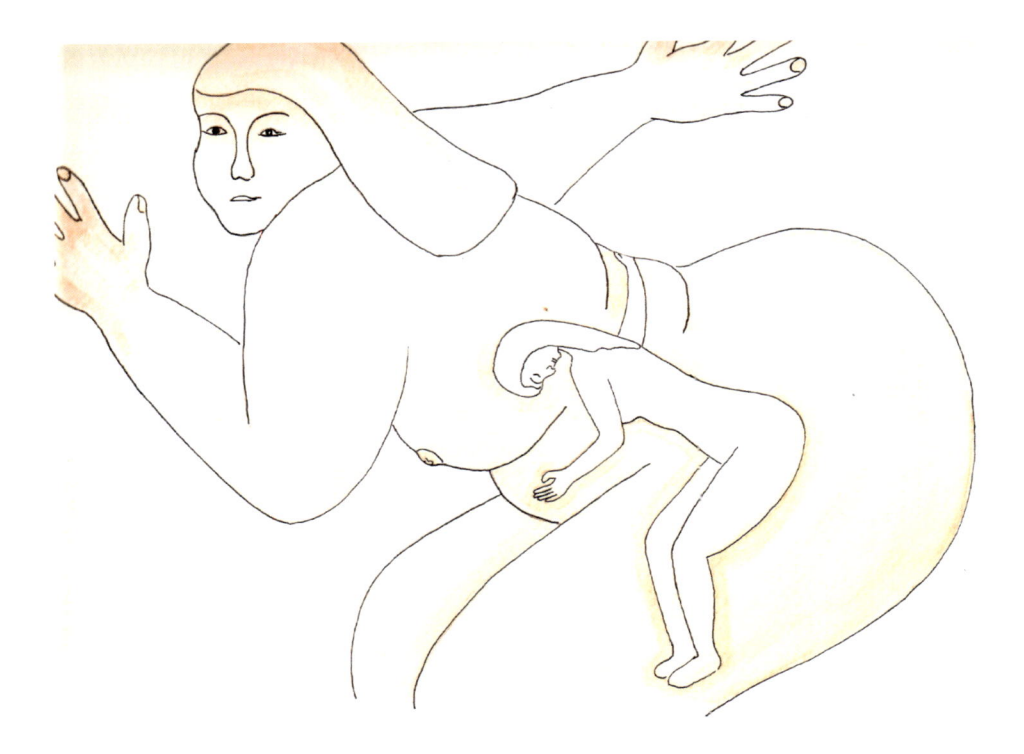

Les personnes qui, dans l'enfance, vivent des traumatismes liés à la sexualité, ont par la suite, une certaine propension à chercher à protéger, cacher leurs organes génitaux. Ainsi les femmes grossissent plutôt au niveau des cuisses et les hommes au niveau du ventre, afin que leurs organes génitaux soient moins en évidence.

Quelques questions pourraient nous aider dans notre réflexion :

- *Quelle expérience ai-je vécue dans le passé, qui m'empêche de vivre le présent ?*
- *Qu'est-ce que mon poids actuel m'empêche de réaliser ou en perturbe la réalisation ?*
- *Qu'est-ce qui pourrait m'arriver d'insupportable si je maigrissais ?*
- *Mon obésité serait-elle une façon de me sentir fort et en mesure d'affronter les ennemis ?*

23.
DIALOGUER AVEC LE SYSTÈME GÉNITO-URINAIRE

Destination des déjections

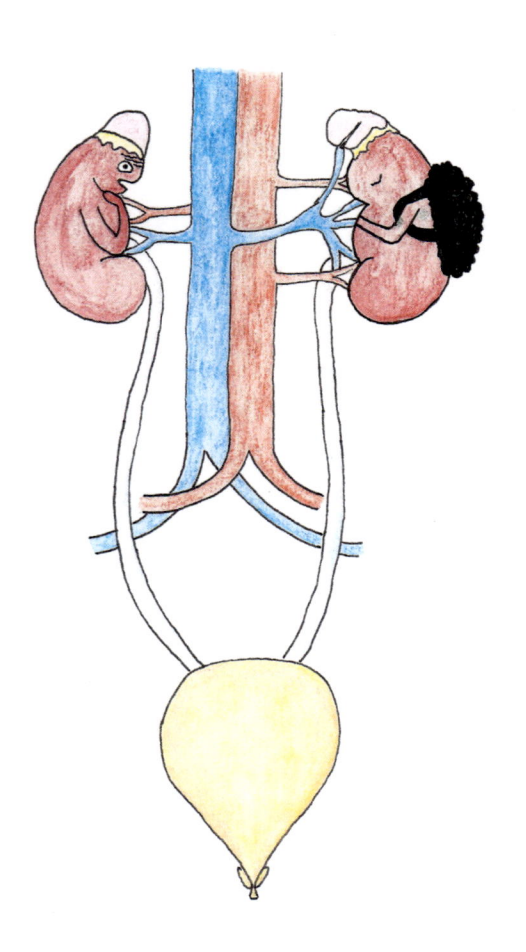

LE SYSTÈME GÉNITO-URINAIRE est formé des appareils urinaire et reproducteur.

L'appareil urinaire est composé de deux organes principaux, les reins et la vessie, qui ont pour fonction essentielle l'évacuation de l'urine (déchets et excès d'eau retirés du sang).

› LES REINS *siège de nos peurs*

Mots-clé   peur • colère • jugement • équilibre

Les reins sont responsables de l'élimination des "liquides usés" de l'organisme. Ils produisent l'urine, qui est ensuite stockée dans la vessie, avant d'être évacuée. Ils séparent le pur de l'impur, "l'ivraie du bon grain". Ils assument une fonction de juge, qui filtre nos émotions et élimine les vieilles mémoires, les colères, les peurs, pour rendre la vie plus fluide et plus joyeuse.

Problèmes au niveau des reins

Les reins représentent notre capacité de discernement et d'équilibre. Ils veillent en permanence à harmoniser les forces acides (masculines) et les forces basiques (féminines), établissant ainsi un esprit de collaboration et d'harmonie entre les pôles masculin et féminin. C'est pourquoi il est pertinent, face à des problèmes rénaux, de nous interroger sur la relation avec notre partenaire, et de nous demander si nous sommes le partenaire de nous-mêmes.

Quand nous nous sentons déstabilisés, et que notre capacité de discernement est perturbée, nous hésitons, tergiversons, avons de la difficulté à prendre des décisions, ce qui fréquemment affecte nos reins, siège de nos peurs. Souvent, les ennuis rénaux surviennent quand nous oscillons entre être critiqués ou soutenus, cruels ou soumis, parce que nous croyons être mêlés à des situations conflictuelles qui en réalité, ne nous concernent pas.

Les problèmes rénaux peuvent aussi apparaître après un accident ou une situation traumatique où nous avons frôlé la mort.

Taux d'acide urique élevé

C'est une maladie symbolisant les vieilles mémoires et émotions qu'il est nécessaire d'éliminer. Cette masse d'énergie qui s'est solidifiée au long des années, résulte de pensées, de peurs, d'émotions et de sentiments agressifs, accumulés au cours du temps et liés à une situation et/ou des personnes de notre entourage. Il parle de notre spontanéité que nous avons laissée se figer, de tous les non-dits que nous avons réprimés, pour nous plier au désir d'autrui. Autrement dit, il nous signale l'énorme quantité de sentiments agressifs qui se sont "fossilisés" tout au long de notre vie.

Calculs rénaux

Ils signalent la prédominance de vieilles émotions, qui n'ont pas été évacuées et qui, en se cristallisant, ont formé des calculs. Le corps a ainsi pétrifié ce qu'il n'a pu consumer. Toutes nos tristesses, nos peurs, nos insécurités, qui n'ont pu être entendues, exprimées, parce que nous étions focalisés sur d'autres soucis (financiers, relationnels…), se sont durcies, fossilisées, se transformant en calculs au fil du temps.

Les problèmes au niveau des reins nous invitent à réfléchir à :

- *Ai-je besoin d'être reconnu et valorisé ?*
- *Ai-je vécu ou suis-je en train de vivre une situation de perte ?*

- Ai-je peur d'être abandonné ?
- Qu'est-ce que j'ai peur d'éliminer dans ma vie ?
- Est-ce que j'aime tenir les commandes ou avoir le contrôle sur une situation ?
- Ai-je le sentiment de ne pas être intégré dans un groupe, de ne pas être accepté ?
- Suis-je toujours au service des autres ?
- Comment est-ce que j'exprime ma colère ?
- Ai-je de fréquentes crises de colère ?
- Qu'est-ce que je fais pour harmoniser ma vie ?
- Est-ce que je me sens insécurisé ?
- Ai-je eu ou ai-je encore de la difficulté à faire des choix ?
- Suis-je capable de collaborer avec mon entourage ?
- Le mot "peur" évoque-t-il quelque chose pour moi ?
- Suis-je dans l'abnégation de moi-même, pour répondre au désir des autres ?
- Suis-je surchargé, parce que je ne partage pas mes différentes tâches avec d'autres ?
- Est-ce que je porte souvent un jugement sur les autres et les situations ?
- Est-ce que je me juge moi-même ?
- Est-ce que je me laisse beaucoup influencer par les croyances des autres ?
- Ai-je de la difficulté à discerner ce qui est bon, de ce qui est nocif pour moi ?

La "Personne Rein"

Pour Jean-Pierre Barral (2005), la "Personne Rein" est porteuse de nombreuses peurs ; c'est pourquoi elle est souvent dans une position de juge, évaluant, dosant, pesant et soupesant tout. On dit même que les maladies rénales sont des maladies de juge.

Caractéristiques de la "Personne Rein"

• La "Personne Rein" est très maternelle, avec un sens inné de la maternité et du soin à apporter à l'autre. Elle regorge d'énergie pour se dévouer aux autres.

• Elle est forte et généreuse. Elle est par nature au service des autres, avec beaucoup de détermination. C'est une excellente compagne dans la lutte.

• La "Personne Rein" s'investit beaucoup dans le travail pour tenter de compenser un grand sentiment d'insécurité, mais elle y provoque souvent des problèmes relationnels, en lien avec ses peurs et son insécurité.

• Elle a besoin de se surpasser. Elle est toujours en train de chercher à dépasser ses limites pour répondre à sa nécessité impérieuse de s'affirmer et d'être reconnue. Cette nécessité de se surpasser répond à un besoin, pour elle-même, d'être reconnue pour ce qu'elle est et non pour ce qu'elle fait.

• Elle a besoin de dominer, de commander. Elle est impulsive et supporte peu qu'on la contredise, qu'on ne suive pas ses conseils ou qu'on n'adhère pas à ce qu'elle a décidé de faire.

• Elle a souvent de fortes crises de colère contre tout le monde, qui surgissent sans prévenir. Ses accès de colère, de revendication, de frustration paraissent interminables.

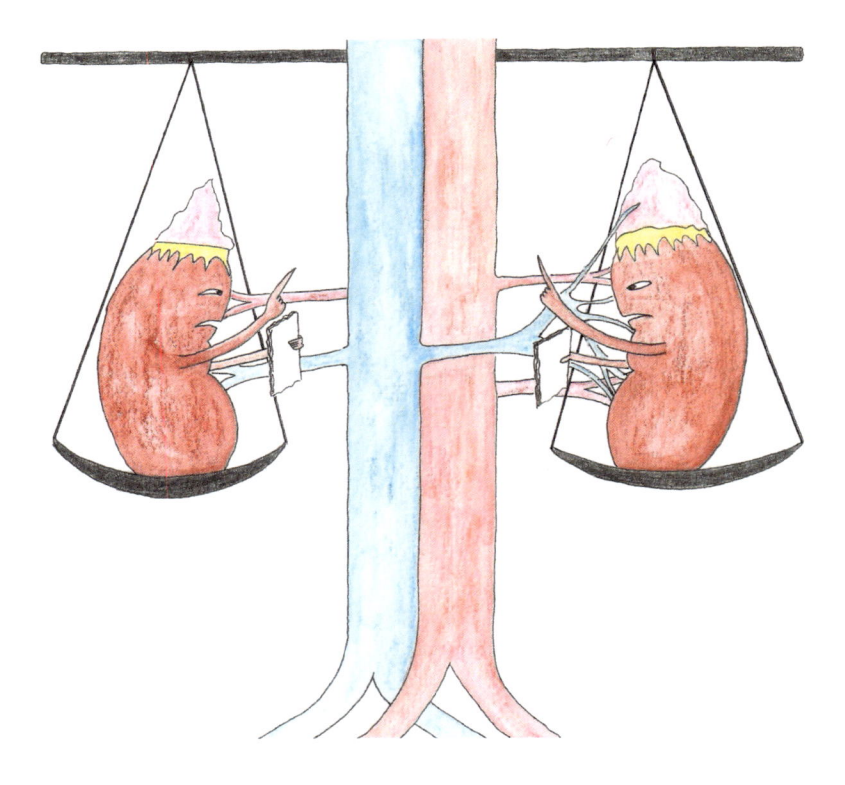

- Malgré toute cette détermination, des doutes l'assaillent sans cesse et elle manifeste un pessimisme cyclique (une caractéristique fréquente chez les hommes).

- Elle est habitée par des peurs :
- peurs ancestrales, existentielles, présentes au plus profond d'elle-même et toujours prêtes à émerger face à la moindre menace,
- peur en réaction à un événement survenu dans le passé, à forte connotation négative,
- peur de l'abandon, peur de perdre des références structurantes, peur de ne pas être acceptée telle qu'elle est. Les reins réagissent toujours à la peur

de l'abandon, à travers des infections urinaires, des calculs rénaux et de l'hypertension.

› LA VESSIE *résistance aux changements*

Mots-clé   résistance • peur de l'abandon

La vessie est pour l'urine, ce que le gros intestin est pour les selles. C'est le lieu de collecte des "eaux usées" de notre organisme.

La vessie symbolise le domaine des relations personnelles.

Les troubles de la vessie évoquent nos difficultés à éliminer les vieilles idées et émotions qui nous préoccupent. Par insécurité, nous résistons aux changements, nous évitons d'affronter la réalité et renonçons à notre désir de contrôler et être maître de notre sexualité. Ce faisant, nous nous privons de toute possibilité de vivre la vie de manière plaisante pour nous.

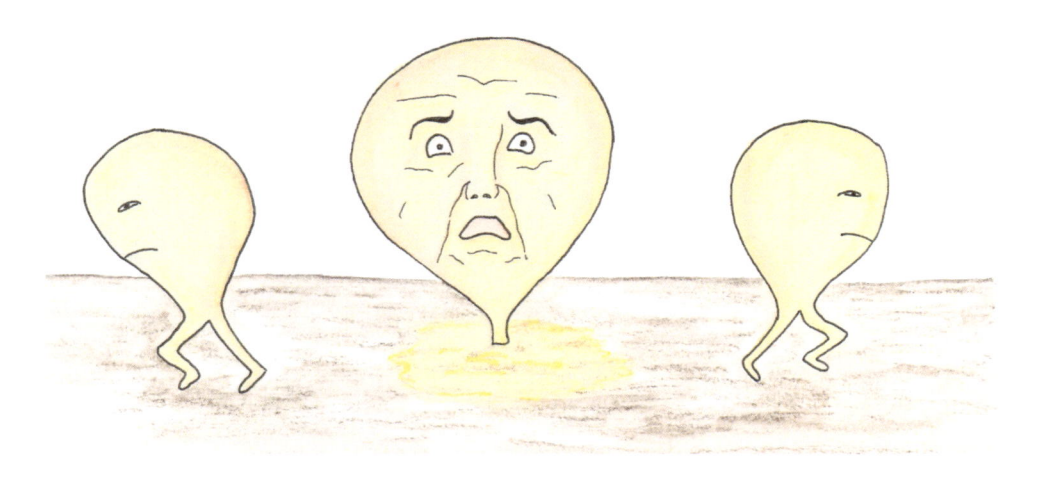

Troubles vésicaux

Cystites (infections urinaires)

Il est fréquent que des cystites apparaissent au moment des "lunes de miel", d'une rupture ou lorsque les relations avec le conjoint sont conflictuelles. Lorsqu'une relation génère frustration et insatisfaction, par peur de l'intimité et/ou réveille de vieilles colères, des émotions réprimées ou lorsqu'elle soumet à des pressions qui risquent de déborder, des cystites peuvent survenir.

Elles révèlent encore des souffrances et des insécurités non exprimées, non libérées et une difficulté à manifester irritation, frustration et insatisfaction.

Pertes d'urine

Uriner souvent peut signaler une pression permanente, qui empêche la libération de nombreuses émotions retenues. Les pertes d'urine nous invitent à nous hâter d'évacuer ces émotions.

Calculs dans la vessie

Ils témoignent que nous sommes déconnectés de nos émotions, et que nous nous traitons durement.

La "Personne Vessie"

Toujours d'après Jean-Pierre Barral (2005), la "Personne Vessie" est très soucieuse de maintenir à tout prix ses valeurs, de s'attacher à des personnes et des événements et même de retenir des objets sans importance.

Caractéristiques les plus fréquentes de la "Personne Vessie"

• Elle surinvestit la posture de contrôleur, parce qu'elle a reçu une éducation centrée sur le contrôle, le devoir, la norme, la servitude et les tabous.

• Elle est davantage orientée vers le désir des autres que vers le sien : ceci génère un sentiment de culpabilité et de frustration quand tout ne se déroule pas selon son souhait.

• Elle redoute tellement de gêner les autres qu'elle néglige souvent, dans son environnement familial et social, de sauvegarder un juste espace pour elle-même.

• Elle a constamment un sentiment de culpabilité, pour ne pas avoir répondu au chantage affectif et aux exigences de ses parents, notamment en ce qui concerne le contrôle de l'urine. Souvent, ceci se manifeste par des cystites.

• Elle a tendance à s'éclipser, à s'oublier face aux autres, adoptant parfois des comportements de soumission et d'obéissance aveugle. Elle a très peur des conflits et, pour les éviter, est disposée à tout faire.

• Selon ce pourquoi elle est sollicitée, elle peut facilement manifester une grande timidité.

La "Personne Vessie" est invitée à se demander :

- *Comment est ma relation avec mon partenaire ?*
- *Est-ce que je rends mon partenaire responsable de mon malheur ou de mon bonheur ?*
- *Quels remords je garde dans mon coffre fermé à double tour ?*
- *Suis-je un nostalgique qui aimerait se réfugier dans le passé ?*

- *Quelles peurs est-ce que j'entretiens, pour me mettre à l'abri de l'autre ?*
- *Ai-je tendance à culpabiliser mon/ma partenaire pour mes souffrances ?*
- *Ai-je l'impression d'être un collectionneur d'échecs ?*
- *Ai-je tendance à vouloir tout calculer, contrôler, anticiper ?*
- *Ai-je tendance à vivre dans un isolement créé et aménagé par moi-même ?*

24.
DIALOGUER AVEC LE SYSTÈME REPRODUCTEUR ET LES ORGANES GÉNITAUX

Créativité et plaisir

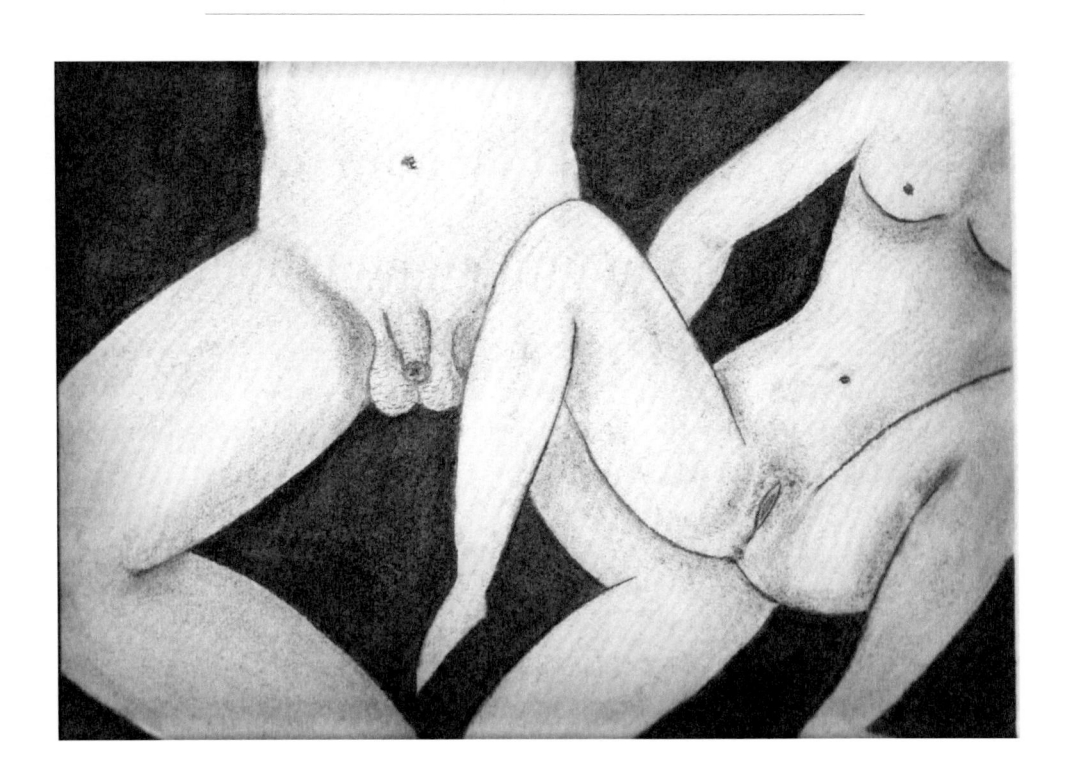

> LE SYSTÈME REPRODUCTEUR

Il est composé des organes et des glandes sexuels, dont les principaux sont :

- chez l'homme : les vésicules séminales, l'urètre, le scrotum, le pénis et les testicules,
- chez la femme : l'utérus, les trompes, le vagin et les ovaires.

Ces organes sont responsables de la reproduction qui a lieu quand un spermatozoïde rencontre un ovule. Ils sont aussi liés au plaisir de la vie et de la créativité. La vie se perpétue à travers la rencontre des différences : entre le Yang masculin, pénétrant, actif, "animus", et le Yin féminin, réceptif, "anima", comme disait Jung. Ainsi, il ne peut y avoir de vie que si un choc créatif, un croisement des différences a lieu, à l'intérieur de nous-mêmes. C'est de la rencontre des différences, que nous parvenons à la paix et à "l'intégration des contraires", comme l'a écrit Michel Odoul (2002), ou à la "réconciliation des opposés" comme le disait Jung(2001). C'est de la rencontre de ces deux pôles opposés, que naissent l'autre et nous-mêmes. Il s'agit d'un processus dialectique, dynamique qui nous permet toujours d'élaborer une synthèse. Rapidement celle-ci va se transformer en une nouvelle thèse, à son tour interpellée par une antithèse innovante. Ce processus de quête de nous-mêmes peut être vécu dans la joie et/ou le plaisir. Notre vitalité sexuelle nous permet de procréer, mais aussi de créer, d'engendrer des projets, de réaliser des rêves.

Problèmes au niveau du système reproducteur

Les affections des organes génitaux masculins et féminins parlent de la qualité de la relation entre partenaires : manque de respect, peur, culpabilité, honte, manque de confiance, lamentations et colères. Très souvent, elles évoquent des antagonismes, des dissensions personnelles entre le droit au plaisir, au désir charnel, et les préceptes moraux ou religieux, sources de culpabilité. Nous voyons donc combien le respect de l'autre est essentiel dans la vie de couple.

Les problèmes fréquemment rencontrés sont, la frigidité, l'impuissance, les douleurs et les inflammations.

Frigidité *peur de ses pulsions sexuelles*

Mots-clé **refus du plaisir • répression**

La frigidité reflète beaucoup le type d'éducation que la personne a reçu. Elle est souvent liée à une éducation où toute expression de la sexualité fut réprimée et demeure encore objet de souffrance et de culpabilité. Elle révèle combien la pulsion sexuelle et le plaisir peuvent être perçus comme des ressentis indécents, peccamineux, défendus et donc effrayants.

Confrontés à la frigidité, nous devons réfléchir à :

- *Ai-je de la difficulté à accepter le plaisir, la jouissance, le succès, tant dans ma vie personnelle que dans ma vie familiale, professionnelle et sociale ?*

- *Mon fonctionnement, très rationnel, n'est-il pas en train de bloquer ma capacité à donner et recevoir de l'affect ?*

- *Est-ce que ma difficulté à accepter mes fragilités humaines, me fait craindre l'échec et le vivre comme honteux ?*

- *Aurais-je été abusée sexuellement dans mon enfance ?*

- *L'éducation que j'ai reçue n'est-elle pas en train de m'empêcher d'accepter le désir et le plaisir sexuels, comme étant quelque chose de normal et de sain ?*

Stérilité *peur inconsciente d'avoir des enfants*

Mots-clé   peur • refus • résistance à la vie

Les personnes confrontées à ce problème sont invitées à réfléchir à un éventuel sentiment inconscient, de ne pas avoir été accueillies par leur mère, et d'avoir manqué de chaleur et d'amour dans leur enfance. La stérilité peut aussi évoquer une peur et un refus inconscients d'avoir des enfants, liés à un manque de confiance en soi, dans son compagnon ou sa compagne, ou dans l'avenir.

La stérilité doit nous inviter à nous questionner sur :

- *Comment est-ce que je vis le fait de devenir ou d'être mère (père) ?*
- *Engendrer et élever des enfants, est-ce une appréhension pour moi ?*
- *Ai-je vécu quelque expérience sexuelle traumatique qui a des conséquences négatives sur ma vie sexuelle ?*
- *Est-ce la peur de me sentir insécurisée qui me fait craindre d'être enceinte ?*
- *Comment est la relation avec mon partenaire ?*
- *Ai-je confiance en ma capacité à produire et reproduire ?*
- *Qu'est-ce qui est en train d'affaiblir mes forces pour créer et procréer ?*
- *Est-ce que je suis en train de vivre une situation de lutte encore non résolue ?*
- *Comment est-ce que je vis mes différents rôles sociaux (père-mère, époux-épouse, professionnel) ?*
- *Est-ce que je conserve en moi un sentiment de culpabilité, de honte ou de solitude ?*

- *Le mode de relation que je vis, me satisfait-il ?*
- *Est-ce que je parviens à générer quelque chose de positif avec mon (ma) partenaire ?*
- *Comment est-ce que je vis mes contradictions ?*
- *Comment est-ce que je compose avec ce qui, dans la société, diffère de moi ?*

> LES ORGANES DE L'APPAREIL REPRODUCTEUR FÉMININ

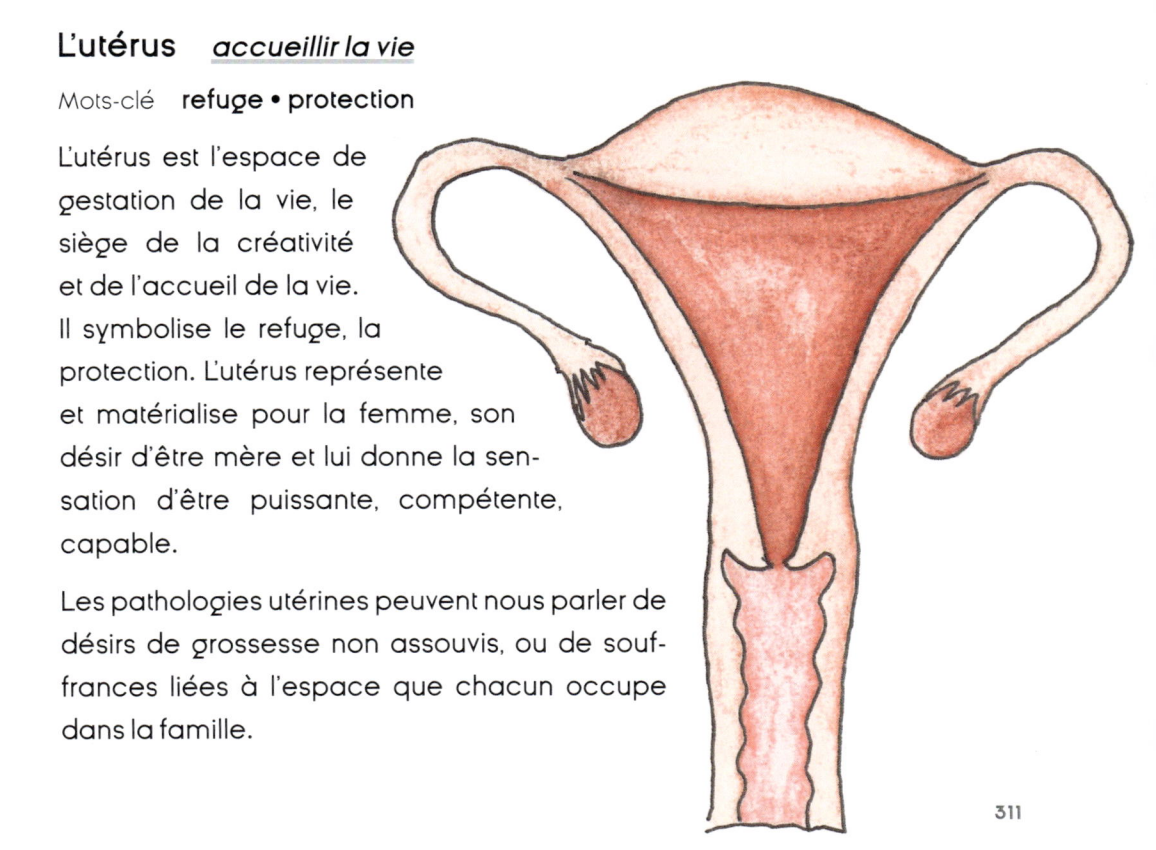

L'utérus   *accueillir la vie*

Mots-clé   **refuge • protection**

L'utérus est l'espace de gestation de la vie, le siège de la créativité et de l'accueil de la vie. Il symbolise le refuge, la protection. L'utérus représente et matérialise pour la femme, son désir d'être mère et lui donne la sensation d'être puissante, compétente, capable.

Les pathologies utérines peuvent nous parler de désirs de grossesse non assouvis, ou de souffrances liées à l'espace que chacun occupe dans la famille.

Les ovaires   *liens maternels*

Mots-clé   **féminin • maternité**

Les ovaires constituent l'identité sexuelle, maternelle et créative de la femme. Ils sont le siège de la création de la vie.

Ils représentent donc le désir d'engendrer, non seulement un enfant, mais également toutes les dimensions de la féminité.

Pour Philippe Dransart (2000), les problèmes graves aux ovaires sont souvent liés à une difficulté avec un enfant biologique ou adopté, ou une autre personne, considérée comme son propre enfant.

C'est souvent par le biais des ovaires, que la femme exprime ses difficultés en rapport avec les liens maternels. Les problèmes ovariens peuvent donc aussi évoquer un profond conflit avec la féminité ou avec le fait d'être femme.

Les douleurs menstruelles ou dysménorrhées

Les premières règles signalent qu'une jeune femme peut devenir mère. Les douleurs menstruelles témoignent d'une difficulté à accepter sa condition féminine, sa féminité. Elles peuvent être aussi liées à un sentiment de révolte face à l'idée de la soumission féminine dans un monde machiste.

Quand existe un désir intense de maternité, chaque période de règles révèle qu'une chance est perdue et cette déception peut générer irritabilité, dépression, symptômes bien connus du syndrome prémenstruel. Le corps féminin se sent privé de ce désir et peut souffrir de cette frustration.

Les règles, avec des pertes de sang abondantes, parlent de la perte de la joie de vivre ou de la peine de n'être pas tombée enceinte.

La grossesse

Durant la grossesse, la femme vit un tourbillon d'émotions qui oscillent entre le bonheur d'engendrer la vie et la crainte de ce qui peut advenir dans le fait d'être mère. Les nausées, très fréquentes au début de la grossesse, parlent de l'ambivalence entre le rejet inconscient et le désir d'être mère ou encore de l'anxiété liée à la maternité. Quand ce problème perdure pendant la grossesse, il signale une anxiété persistante à l'idée d'être mère.

Pour toute femme enceinte, il peut être intéressant de se demander : *"Comment s'est passée la grossesse de ma mère, quand elle m'attendait ?"*

La ménopause

La ménopause est l'étape de vie où la femme perd sa capacité à procréer. Parfois, la ménopause s'accompagne de beaucoup de fantasmes : peur de ne plus être femme, de ne plus se sentir désirée en tant que femme. Cette nouvelle réalité génère différentes angoisses : peur de vieillir, peur de ne plus être séduisante et attrayante, peur de la solitude.

La souffrance est amplifiée, quand la femme ressent la ménopause comme la fin de sa vie de femme, et non comme une transition vers une nouvelle étape. La ménopause devrait être une opportunité pour clarifier certaines situations non résolues, et l'occasion de faire un bilan général de sa vie.

Les affections de l'appareil reproducteur féminin

Kystes aux ovaires

Les kystes ovariens, qui menacent souvent la fertilité, signalent des émotions, des larmes retenues : ce sont des pleurs, qui se sont accumulés, comme des échecs liés au désir contenu d'avoir un enfant. Désir souvent non réalisé, par manque de soutien moral du partenaire et/ou manque de confiance dans sa capacité à être mère.

Cancer des ovaires

Il révèle une frustration au niveau de la maternité. Il peut apparaître après la perte de quelqu'un de très cher, considéré comme un fils ou une fille. L'image de la mère semble avoir été touchée, ce qui génère un sentiment d'impuissance, d'incapacité et d'échec. C'est ce dont parle le cancer de l'ovaire.

Cancers utérins

Selon le lieu où le cancer se situe dans l'utérus, des pistes nous sont offertes, pour identifier le message inconscient contenu dans cette affection…

Cancer du col de l'utérus

Quand elle est affectée, cette partie de l'utérus qui, dans la relation sexuelle, entre en contact avec le pénis, attire l'attention sur la relation avec le partenaire. Le cancer du col de l'utérus est fréquent chez les femmes jeunes : il révèle assez souvent des frustrations affectives et sexuelles, telles que se sentir mal aimée, non désirée ou avoir de la difficulté à être enceinte. C'est comme si son partenaire blessait ou détruisait quelque chose d'important dans cette relation ambiguë et perverse, où se mêlent amour, manque de respect, agression et mort.

Cancer de l'utérus

Il se déclare plus fréquemment chez les femmes ménopausées et parle du désir de vivre. Il représente un nœud de colères, de ressentiments et de culpabilité, en relation avec la famille ou les enfants.

Endométriose

Elle témoigne souvent de la peur des conséquences de l'arrivée d'un enfant, que ça concerne l'équilibre du couple ou l'avenir de l'enfant dans la société.

> LES ORGANES DE L'APPAREIL REPRODUCTEUR MASCULIN

Le pénis - Les testicules *pouvoir et sécurité affective*

Mots-clé   gestation • fertilité

Le pénis et les testicules sont les organes sexuels masculins qui symbolisent l'identité, l'héritage sexuel, la paternité. Ces parties intimes parlent toujours de la dimension secrète, profonde de notre être, car elles concernent spécifiquement notre condition humaine, avec toutes ses limites. Des affections au niveau de ces organes témoignent de peurs, d'insécurité, de doutes sur la valeur d'être homme. En général, ces problèmes sont liés à l'image que le sujet a de son propre père. Ils reflètent aussi la peur d'être jugé sur ses performances, peur qui engendre un sentiment de faiblesse et de vulnérabilité.

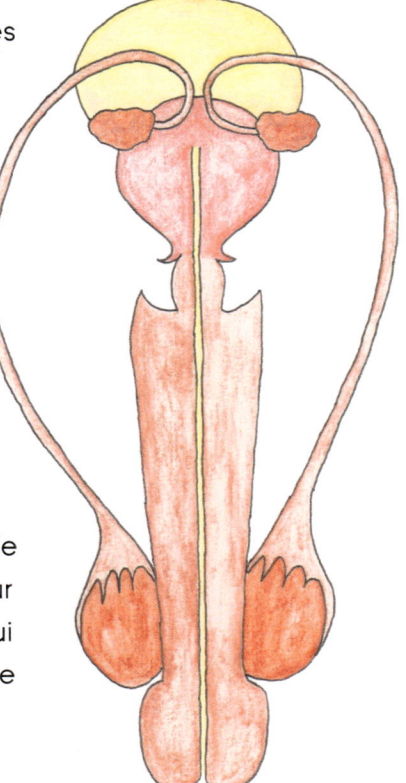

Problèmes au pénis et aux testicules

Inflammation des testicules

Elle parle de colères et de frustrations accumulées au cours du temps, qui empêchent l'homme de s'affirmer dans ce qu'il entreprend.

Torsion des testicules

Une torsion des testicules évoque souvent une problématique avec un père autoritaire ou distant dans la relation affective. Chez les hommes jeunes, elle est habituellement en lien avec une grande déception liée à l'image du père.

Cryptorchidie (testicules qui ne descendent pas dans les bourses)

Chez l'enfant, ce problème signale souvent une difficulté relationnelle avec le père, due à un manque d'échange, de paroles et d'affection. Cette problématique ne peut être comprise qu'à travers la dimension transgénérationnelle. La cryptorchidie nous alerte sur la probable existence de secrets, de non-dits. Chercher à les exprimer, les révéler, pourra permettre aux parents de résoudre ce problème par la parole et la discussion, plutôt que par une intervention chirurgicale.

Éjaculation précoce

Elle parle de notre culpabilité à vivre une sexualité épanouie. C'est comme si la personne ne se donnait pas le droit de ressentir le plaisir sexuel, qu'elle vit comme un péché, quelque chose de sale. Hâter l'acte sexuel est une manière de vivre sa sexualité, sans se donner le droit et le temps nécessaire de profiter et faire profiter à sa partenaire du plaisir qui en découle.

L'éjaculation précoce évoque aussi les pressions que l'homme s'impose, par le désir d'impressionner sa partenaire ou de vouloir la contrôler et la posséder. Elle est encore en lien avec la peur de perdre son amour, ou d'être abandonné ou rejeté, sensation fréquemment vécue dans les premières relations sexuelles. L'éjaculation précoce signale la nécessité, pour l'homme, d'apprendre à avoir du plaisir, à donner du plaisir, en toute liberté, sans pressions ni exigences, sans dettes à payer, sans culpabilité.

Les hommes qui rencontrent des problèmes au niveau du pénis et des testicules, doivent réfléchir à :

- *Pourquoi dois-je toujours prouver ma performance de "macho" dans la famille et au travail ?*
- *Pourquoi suis-je toujours en train de chercher à prouver que je suis capable ?*
- *Ai-je l'impression d'être plus observateur qu'acteur dans ma vie ?*
- *Est-ce que je me sens redevable envers ma famille ?*
- *Comment est-ce que je me sens en tant qu'homme ?*
- *Existe-t-il un dialogue entre père et fils dans ma famille ?*
- *Qu'est-ce qui fait difficulté, pour que j'accepte mon père ?*
- *Est-ce encore difficile de parler avec mon père ?*

La prostate   *espace personnel et pouvoir social*

Mots-clé   paternité • puissance • vie sociale

La prostate symbolise le pouvoir sexuel masculin ou le pouvoir de l'homme social. Les troubles de la prostate interpellent l'homme sur la manière dont il vit ses rôles sociaux, notamment comment il use de son pouvoir dans les relations sociales.

Problèmes au niveau de la prostate

Inflammation de la prostate

Elle est reliée à un conflit avec l'image du père, et à la difficulté de maintenir l'équilibre entre une vie sexuelle excessive et un manque d'activité sexuelle.

Adénome au niveau de la prostate

Il touche généralement les hommes âgés et parle de colères, souvent liés aux enfants et à la perte de pouvoir, tant au niveau social que professionnel. Cette sensation de dévalorisation se manifeste sous forme d'impuissance. C'est comme si l'homme, se sentant vieux et en fin de vie, oubliait qu'il peut sublimer toute son énergie créative, pour jouir de la sagesse.

Cancer de la prostate

C'est la matérialisation d'un sentiment de perte totale de l'élan vital, de la joie de vivre. Parfois, ce cancer est aussi lié à un échec professionnel important, ou à une mise à la retraite non acceptée. Quelquefois, il masque aussi un conflit sérieux avec l'un de ses fils, chez qui l'image du père est mal résolue. La difficulté à uriner symbolise la difficulté à évacuer les émotions, en lien avec la filiation.

La "Personne Génitale"

Les "Personnes Génitales", qu'elles soient hommes ou femmes, ressentent les mêmes peurs, les mêmes besoins, les mêmes manques.

Caractéristiques de la "Personne Génitale" d'après Jean-Pierre Barral (2005)

• Elle a besoin de l'espace familial où se réfugier, pour se sentir protégée. Pour elle, vivre avec des personnes aimées est primordial.

• Elle a besoin d'accueillir et d'être accueillie, de protéger et d'être protégée, d'avoir son nid où règnent l'union et l'harmonie.

• Le fait que la vie entourée d'êtres chéris soit tant valorisée, masque une grande peur de la solitude et de l'abandon.

• La crainte d'être jugée, de ne pas être parfaite, insécurise cette personne, imaginant alors qu'elle ne sera pas acceptée par les autres. Ceci constitue son point central de vulnérabilité.

• La "Personne Génitale" présente souvent des troubles physiques repérables : distension de la peau ou ballonnement du bas-ventre, spasmes de l'utérus et douleurs dans le dos.

- La "Personne Génitale" a peur de couper le cordon ombilical.

- Elle est toujours à la recherche de l'amour fusionnel (amour dans lequel il y a fusion des rôles) avec un fils, un neveu ou un proche, à qui elle consacre son amour et son attention.

- Sa mission est d'ordre sacrificiel. Elle se valorise à travers des fonctions, des responsabilités ardues. La femme, par exemple est très souvent la première à se lever le matin et la dernière à se coucher le soir, après avoir rempli ses obligations professionnelles et avoir pris soin de tous et de tout, au sein de la famille.

- La "Personne Génitale" redoute tellement de perdre sa position sociale, qu'elle peut vivre un fantasme de persécution. Son rôle social, relationnel et sa place dans le travail sont pour elle primordiaux. Cette caractéristique est plus fréquente chez les hommes qui craignent de tomber de leur piédestal.

- "Les femmes génitales" ressentent souvent une forte inclination pour la maternité ; c'est pourquoi l'infertilité et/ou la ménopause sont des épreuves douloureuses pour elles.

- Obnubilé par son besoin d'être un étalon, un "macho", "l'homme génital", lorsque des défaillances sexuelles apparaissent (érections plus faibles, de courte durée, éjaculations laborieuses, baisse de la libido), somatise fréquemment à travers une prostatite qui masque son déclin.

- Bien que préoccupée par l'avenir et la crainte de perdre son importance, la "Personne Génitale" ne verbalise pas ses inquiétudes. Ce trait distinctif est davantage présent chez les hommes que chez les femmes, car ces dernières parlent plus facilement de leurs difficultés sexuelles.

25.
DIALOGUER AVEC LE SYSTÈME GLANDULAIRE

Mes valeurs, mes relations affectives

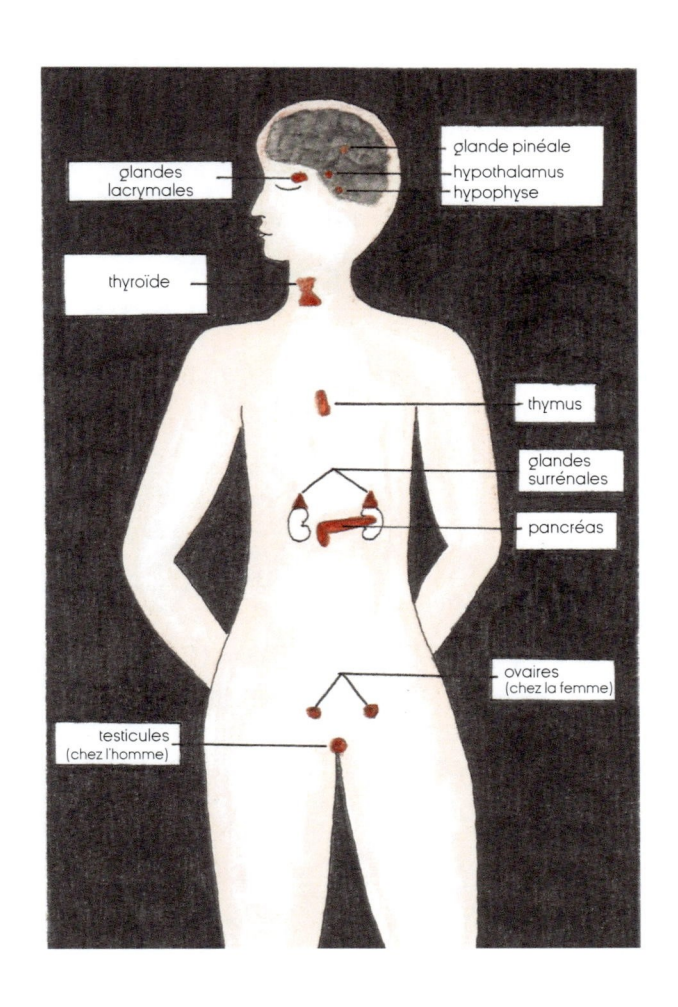

- glande pinéale
- hypothalamus
- hypophyse
- glandes lacrymales
- thyroïde
- thymus
- glandes surrénales
- pancréas
- ovaires (chez la femme)
- testicules (chez l'homme)

LES DIFFÉRENTES GLANDES QUI COMPOSENT NOTRE SYSTÈME ENDOCRINIEN ont pour fonction principale, de réguler et maintenir l'équilibre de nos organes. Symboliquement, elles reflètent notre vie intérieure et se rapportent aux modèles que nous avons choisis et à l'échelle de valeurs que nous nous sommes construite. Les problèmes endocriniens parlent de difficulté à trouver une motivation dans la vie familiale et professionnelle, et d'insécurité intérieure qui perturbe la capacité à aller de l'avant et/ou à faire des choix importants et nécessaires.

Quand il y a des perturbations au niveau glandulaire, il est pertinent de se demander :

- *Quels désirs n'ai-je pas réussi à concrétiser, et quelles émotions ne suis-je pas parvenu à ressentir, à manifester ?*
- *Suis-je en train d'endosser le statut de victime, en me réfugiant dans la passivité ?*
- *Est-ce que je ne vis pas bien plus en fonction de la raison que de l'émotion ?*
- *Pourquoi suis-je autant sur la défensive ?*

Quels types de souffrance nous révèlent ces glandes ?

Les glandes lacrymales   *libération des émotions*

Les larmes symbolisent la libération des émotions. Elles incarnent le débordement de ce qui nous inonde : tristesse, déception, pensées, rage, blocages, mais aussi joie, sentiments… À travers elles, le corps exprime nos fragilités, nos carences et notre force.

L'obstruction des canaux lacrymaux témoigne d'un blocage dans l'expression de nos émotions, dû à des croyances du type : "Pleurer, c'est pour les faibles !"

Avoir des difficultés à pleurer nous invite à nous questionner sur :

- *Quels émotions et sentiments suis-je en train d'éviter ?*
- *Pourquoi ai-je besoin de retenir ces émotions et sentiments ? Qu'est-ce que cela signifie pour moi en ce moment ?*
- *Quel besoin ai-je de me montrer fort devant autrui alors que je sais combien je suis faible ?*
- *Parmi mes croyances, quelles sont celles qu'il me faut revisiter pour me sentir mieux ?*

La glande pinéale ou l'épiphyse   *responsable de la vitalité*

Mots-clé   intuition • inspiration • sérénité

Stratégiquement située au centre du cerveau, l'Épiphyse a la taille d'un grain de blé. Elle est intimement liée à nos pensées. Elle secrète la mélatonine, une neuro-hormone, régulatrice du sommeil et responsable de notre vitalité.

Symboliquement, la glande pinéale est le siège de notre âme, de notre conscience, de notre recherche spirituelle, mystique et contemplative. Elle est responsable de nos questionnements existentiels et spirituels.

Elle établit directement le lien entre ce que nous percevons de l'extérieur et nos expériences intérieures. Elle est responsable de notre calme, de notre sérénité, de notre ouverture d'esprit et nous donne une vision ample de notre vie.

Lorsqu'elle fonctionne correctement, cette glande nous permet d'être en harmonie avec nous-mêmes et avec notre environnement. Mais quand elle présente quelque trouble, nous sommes submergés par une sensation de tempête, de chaos et avons l'impression que les structures donnant sens à notre vie, sont fragilisées.

Face au mal-être que procure le dérèglement de cette glande, nous devons nous interroger sur :

- *Qu'est-ce qui m'empêche d'être en harmonie avec moi-même, avec les autres, avec Dieu ?*
- *Qu'est-ce que je suis en train de vivre, qui me désoriente ?*
- *Pourquoi est-ce que je me sens incapable d'accomplir ma mission et de célébrer la vie ?*
- *Comment est-ce que je peux sortir de ce mal-être et retrouver l'harmonie dans ma vie ?*

La glande pituitaire ou l'hypophyse
synthèse entre pensée et émotion

Mots-clé   orchestre • courage • volonté • réalisation

L'hypophyse est une glande endocrine située dans le cerveau, en dessous de l'hypothalamus, à l'arrière des yeux, et en face de l'épiphyse. Elle est reliée au visage, aux yeux, aux oreilles et au nez, aux sinus (cavités situées dans la région antéro-nasale), au cervelet et au système nerveux central. C'est une glande maîtresse : elle intervient dans le fonctionnement des autres glandes endocrines et exerce une fonction capitale, en régulant la sécrétion des hormones. Elle contrôle le fonctionnement de la thyroïde, des glandes cortico-surrénales et des gonades. C'est elle qui reçoit les messages du cerveau et les oriente vers les autres glandes.

L'hypophyse cherche en permanence à établir l'équilibre entre notre dimension rationnelle et notre domaine émotionnel, à faire une synthèse entre ce que nous vivons aujourd'hui et nos expériences antérieures. Elle orchestre et harmonise nos pensées et nos émotions afin que nous puissions réaliser nos objectifs. Ainsi elle participe à nos transformations intérieures.

Un dysfonctionnement de l'hypophyse évoque un déséquilibre entre l'émotionnel et le rationnel, générant un désordre dans nos pensées et sentiments. Nous perdons notre sérénité, notre vision d'ensemble et notre capacité de synthèse. Un trouble de la glande pituitaire nous rend confus, arrogants, nous pousse à exclure les autres et sème le chaos en nous et dans notre vie. Nos dimensions créatives, intuitives et émotionnelles sont perturbées. Ce problème déclenche souvent une sorte de frénésie, d'agitation fébrile qui peut se comprendre comme une réaction de l'organisme pour tenter de retrouver l'équilibre perdu. Si ces dysfonctionnements affectent des personnes particulièrement perfectionnistes, les signes de faiblesse et de fragilité qu'ils engendrent, leur paraissent tellement dramatiques, que leur souffrance en est considérablement amplifiée.

En de telles circonstances, il est prudent de faire une pause et de se demander :

- *Quel est ce sentiment d'impuissance qui me conduit à échouer dans mon projet de vie ?*

- *Pourquoi est-ce que je ne parviens pas à atteindre les objectifs, le but que je m'étais fixé dans la vie ?*
- *Qu'est-ce que je suis en train de vivre qui me décentre de mon axe et pourquoi ?*
- *Pourquoi est-ce que je ne parviens pas à agir dans ma vie en harmonie, avec à la fois mon côté rationnel et mon côté émotionnel ?*

La thyroïde *expression de joie, de tristesse et angoisse*

Mots-clé **équilibre • créativité • réflexion • sentiment • raison • action**

La thyroïde est située à la base du cou et à l'intérieur de la gorge. Elle entretient une étroite relation avec le système respiratoire, la gorge, la nuque, les mandibules, les oreilles, la trachée, les bronches, la partie supérieure des poumons et les membres supérieurs. Elle a une fonction importante dans l'émission de la voix. Elle régule la température du corps et fonctionne comme un thermostat qui tente d'équilibrer la température interne avec l'atmosphère extérieure.

Elle symbolise l'expression de notre joie, de notre tristesse et de nos angoisses. Elle exprime aussi notre créativité, notre capacité à manifester ce que nous sommes, notre ouverture d'esprit, et nous permet de témoigner de notre amour des autres et de la vie.

Quand nous vivons un conflit, la thyroïde réagit et nous oblige à une accélération et/ou un ralentissement de notre rythme. Ce dérèglement thyroïdien réveille et alimente le sentiment que le temps a joué contre nous, que nous avons été forcés à grandir et mûrir trop vite. Sentiment qui perdure et qui, aujourd'hui encore, nous fait craindre de manquer de temps pour réaliser nos désirs et nos rêves.

Habituellement, les problèmes d'hypo et d'hyper-fonctionnement de la thyroïde surviennent quand nous subissons en silence, sans réagir et depuis longtemps, des situations injustes qui nous poussent à nous isoler, nous font perdre toute joie de vivre et nous transforment peu à peu en pauvres victimes. Ainsi, les problèmes de thyroïde viennent nous alerter sur le danger de notre acceptation passive, de notre dépendance aux autres. Ces dernières risquent de devenir une "drogue" servant à combler le vide de notre existence, au détriment du développement et de l'exploitation de notre propre potentiel.

Des problèmes au niveau de la thyroïde doivent nous inciter au questionnement suivant :

- *Que suis-je en train de faire de mes désirs et de mes rêves ?*
- *Pourquoi est-ce que je me réfugie dans un monde irréel ?*
- *Qu'est-ce que je souhaiterais changer dans ma vie, que je ne parviens pas à faire ?*
- *Pourquoi je nourris la croyance, que toute solution à mes problèmes ne peut venir que de l'extérieur ?*
- *Suis-je en train d'attendre et d'espérer que quelqu'un résolve mes problèmes ?*
- *Est-ce que j'ai peur de prendre le temps de réfléchir à ce qui m'arrive ?*

Problèmes fréquents au niveau de la thyroïde

Hypothyroïdie   *abandon - échec - étouffement*

L'hypothyroïdie est une diminution du fonctionnement de la glande qui provoque ralentissement, frilosité, fatigue, froideur des extrémités et constipation. De plus, elle augmente le taux de cholestérol et le volume de la langue.

Symboliquement, l'hypothyroïdie parle de blessures non résolues et d'un certain désenchantement face à la vie. La personne affectée a le sentiment d'être abandonnée de tous, incomprise quoi qu'elle fasse, avec la sensation que tout se ligue contre elle.

Dans ce cas, il est intéressant de s'interroger :

- *Quelles blessures suis-je en train de ressasser ?*
- *Comment est-ce que je communique avec moi-même ?*
- *Qu'ai-je fait de mes désirs et de mes rêves ?*
- *Qu'est-ce qui me décourage et pompe toute mon énergie vitale ?*
- *Quelles décisions dois-je prendre pour aller de l'avant ?*
- *Suis-je en train de fuir quelque responsabilité ?*
- *Pourquoi est-ce que je me réfugie dans un monde irréel ?*

Hyperthyroïdie   *augmentation de la colère*

L'hyperthyroïdie est une augmentation du métabolisme entraînant chaleur et transpiration. Elle parle de colères, de déceptions et blessures silencieuses qui sont restées des années emprisonnées dans la gorge et qui, aujourd'hui, suscitent en nous des réflexions telle que : "Je ne me pardonne pas de n'avoir pu réaliser mes rêves, et d'avoir vécu beaucoup plus en fonction des autres que de mes propres désirs".

L'hyperthyroïdie est le signe que nous fixons notre attention sur des choses négatives, entretenant un sentiment d'impuissance et de désespoir. Tout nous paraît sombre, sans avenir pour nous et notre personnalité nous semble réduite à néant, sans valeur.

Notre perception du temps en devient perturbée ; nous nous sentons lents et pitoyables dans un monde si rapide. Face à cette sensation que quoi que nous fassions, il sera trop tard, nous développons une hyperactivité, une grande nervosité. Au bord de l'explosion à la moindre contrariété, nous réagissons aux événements, plus que nous agissons. Nous ne supportons plus ni retard, ni lenteur, entraînés dans une course sans fin, devenus incapables de prendre le temps de savourer la vie.

Dans ce cas, nous avons besoin de réorienter notre vie, de nous reconnecter avec notre réalité. Pour cela, nous devons nous demander :

- *Qu'est-ce qui me stresse tant en ce moment ?*
- *Qu'est-ce qui m'éloigne de moi-même ?*
- *Bien que je le souhaite, qu'est-ce que je ne parviens pas à modifier dans ma vie ?*
- *Ai-je conscience de focaliser toute mon attention sur quelque chose, uniquement pour éviter ce qui me préoccupe vraiment ?*
- *Suis-je toujours dans l'attente que quelqu'un résolve mes problèmes ?*
- *Pourquoi est-ce que je redoute de m'arrêter, pour réfléchir à ce qui m'arrive ?*

Thyroïdite   *irritation*

C'est une inflammation de la thyroïde qui parle de colère, de blessures, très souvent liées à des situations familiales que nous avons ravalées sans pouvoir les exprimer. Ces émotions retenues, captives, par peur de révéler des secrets ou des confidences familiales ne font qu'aggraver les choses. C'est comme si nous voulions cracher le feu qui nous brûle et parvenions tout juste à saliver.

Goitre   *oppression - frustration*

Il est provoqué par une hypersécrétion d'hormones thyroïdiennes, qui génère un état d'excitation et d'alerte permanent. Il témoigne de notre tension, notre stress et de la présence d'émotions intenses non exprimées, qui finissent par faire enfler la thyroïde. Celui qui a un goitre, a souvent la sensation que le déroulement de la vie échappe à son contrôle et s'enchaîne si rapidement, qu'il ne lui laisse guère le temps de satisfaire ses besoins, ses désirs et de réaliser ses rêves. Un peu comme s'il suffoquait, emporté par le tourbillon de la vie.

Nodules à la thyroïde

Ce sont des nodules chauds quand ils sont hyperactifs et froids quand ils sont inactifs.

Généralement, les nodules parlent de colères récentes ou anciennes, de ressentiments et blessures qui n'ont pas pu ou ne peuvent être exprimées, sous peine d'aggraver la situation.

Les problèmes au niveau de la thyroïde nous invitent à réfléchir sur :

- *Ai-je vécu ou suis-je en train de vivre une contrariété, sans parvenir à exprimer ce que je ressens ?*
- *Qu'est-ce qui bloque ma créativité, ma spontanéité ?*
- *Suis-je en train de ruminer en silence des contrariétés et des déceptions que je crains d'exprimer, retenu par je ne sais quelle peur ?*
- *Est-ce le fait de ne pas pouvoir exprimer ce que je ressens, qui me rend si coléreux ?*
- *Est-ce que je m'en veux, de n'avoir pas su exprimer ce que j'aurais dû dire ?*

Le pancréas   *joie de vivre*

Nous avons vu précédemment (cf. système digestif) que le pancréas est une glande endocrine (elle sécrète des hormones dans le sang). Mais elle a la particularité d'être aussi exocrine (elle déverse des sécrétions à l'extérieur) sécrétant les enzymes qui participent à la digestion des aliments. Cette glande est située au-dessus du nombril.

Les glandes surrénales   *centrale d'alarme*

Mots-clé   **affrontement • fuite • défaitisme**

Les glandes surrénales produisent l'adrénaline, le cortisol et la cortisone, trois hormones qui régulent la pression sanguine et permettent au corps de se préparer à fuir les situations dangereuses. Les surrénales sont responsables de notre créativité, de notre inventivité, mais aussi de notre capacité à fuir et/ou détruire.

Symboliquement, un problème au niveau de ces glandes signale que nous sommes trop préoccupés par des difficultés matérielles, que nous avons perdu confiance, que nous sommes insatisfaits en tout et avec tous. Souvenons-nous que derrière une peur réelle ou imaginaire, se cache toujours une colère. Les personnes ayant des troubles au niveau des surrénales sont souvent colériques, impatientes et agitées, surtout lorsqu'elles travaillent de manière excessive. Elles poussent leurs forces à l'extrême, perdent toute énergie, et finissent par être totalement abattues, comme inanimées.

Des problèmes au niveau des surrénales doivent nous interroger sur :

- *Quelles peurs m'habitent et me font vivre en perpétuel état d'alerte ?*
- *Ai-je peur de prendre une mauvaise décision et de souffrir encore plus ?*
- *Est-ce que j'avance dans une bonne direction pour moi ?*
- *Suis-je trop exigeant avec moi-même, ne me donnant pas le droit à l'erreur ?*
- *Ai-je le sentiment d'être comme "un poisson hors de l'eau" ?*
- *Ai-je l'impression d'être dans une impasse, une "voie sans issue" ?*
- *Est-ce que je me sens en marge de la société ?*
- *Suis-je en train de vivre un amour impossible ?*

26.
DIALOGUER AVEC LA PEAU

Protection - Interaction

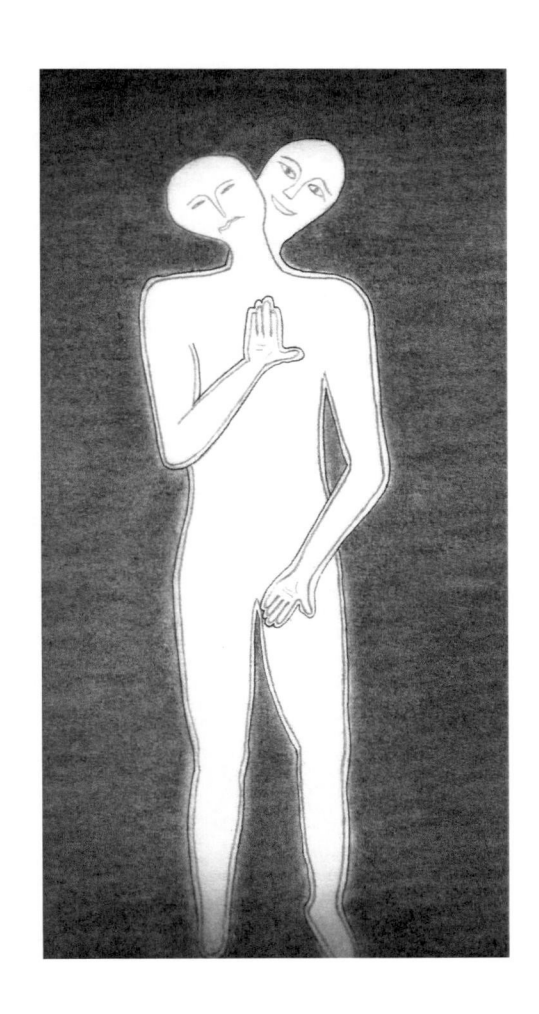

La peau *enveloppe de protection*

Les expressions "être bien dans sa peau…", "avoir besoin de changer de peau…", "faire peau neuve…", "entrer dans la peau du personnage…" témoignent de la fonction symbolique de la peau. La surface de notre peau est d'environ 2 m². C'est le plus grand organe du corps humain. La mission primordiale de la peau est de protéger le corps de toute forme d'agression matérielle et microbienne. Par sa texture sensible et poreuse, la peau est une grande alliée du cerveau : elle lui fournit les informations nécessaires pour qu'il remplisse ses fonctions. Grâce à la transpiration, elle élimine de notre corps les toxines nocives. Au moyen de ses quelque 700 000 terminaisons nerveuses, elle nous permet de ressentir le milieu ambiant et d'interagir avec lui. Il est important de souligner que la peau des muscles, appelée fascia, mémorise nos expériences et émotions.

La peau a une merveilleuse capacité à se cicatriser, et permet ainsi à l'organisme de se soigner et de se reconstruire lui-même. Ce pouvoir de cicatrisation et de cancérisation, de vie et de mort, est très présent. D'ailleurs, l'observation montre que les plaies, survenues dans des contextes de grande souffrance psychique, parviennent plus difficilement à cicatriser, et peuvent parfois évoluer vers un cancer.

La peau évoque toujours la dimension relationnelle, interface entre soi et autrui ; elle est l'organe exposé au contact, qu'il soit chaleureux, plaisant, rassurant ou agressif, malveillant, blessant, douloureux. Elle est un organe qui a une signification sociale importante, particulièrement dans les cultures qui valorisent le toucher.

La peau est le miroir de notre âme et elle reflète la qualité de nos relations.

La peau nous parle de nos difficultés de communication avec notre entourage. Lors de séparations, beaucoup de problèmes surgissent au niveau de la peau.

Lorsque je reçois, en psychothérapie, des personnes qui présentent des affections de la peau, et que les examens biologiques n'ont identifié aucun élément déclenchant, mon expérience m'incite à orienter mes questions sur la relation avec la mère.

Les personnes qui n'ont pas été prises dans les bras, cajolées par leur mère dans la petite enfance, n'ont pas enregistré, encodé la tendresse et la douceur par leur peau.

Je me souviens, par exemple, d'une patiente qui présentait de graves problèmes de peau, résistant à tout traitement médicamenteux. Quand je lui ai demandé si enfant, elle avait été prise dans les bras par sa mère et serrée sur sa poitrine, elle me répondit "non". Elle me raconta qu'elle se souvenait avoir recherché le contact avec sa mère mais que celle-ci la tenait à distance et ne permettait pas le moindre contact. Ma patiente s'était sentie rejetée et pensait ne pas être aimée par sa mère. Or, en poussant plus loin mon investigation, je découvris qu'à cette époque, sa mère souffrait de la tuberculose et lui avait dit qu'elle ne devait pas s'approcher d'elle, pour ne pas la contaminer.

Durant sa psychothérapie, cette patiente a pu intégrer que l'attitude de sa mère révélait beaucoup plus l'amour et le souci de protection maternels que le rejet. Elle comprit aussi que sa mère avait certainement beaucoup souffert elle-même d'avoir été privée, tout comme son enfant, de ce précieux peau à peau, de cette relation affectueuse et aimante.

Pour pallier à cette carence de contact et de toucher dans l'enfance, le massage constitue le traitement le plus efficace et réparateur. Parfois, durant les premiers massages, la personne manifeste une forte réticence voire une impossibilité à se laisser toucher, d'autres l'acceptent malgré un sentiment de malaise. Il est nécessaire de persister avec ce type de soins thérapeutiques, pour que le corps puisse parvenir progressivement à se laisser toucher et à tirer bénéfice du traitement.

Les affections de la peau dénoncent une souffrance liée à une carence d'affect. Néanmoins, il est notable que celle-là s'exprime avec une certaine ambivalence. En effet, si des problèmes de peau signalent un manque de contact tactile et un désir d'y suppléer, la réalité de la maladie repousse le contact plus qu'elle ne le favorise. De fait, qui a envie de toucher une peau purulente ou couverte de plaques ? À travers tout problème de peau, un appel est lancé de façon ambivalente : tout en souhaitant que l'autre s'approche de nous, nous le maintenons inconsciemment à l'écart en lui présentant, par exemple, une peau couverte d'eczéma ou de boutons.

Affections de la peau

La peau reflète nos émotions et tout problème dermatologique témoigne de nos difficultés relationnelles avec l'entourage. Comme je le précisais précédemment, il est intéressant de noter l'ambivalence de cette expression. De nombreuses maladies de peau sont à la fois une manifestation de notre besoin de contact avec autrui dont nous avons cruellement manqué, et une stratégie d'évitement de ce contact, dévoilée par la barrière cutanée des symptômes, qui empêche toute approche trop intime. C'est comme si la pathologie indiquait que nos interactions avec le monde extérieur ont été et restent difficiles pour nous.

Les affections dermatologiques sont comme des "prises de terre" destinées à libérer les tensions relationnelles. Selon la localisation du problème, le message devient encore plus précis. Par exemple, si quelqu'un présente un problème de peau au genou droit, celui-ci peut indiquer que cette personne a de la difficulté à céder, à accepter quelque chose dans sa relation avec une femme, car le côté droit renvoie à une problématique féminine.

Plaques bleutées   *retourner l'agressivité contre soi*

Mots-clé   **révolte • indignation**

Les sentiments d'injustice associés à de fortes émotions se manifestent souvent par des plaques bleutées sur la peau. Elles nous parlent de moments de notre vie où nous ne sommes pas parvenus à digérer les agressions, et encore moins à nous en libérer. D'ailleurs, à cette époque et en parallèle, nos intestins ont eux aussi réagi par des diarrhées ou de la constipation.

Les plaques bleutées, comme toutes les taches cutanées, nous invitent à réfléchir à un éventuel sentiment de culpabilité ou à un désir de nous camoufler, de devenir invisibles aux yeux de l'autre.

Irritations cutanées   *sensibilité à l'opinion des autres*

Mots-clé   **irritabilité • sensation de menace**

Les irritations de la peau témoignent souvent de notre hypersensibilité, particulièrement à l'opinion des autres. Elles nous renvoient à des difficultés avec notre entourage, liées à des personnes ou des situations qui nous agacent, "nous donnent des boutons" et nous causent des prurits (démangeaisons), comme par exemple, les séparations.

Avoir des irritations cutanées serait une manière de dresser une barrière entre nous et ceux à qui nous sommes sensibles. Nous éloigner, nous mettre à l'écart des autres est un mécanisme de défense pour anticiper un possible rejet. Tout problème de peau exige impérativement un changement, nous invite à réfléchir à une situation de séparation physique et/ou affective.

Acné et boutons (petites saillies ou vésicules rouges de la peau)
conflit avec son individualité

Mots-clé   **rejet de moi-même • résistance**

L'acné et les boutons sont des manières d'extérioriser nos problèmes de communication avec notre entourage et de manifester nos difficultés avec notre propre image, notre apparence, notre tendance à nous dévaloriser et à nous rejeter nous-mêmes.

L'acné de l'adolescent parle de son ambivalence entre désir et peur de l'autre.

Peau sèche   *aridité dans ses relations*

Mots-clé   **manque de protection • besoin de soin**

La peau sèche, déshydratée, parle d'émotions retenues et de blocages dans les relations intra et interpersonnelle. Le corps utilise ce moyen pour signifier la nécessité et l'attente d'être soigné, massé, nourri de gestes revitalisants d'attention, de tendresse, d'affection, d'amour…

Eczéma   *séparation douloureuse*

Mots-clé   **antagonisme • confusion mentale**

L'eczéma signale notre impatience devant une contradiction qui nous irrite et que nous n'avons pas pu résoudre. Les éruptions cutanées infectieuses expriment notre indignation et notre rejet de situations antinomiques auxquelles nous sommes exposés dans la vie.

Séborrhée ou peau grasse   *fuite d'un trop plein d'émotions*

Mots-clé   **saturation • insaisissable • désir de fuir**

La séborrhée parle d'émotions désagréables tellement contenues, qu'elles tentent de s'échapper, de "se faire la belle". Nous ne parvenons pas à oublier ces émotions mais ne permettons à personne d'y toucher. Elles s'enfuient alors, nous laissant la peau grasse, poisseuse, empêchant ainsi toute personne de nous approcher, nous saisir : comme l'anguille à la peau visqueuse, nous lui glissons entre les doigts.

Psoriasis   *protection contre le contact physique*

Mots-clé   **peur d'être blessé • refus des sentiments**

Le psoriasis dévoile notre hypersensibilité et notre besoin d'être accueilli et aimé. Le sentiment de vide laissé par un abandon ou une séparation traumatique se manifeste au niveau cutané par des éruptions squameuses et parfois purulentes.

Jacques Martel (2007) considère le psoriasis comme étant un problème lié à une double séparation déstabilisante. Le psoriasis traduit, en même temps, un désir de combler ce vide et une peur de tout contact direct avec la peau. Il s'apparente à une tentative du corps pour chercher à résoudre ce dilemme, tout en gardant la distance nécessaire. Il parle du désir secret d'être aimé et caressé. Généralement, il apparaît chez des personnes très sensibles, ayant subi un choc moral, qui craignent d'être à nouveau blessées, meurtries et se protègent à tout prix.

Vitiligo   *sentiment d'être invisible, transparent*

Mots-clé   **sentiment de non appartenance • exclusion**

À travers le vitiligo, nous révélons un sentiment de non appartenance. Nous nous sentons bannis de notre famille, du monde professionnel, de la communauté. Nous avons le sentiment d'avoir été vampirisés, vidés de notre potentiel et de nos ressources émotionnels et/ou physiques. Ce qui a généré, en nous, une réaction cutanée pour devenir transparents et passer inaperçus. Le vitiligo exprime le désir de se cacher pour se protéger.

Il nous parle aussi du sentiment d'avoir été séparés brutalement d'êtres très chers, auprès de qui nous nous sentions impuissants et incapables, mais avec qui nous avions la sensation d'être protégés de toute violence. Il montre la nécessité pour nous de clarifier notre mode de relation aux autres, afin qu'ils soient plus attentifs à nous, et que nous soyons nous-mêmes plus à l'aise, dans nos relations.

Verrues   *vide affectif*

Mots-clé   **rancune • frustration • honte**

Les verrues parlent d'un sentiment d'incompréhension ou de rejet que nous ressentons face aux autres. Elles apparaissent pour combler un vide affectif. En elles, se condensent toute nos craintes de ne pas être accepté, et toutes nos émotions réprimées. Elles témoignent aussi de notre rumination permanente d'idées et de sentiments négatifs.

Selon la partie du corps où elles se trouvent, elles donnent un sens précis de notre vécu affectif. Par exemple, quand elles apparaissent dans le dos, elles expriment quelque chose de notre passé, sur le côté du corps, de notre présent et sur le devant, de notre futur. Quand elles surviennent sur les pieds, elles indiquent une difficulté affective ou sociale qui entrave notre cheminement actuel.

Les verrues peuvent aussi être reliées aux humiliations vécues en milieu scolaire, et/ou aux hontes ressenties face à quelque événement ou parole dont nous avons été témoins et que nous percevons comme écœurants, malpropres. Enfin, elles peuvent nous signifier notre tendance à avoir des idées fixes.

Les verrues doivent nous inviter à nous demander :

- *Qu'est-ce que je suis en train de vivre, qui me fait me sentir attaqué et/ou envahi par quelqu'un ou une quelconque situation ?*
- *Quelles sont ces idées fixes qui m'empêchent de me libérer ?*

Lupus érythémateux   *préférer se punir plutôt que s'affirmer*

Mots-clé   renoncement • autopunition

Considérée comme une maladie auto-immune, cette affection peut atteindre plusieurs organes, dont la peau. Le lupus signifie souvent que nous vivons un profond découragement, associé à de la colère et de la honte, à cause d'une grande culpabilité émotionnelle, qui diminue notre système de défense, nous affaiblit et nous rend susceptibles.

Le lupus manifestant notre faiblesse et notre renoncement, nous sommes tentés d'abdiquer. Inconsciemment, allons-nous aller jusqu'à nous punir, nous isoler au lieu de chercher à nous affirmer ?

La "Personne Peau"

La "Personne Peau" vit un paradoxe ; elle souhaite attirer l'attention sur elle, tout en cherchant à dissimuler ce que sa peau exprime.

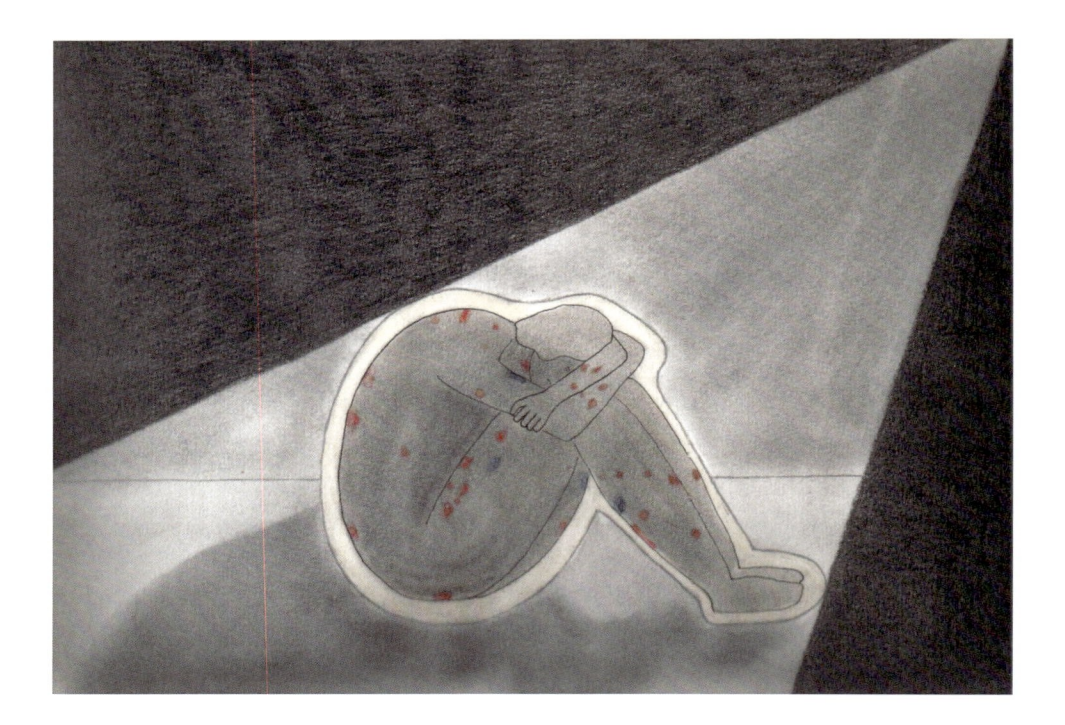

Caractéristiques de la "Personne Peau" selon Jean-Pierre-Barral (2005)

- Elle est réticente, voire refuse de se montrer, de se révéler.

- Elle est discrète, timide, réservée et empreinte de honte.

- Tout ce qu'elle n'arrive pas à dire avec la bouche, elle l'extériorise à travers sa peau (plaques rouges ou bleutées, rougeurs, boutons, odeur désagréable, irritations, prurits…).

- Elle craint d'être mise en évidence, d'être sur la sellette. C'est pourquoi elle s'isole et redoute le contact physique et social.

- Elle nourrit, en permanence, un complexe d'infériorité et de dévalorisation.
- Elle a un grand besoin d'être protégée.
- Elle a un grand besoin de se sentir soutenue et en sécurité.
- Elle est hypersensible.

La "Personne Peau" doit se questionner sur :

- *Comment est-ce que je ressens l'ambiance familiale ?*
- *Ai-je été pris dans les bras, cajolé dans mon enfance ?*
- *Qu'est-ce que je crains dans le contact avec d'autres ?*
- *Ai-je une histoire de séparation douloureuse ?*
- *Ai-je conscience que ma peau attire l'attention pour que l'on fasse attention à moi ?*
- *Est-ce moi qui empêche qu'on me donne les caresses dont j'ai tant besoin ?*
- *Suis-je en train d'éprouver de la solitude au milieu de la multitude ?*
- *Qu'est-ce qui m'a irrité, dernièrement ?*
- *Ma peur du contact physique serait-elle là pour empêcher que les mémoires traumatiques du passé se réveillent et refassent surface ?*
- *Quels événements honteux freinent ma spontanéité ?*
- *Ai-je le sentiment d'avoir été attaqué, envahi par quelqu'un ou quelque situation ?*

RÉFLEXIONS FINALES

À travers cette rapide radiographie du corps, nous avons exploré une dimension, pour nous omniprésente dans toute affection corporelle, blessure ou maladie : chaque douleur de notre corps est un cri de notre âme. Voyager, prospecter au-delà de l'approche physique, somatique et biologique du corps ou s'en détacher, pour tenter "d'ausculter", d'écouter le langage symbolique de nos souffrances, exige un effort personnel constant pour se dégager des lectures dogmatiques, qui aspirent à réduire les phénomènes complexes à une vision, une compréhension unique et linéaire.

L'ambition de ce livre est de concentrer l'attention sur ce qui relève du champ de la subjectivité, de l'invisible, de l'impalpable, de l'imperceptible. Le travail, présenté ici, constitue et propose une synthèse d'informations issues d'univers culturels différents et de l'expérience de divers auteurs. Synthèse que j'ai enrichie de ma pratique d'ethnopsychiatre.

Il y a quelque chose de paradoxal dans la maladie. Alors qu'elle nous contraint à ralentir, à nous poser, qu'elle réduit notre mobilité et notre capacité à agir, à créer, qu'elle nous cloue parfois au lit, elle nous convie aussi à réfléchir à notre vie, à libérer notre conscience de sentiments et certitudes qui nous empêchent d'évoluer. Fréquemment, la maladie peut déclencher le désir, voire la nécessité, de revisiter le sens de notre vie, afin d'amorcer les transformations bénéfiques pour une meilleure qualité de vie, davantage de souplesse, de sensibilité aux autres et d'ouverture à la nouveauté, au différent.

Bien souvent, la maladie nous fait prendre conscience que nous sommes devenus des machines, quasi robotisés dans nos fonctions et nos rôles. Il est courant par exemple, d'observer qu'une personne qui a survécu à une attaque cardiaque grave, peut adopter de nouvelles attitudes, engendrer des modifications dans sa personnalité qui surprennent son entourage. Ne serait-ce pas la (re)découverte de la valeur de la vie, après avoir échappé de peu à la mort, qui peut être la source de ces transformations ? La maladie ne serait-elle pas un appel à prendre davantage soin de soi ? Dans cette perspective, les symptômes ne doivent-ils pas aussi être accueillis comme des porteurs de messages des dimensions invisibles du processus santé-maladie ?

C'est de ces questions qu'est née la proposition centrale de ce livre : nous inviter à faire une lecture "psycho-énergétique" et "symbolique" de nos symptômes tout en restant vigilants à ne pas en faire une vérité absolue, souveraine et exclusive. Elle a surtout pour fonction d'enrichir l'intervention des professionnels de la santé, de contribuer à ce que la personne malade puisse donner un sens à sa souffrance. Elle seule peut donner sens à sa douleur. C'est aussi, l'opportunité pour elle, de procéder à des remaniements dans ses habitudes alimentaires, son comportement, ses attitudes face à la vie, aux autres, toutes ces manières d'être et d'agir qui sont à l'origine de beaucoup de maladies. Nous avons vu combien la volonté de changer requiert une détermination personnelle dans laquelle les valeurs, les ressources, les croyances de chacun sont des éléments fondamentaux.

Dans cet ouvrage, mon intention n'est pas de modéliser des comportements mais d'apporter des indications, des informations qui aident à se dégager de l'influence du déterminisme biologique et à retrouver une autonomie, une liberté, de penser, d'agir, dans la relation à soi-même, aux autres et à l'univers. Il ne s'agit pas non plus de s'élever contre, voire de contredire, les explications et les réponses biochimiques pour traiter les pathologies, ni de les remplacer par un discours magique. L'objectif de ce travail est d'offrir des pistes, d'ouvrir des champs d'action possible, notamment la conscience que tout symptôme reflète les deux dimensions essentielles de la vie, matérielle et affective, physique et psychique, afin que chaque personne puisse être acteur de sa santé et contribuer à sa guérison.

Dans cette optique, j'ai cherché à mettre en valeur les connaissances, accumulées au cours des siècles, qui s'avèrent pertinentes et très utiles dans la compréhension des maladies. Cette démarche m'a immergé dans le monde de la subjectivité où il n'existe pas de vérités absolues mais plutôt une multiplicité de lectures d'une même réalité. Et chacun l'appréhende, la déchiffre à partir de sa culture et sa vision du monde. Les personnes accoutumées à n'envisager qu'une vérité unique, une seule lecture, une seule explication, seront certainement interpellées par cette approche et les indications qui en découlent.

Percevoir les vérités comme uniques, réduit souvent le champ de vision et la manière d'agir. En excluant ainsi les ressources culturelles et les savoirs construits dans d'autres contextes, on amoindrit l'espérance nourrie par la foi, qui pourtant, même confrontée à un pronostic sombre et sans issue, peut renforcer le système immunitaire. Imaginons quelqu'un, en phase terminale d'une maladie grave et pour qui le pronostic semble fatidique. Si cette personne, sans renier l'apport de la médecine scientifique, a la possibilité de s'ouvrir à d'autres voies de compréhension, elle pourra, peut-être, trouver un meilleur appui, un réconfort croissant face à la douleur, et parvenir à œuvrer à sa guérison.

Je suggère donc de conjuguer l'apport de la médecine scientifique avec les ressources de la personne et de sa culture. Comme il a été dit tout au long de ce livre, l'idée n'est pas de proposer un manuel de réponses associant symptômes et causes possibles mais de susciter des doutes, des questionnements, sur les certitudes échafaudées à partir des signaux corporels de la maladie. Le défi est lancé : "écouter le corps". Le corps et ses nuances. Nuances qui ne peuvent être comprises que si les symptômes sont "auscultés", interrogés.

Je souhaite que les réflexions et l'ouverture auxquelles ce livre nous invite, nous transforment en "déchiffreurs" des messages de notre corps, de son langage propre, qui traduisent quelque chose de notre contexte de vie, de notre héritage transgénérationnel et de notre être profond.

Il est certain qu'ainsi nous pourrons devenir des soignants plus attentifs et plus sensibles à la complexité de l'être humain dans ses diverses dimensions. Ce que je souhaite ici mettre en exergue, c'est que chacun doit s'approprier ses clés de lecture, apprendre à dialoguer avec son propre corps pour en saisir les subtils messages qui sont d'inestimables ressources pour promouvoir la santé et combattre la maladie. Faites votre part et laissez la médecine faire la sienne ! À tous ceux qui désirent unir la "médecine scientifique" à la "médecine de l'âme", nous souhaitons la bienvenue. Cette union est pleine de défis et nous offre l'opportunité précieuse de prendre des chemins de traverse pour nous engager dans ce processus de connaissance et de soin de nous-mêmes et de l'autre.

Bon dialogue !

Références bibliographiques

Barral Jean-Pierre, *Comprendre les messages de votre corps*, 2nde éd., Albin Michel, Paris, 2005

Blacking J., *The Antropology of the body*, Academic Press, New York, 1977

Brousse Myriam, *Votre corps a une mémoire*, 1re éd., Fayard, Aubagne, 2007

Cairo Cristina, *Linguagem do Corpo*, 4e éd., Mercuryo, São Paulo, 2008

Cairo Cristina, *Linguagem do Corpo*, 3e éd., Mercuryo, São Paulo, 2007

Comaroff J., *Body of power, spirit of resistence*, University of Chicago Press, Chicago, 1985

Couture Suzanne, *Les mots pour le dire… simplement. Le décodage biologique simplifié des malaises et maladies*, 1re éd., Collection Motivation et épanouissement personnel, Québec (Canada), 2005

Dahlke Rüdiger, *A Doença como linguagem da alma*, 12e éd., Cultrix, São Paulo, 2007

Dahlke Rüdiger, *A Doença como símbolo*, 9e éd., Cultrix, São Paulo, 2006

Deepak Chopra, *Quantum healing : exploring the frontiers of mind / Body medicine*, Bantam Books, Nova York, 1989

Deepak Chopra, *Saúde perfeita, o guia completo da medicina mente-corpo*, Estrela Pola, Cordova, Espanha, 2009

Deepak Chopra, *O caminho do Mago : vinte lições espirituais para você criar a vida que deseja.*, Rocco Ltda, Rio de Janeiro, 1999

Deepak Chopra, *Cheminer vers la sagesse*, Albin Michel, Paris, 2010

De Hipona Agostinho, *Conhecendo a si mesmo*, 400

De Souzenelle Annick, *Le symbolisme du corps humain*, Albin Michel, Paris, 1991

Dethlefsen Thorwald, Dahlke Rüdiger, *A doença como caminho*, 16e éd., Cultrix, São Paulo, 2006

Dransart Philippe, *La maladie cherche à me guérir*, Le Mercure Dauphinois, Geneviève Dubois, Grenoble, 1999-2000

Dreyfuss Katy, *Les cartes de réflexologie*, 2de éd., Guy Trédaniel, Paris, 2005

Feliciano Alberto et Campadello Pier, *Reflexologia*, 3e éd., Madras, São Paulo, 2004

Fiammetti Roger, *Le langage émotionnel du corps. L'approche somato-émotionnelle, chemin de libération*, Dervy, Paris, 2004

Flexhe Christian, *Décodage biologique des maladies. Manuel pratique des correspondances émotions/organes*, Collection Chrysalide, Le souffle d'or, Barret-sur-Méouge, 2001

Freud Sigmund, *Psicopatologia da vida cotidiana*, 1901 (W.kipédia)

Garitte Jean-Pierre, *Matrices émotionnelles et révolution personnelle*, Quintessence, Aubagne, 2007

Gérôme Paul, *La logique du corps. Introduction à la Nosologie générale et à la Pharmacologie générale*, 4e éd., Collection Mythanalyse 1994

Groddeck Georg, *Nasemecu (Natura Sanat, Medicus Curat)*, 1913

Guyton Artur C, *Fisiologia humana*, 6e éd., Guanabara Koogan, São Paulo, 2010

Hammer Ryke Geerd, *Fondement d'une Médecine Nouvelle : les 5 lois biologiques de la Médecine Nouvelle. Le système ontogénétique des tumeurs*, Prim'zone, Challes-les-Eaux, 2003

Jung Carl Gustav, *A dinâmica do Inconsciente*. Vol.8/3, Col. Completa, 16e éd., Siciliano, 2001

Hay Louise, *Cure seu Corpo*. 15e éd., Best Seller, Rio de Janeiro, 1998

Kleinman Arthur, *Social origem of distress and disease, Depression, neurasthenia and pain in modern China*, Yale University Press, New Haven and London, 1986

Kushi Michio, *O corpo fala da saúde*, 1re éd., Manole, 2000

Labigne Christophe, *ABC de la Médecine chinoise*, 1re éd., Grancher, Paris, 2008

Laplantine François, *Antropologia da doença*, 4e éd., São Paulo, 2010

Langlois Doris et Lise, *La psychogénéalogie ; transformer son héritage psychologique*, 2de éd., Éditions de l'Homme, Montréal, Québec, 2005

Maciel Corintha, *Mitodrama, o universo mítico e seu poder de cura*, Editora Summus, 2000

Martel Jacques, *Le grand dictionnaire des malaises et des maladies*, 2de éd., Quintessence, Montréal-Québec, 2007

Nagy Ducommun Catherine, *Ces loyautés qui nous libèrent*, 1re éd., JC Lattès, Paris, 2006

Odoul Michel, *Dis-moi où tu as mal, je te dirai pourquoi, Les cris du corps sont des messages de l'âme, Eléments de psycho-énergie*, 3ᵉ éd., Albin Michel, Paris, 2002

Odoul Michel, *Un corps pour me soigner, une âme pour me guérir*, 4ᵉ éd., Albin Michel, Paris, 2005

Olimpio Ferraz Melo Luiz, *Psicanálise para todos*, Premius, Fortaleza (Brésil), 2010

Pagnamenta, *Cromoterapia para crianças*, 3ᵉ éd., Madras, São Paulo, 2003

Ritberger Carol, *Cure-se*, 1ʳᵉ éd., Editora Larousse, São Paulo, 2008

Sacks Olivier, *O olhar da mente*, Schwarcz, São Paulo, 2010

Salomé Jacques, *Le courage d'être soi, une charte du mieux vivre avec soi-même et avec autrui*, Éditions du Relié, Paris, 2010

Salomé Jacques et Galland Sylvie, *Si je m'écoutais... je m'entendrais*, Éditions de l'Homme, Québec, 2003

Sellam Salomon, *Origines et prévention des maladies. L'analyse psychosomatique et le décodage biologique*, Quintessence, Québec, 2003

Sellam Salomon, *Mon corps est malade, il serait temps que je parle. Trilogie psychosomatique*. Vol. 2, 1ʳᵉ éd., Bérangel, Saint André de Sangonis, 2007

Sellam Salomon, *Le syndrome du gisant, un subtil enfant de remplacement*, Bérangel, Paris, 2008

Sellam Salomon, *Origines et prévention des maladies. L'analyse psychosomatique et le décodage biologique*, 4ᵉ éd., Quintessence, Aubagne, 2005

Tompakow Roland et Weil Pierre, *O corpo fala*, 42ᵉ éd., Vozes, Pétropolis (Rio de Janeiro), 1998

Turner B., *The body and society*, Basil Blackwell, Oxford, 1985

Autres livres
vendus au profit du Projet Quatro Varas

Adalberto Barreto, **La Thérapie Communautaire pas à pas**, éditions Dangles, 2012

Adalberto Barreto et Jean-Pierre Boyer, **L'Indien qui est en moi**, Descartes & Cie, 1996

Production de l'Atelier d'Arthérapie, **Du sertão à la favela, de l'exclusion à l'insertion**, Projet Quatro Varas, Université Fédérale du Ceará, 1998

Christiane Fénéon, **L'histoire du Projet Quatro Varas et de la Thérapie Communautaire...** *vue de ma fenêtre*, les Amis de Quatro Varas, 2013

**Vous pouvez vous procurer ces livres
auprès de l'Association française
Les Amis de 4 Varas
www.lesamisde4varas.fr**

ou en téléphonant en France au 04 76 25 10 67
ou en Suisse au 0041 79 605 47 26

Index

A

Abandon 81, 205
Abandon - échec - étouffement 328
Abattre les frontières 131
Abcès au cerveau 119
- Excès de mécontentement et irritation 119
- Colère contenue 119
- Insatisfaction de soi 119

Abcès dentaires 161
Absence d'objectif, de réseau de relations 87
Absorption 284
Absorption de la nourriture affective 284
Absorption et élimination 283
Abus sexuel 86
Acceptation 210
Accident Vasculaire Cérébral (AVC) 120
- Libération de tensions accumulées 120
- Résistance 120
- Renoncement 120
- Rupture 120

Accueil 185, 261
Accueillir la vie 311
Acné et boutons (petites saillies ou vésicules rouges de la peau) 338
- Conflit avec son individualité 338
- Rejet de moi-même 338
- Résistance 338

Acouphènes 154
Acrimonie 153
Action 185, 192, 326
Adaptabilité 66, 99
Adénome au niveau de la prostate 318
Aérophagie 263
Affections de la peau 336
Affections du genou 211
Affectivité 240
Affirmation 221
Affirmation de soi 160, 167
Affrontement 331
Affrontement des adversités 90
Agression 288
Agressivité 160, 273
Aigreur 153, 267
Aigreurs d'estomac 263
Alarme 145
Alerte maximum 142
Aller de l'avant 213
Alliance et compromis 200

Ambition 210

Amertume 79, 267

Amour de soi-même et des autres 243

Amygdales 238

Angines purulentes 254

Angoisse 158

Annulaire 200
- Alliance et compromis 200
- Liberté 200
- Union 200
- Souffrance 200

Antagonisme 338

Anxiété 88

Aphonie 168

Aphtes 158
- Mal-être dans la relation affective 158
- Conflit 158
- Hypersensibilité 158

Appendice 238

Aridité dans ses relations 338

Artériosclérose 241

Arthrites 99

Arthroses 105
- Freins, limites et peurs 105
- Manque de soin pour moi-même 105
- Difficulté à revenir vers moi 105

Articulation de la cuisse 205
- Mémoire d'abandon ou de trahison 205
- Abandon 205
- Trahison 205
- Autonomie 205
- Détermination 205

Articulations 99
- Flexibilité ou résistance de mes pensées et de mes actions 99
- Facilité 99
- Mobilité 99
- Adaptabilité 99

Assimilation 285

Asthmes - Eczémas - Angines purulentes 254
- Atmosphère familiale pesante 254
- Révolte 254
- Liberté 254
- Conflit 254

Astigmatisme 140
- Excès de curiosité 140
- Difficulté de discernement 140
- Vision déformée 140

Atlas 72

Atmosphère familiale pesante 254

Attachement 288

Attachements et détachements 286

Augmentation de la colère 328

Auriculaire ou petit doigt 202
- Écoute intérieure 202
- Intuition 202
- Sensibilité 202
- Prétention 202

Autonomie 205

Autopunition 148, 341

Autorité 96, 185, 198, 222

Autosuffisance 198

Avancer 221

Avant-bras 187
- Capacité à passer à l'action 187
- Déclic pour parvenir à mettre la main à la pâte 187

Avidité 192

B

Baisse de l'estime de soi 286
Bégaiement 164
  - Secret de famille 164
Besoin d'approbation 76
Besoin de m'appuyer sur moi 99
Besoin de protection et de réconfort 196
Besoin de s'isoler 85
Besoin de soin 338
Blessures aux doigts 196
Blocage 104, 214
Blocage - découragement 242
Blocage du cheminement 222
Bouche 155
Bouche sèche 158
  - Ce qu'on ne veut pas avaler 158
  - Angoisse 158
  - Défense 158
Bouchons de cérumen dans les oreilles 154
  - Protection face à des paroles blessantes 154
  - Refus des agressions 154
Bourdonnements d'oreilles - acouphènes 154
  - Refus d'écouter sa voix intérieure 154
  - Opiniâtreté 154
  - Entêtement 154
  - Résistance 154
  - Protection 154
Bras 186
Bronchites 253

C

Calculs biliaires 275
Calculs dans la vessie 304
Calculs rénaux 299
Calvitie 132
  - Peur de perdre 132
  - Manque de vitalité 132
  - Perte de pouvoir 132
Cancer de l'estomac 264
Cancer de l'utérus 314
Cancer de la prostate 318
Cancer des os 93
  - Sentiment d'impuissance face à l'identité 93
  - Dévalorisation 93
  - Révolte 93
Cancer des ovaires 314
Cancer du col de l'utérus 314
Cancer du côlon 289
  - Tentative pour évacuer 289
  - Détacher 289
  - Peur de perdre 289
Cancer du foie 271
Cancers utérins 314
Capacité à accueillir, à embrasser la vie, à prendre la vie à bras-le-corps, à agir, à donner et recevoir 185
Capacité à gérer les critiques, à faire la part des choses 267
Capacité à passer à l'action 187
Capacité à se défendre 203
Caries 161
Cataracte 142
  - Ce qu'on ne veut pas voir en soi 142
  - Manque de clarté 142
  - Négation de la réalité 142

Ce qu'on n'accepte pas en soi et chez les autres 148
Ce qu'on ne veut pas avaler 158
Ce qu'on ne veut pas voir 139
Ce qu'on ne veut pas voir en soi 142
Cécité 139
- Ce qu'on ne veut pas voir 139
- Manque de discernement 139
- Cécité de la conscience 139

Cécité de la conscience 139
Centrale d'alarme 331
Céphalées 113
Cerveau 108
- Siège du contrôle 108
- Synthèse 108
- Contrôle 108
- Décision 108
- Individualité 108

Chagrin 78, 99
Changement 70
Charge qui pèse sur le dos 76
Chercher à échapper à nos préoccupations 81
Cheveux 129
Cheveux cassants 132
- Résistance au changement 132
- Impuissance 132
- Manque de force 132

Chevilles 216
- Recherche de nouveaux points d'appui 216
- Décision 216
- Implication 216

Choc de valeurs 140
Circulation - rayonnement - joie de vivre 240
Clavicules 180
- Parole et action 180

Clôture du cycle 224

Cœur 243
- Amour de soi-même et des autres 243
- Courage 243
- Sincérité 243
- Générosité 243
- Émotion 243

Colère 139, 154, 159, 269, 298
Colère contenue 119
Colère réprimée 74, 89
Combativité 167
Comment je m'ouvre à la vie 71
Communication 71, 192
Communication partielle 168
Communication peu claire 168
Compensation de la vie 280
Complexe d'infériorité et idées de persécution 127
Concession 99, 210
Concession dans les relations 210
Conflit 158, 254
Conflit avec son individualité 338
Conflit de valeurs 89
Conflit entre l'être effectif et l'être affectif 148
Conflit intérieur 131
Conflits familiaux 81
Confort / inconfort dans la relation 223
Confusion mentale 338
Congestion 148
Conjonctivites 139
Consolation 196
Constipation 286
Contact 131
Contrainte 93
Contrariété 113, 289

Contrôle 108, 113, 185, 196, 277, 289

Conversion 143

Conviction 218, 221

Cou 169
- Harmonie entre raison et émotion 170

Coudes 188
- Flexibilité dans les conflits 188
- Désir 188
- Réalisation 188
- Protection 188
- Indignation 188
- Dispute 188

Courage 66, 243, 324

Crampe de l'écrivain 191
- Grande tension intérieure 191
- Endurcissement 191
- Mouvements cycliques 191

Crampes 214
- Énergie bloquée 214
- Incertitude 214
- Désir non réalisé 214

Créativité 199, 223, 326

Créativité et plaisir 307

Critique excessive 267

Croyance 90

Cryptorchidie (testicules qui ne descendent pas dans les bourses) 316

Cuirasse 66

Cuisse 207
- Mémoire du passé 207

Culpabiliser de sa réussite 74

Culpabilité 74, 90, 270

Culpabilité émotionnelle et affective 76

Cystites (infections urinaires) 303

D

Daltonisme - Dyschromatopsie 140
- Choc de valeurs 140
- Discrimination 140
- Différenciation 140

Danger à vue 149

De qui, de quoi veut-on se mettre à distance 143

Déboîtement du genou 212

Décision 108, 160, 166, 216

Déclic pour parvenir à mettre la main à la pâte 187

Décollement de rétine 143
- De qui, de quoi veut-on se mettre à distance 143
- Conversion 143
- Mise à distance 143

Découragement 214, 241

Défaitisme 331

Défense 158, 203, 288

Défis et responsabilités 68

Déformation du point de vue 141

Dégénérescence articulaire 106
- Refus de vivre - prisonnier de son mental 106
- Usure 106
- Renoncement 106

Dégénérescence des cellules cérébrales 116
- Fuite 116
- Déni de soi 116
- Impuissance 116

Délimitation 131

Déni - Prise de distance 159

Déni de soi 73, 116
Dents 155, 160
- Décisions 160
- Affirmation de soi 160
- Agressivité 160
- Situation non résolue 160

Déséquilibre 70
Désir 188
Désir de fuir 339
Désir de vengeance 159
Désir non réalisé 214
Désorientation 143
Destination des déjections 297
Détachement 121
Détacher 289
Détails ayant trait au futur 221
Détails du quotidien 194
Détermination 205
Dévaloraistion 86, 93
Dévalorisation de soi 66
Déviation 143
Diabète 280
Dialoguer avec la colonne vertébrale 68
- Défis et responsabilités 68
- Peur de la Mort 68
- Peur du Rejet 68
- Peur de l'Infidélité 68
- Peur de l'Abandon 68
- Peur de la Non Reconnaissance 68
- Peur autour de la Survie 68

Dialoguer avec la peau 333
Dialoguer avec le cœur 233
Dialoguer avec le squelette 65
- Dévalorisation de soi 66
- Protection 66
- Courage 66
- Cuirasse 66
- Manque de confiance 66
- Mobilité 66
- Adaptabilité 66
- Équilibre 66

Dialoguer avec le système digestif 259
Dialoguer avec le système génito-urinaire 297
Dialoguer avec le système glandulaire 321
Dialoguer avec le système reproducteur et les organes génitaux 307
Dialoguer avec les poumons 249
Dialoguer avec les seins 225
Diarrhée 285
- Difficulté à assimiler 285
- Assimilation 285
- Élimination 285

Différenciation 140
Difficulté à agir 104
Difficulté à assimiler 285
Difficulté à digérer mes contrariétés 286
Difficulté à faire des choix 83
Difficulté à me libérer du passé 77
Difficulté à revenir vers moi 105
Difficulté à se positionner 171
Difficulté d'expression 75
Difficulté d'adaptation à la nouveauté 99
Difficulté d'avancer 213
Difficulté de communication 87
Difficulté de discernement 140
Difficulté pour avaler 165
Difficultés émotionnelles et relationnelles 147

Digestion de la nourriture affective 261
Digestion difficile 271
Direction 222
Discrimination 140
Dispute 188
Distanciation du foyer 141
Doigts de la main 194
- Détails du quotidien 194
Doigts de pieds 221
- Détails ayant trait au futur 221
- Avancer 221
- Affirmation 221
- Conviction 221
- Malléabilité 221
Douleurs articulaires 99
- Difficulté d'adaptation à la nouveauté 99
- Résistance 99
- Idée caduque 99
- Entêtement 99
Douleurs dans les chevilles 105
- Invitation à demeurer souple 105
- Manque de conviction 105
Douleurs dans les épaules 104
- Fardeaux qu'on charrie 104
- Surcharge 104
- Surprotection 104
Douleurs dans les genoux 99
- Flexibilité ou inflexibilité dans les relations 99
- Orgueil 103
- Humilité 103
- Concession 103
Douleurs dans les pieds 219
Douleurs dans les poignets 104
- Difficulté à agir 104
- Frustation 104
- Blocage 104

Douleurs menstruelles ou dysménorrhées 312
Douleurs, entorses, fractures au niveau des poignets 190
Doute 76
Dyschromatopsie 140
Dysménorrhées 312
Dysosmie (perte de l'odorat) 148
- Ce qu'on n'accepte pas en soi et chez les autres 148
- Autopunition 148
- Indifférence 148
Dysphagie 165
- Difficulté pour avaler 165
- Refus d'accueillir 165
- Fermeture 165

E

Échange 192
Échec sociale 86
Écoute intérieure 202, 224
Écoute sélective 153
Eczéma 254, 338
- Séparation douloureuse 338
- Antagonisme 338
- Confusion mentale 338
Éjaculation précoce 316
Élimination 285
Émotion 240, 243
Émotion réprimée 140, 273
Enchifrènement (nez bouché) 147
- Difficultés émotionnelles et relationnelles 147

Endométriose 315
Endurcissement 191
Énergie bloquée 214
Énergie sexuelle 92
Enracinement 218
Enrouement, aphonie ou perte de la voix 168
- Communication partielle 168
- Peur de communiquer 168
- Non-dits 168
Entêtement 99, 154
Épaule 176
- Responsabilité 176
Épilepsie 127
- Libération de la colère contenue durant des années 127
- Sentiment de rejet 127
- Complexe d'infériorité et idées de persécution 127
- Se faire violence 127
Épiphyse 323
- Responsable de la vitalité 323
- Intuition 323
- Inspiration 323
- Sérénité 323
Épistaxis (saignement de nez) - Hémorragie nasale 149
- Perte de la joie de vivre 149
- Danger à vue 149
- Perte de pouvoir 149
Épuisement 214
Épuisement affectif 280
Équilibre 66, 277, 298, 326
Équilibre dans nos relations 223
Espace personnel et pouvoir social 317

Estomac 261
- Digestion de la nourriture affective 261
- Accueil 261
- Indigestion/digestion 261
État de veille permanente 144
Être au bord de ses limites 142
Être aux aguets 153
Excès de curiosité 140
Excès de mécontentement et irritation 119
Exclusion 340
Exigence excessive envers soi 72
Expression de joie, de tristesse et angoisse 326

F

Face 133
Facilité 99
Faim de vie 280
Fardeaux qu'on charrie 104
Fatigue intérieure 140
Féminin 312
Fermentation dans l'estomac 263
Fermeture 165, 240
Fertilité 315
Fesses 92
- Posture dans la vie 92
- Pouvoir devenir maître de soi 92
- Énergie sexuelle 92
- Résistance 92

INDEX

Flexibilité 210
Flexibilité dans les conflits 188
Flexibilité ou inflexibilité dans les relations 103
Flexibilité ou résistance de mes pensées et de mes actions 99
Foie 267
- Capacité à gérer les critiques, à faire la part des choses 267
- Aigreur 267
- Non acceptation 267
- Amertume 267
- Critique excessive 267
Folliculite 131
- Sentiment de perte de protection 131
- Abattre les frontières 131
Fracture de vertèbres 71
Fracture du genou 212
Fractures osseuses 95
- Profond conflit intérieur 95
- Contrainte 95
- Résistance 95
Fragilité 241
Freins, limites et peurs 105
Frigidité 309
- Peur de ses pulsions sexuelles 309
- Refus du plaisir 309
- Répression 309
Frustation 89, 104, 139, 156, 340
Fuite 116, 126, 331
Fuite d'un trop plein d'émotions 339
Furie 80

G

Gastrite 264
Générosité 243
Genou 210
- Concession dans les relations 210
- Acceptation 210
- Flexibilité 210
- Concession 210
- Humilité 210
- Ambition 210
Gestation 315
Gibbosité 178
Glande pinéale ou Epiphyse 323
Glande pituitaire ou Hypophyse 324
Glandes lacrymales 322
- Libération des émotions 322
Glandes surrénales 331
- Centrale d'alarme 331
- Affrontement 331
- Fuite 331
- Défaitisme 331
Glaucome 142
- Être au bord de ses limites 142
- Regard obscurci, masqué 142
- Psychorigidité 142
Globules blancs 235
Globules rouges 234
Goitre 330
- Oppression - frustration 330
Gorge 163
Grande déception 144
Grande exigence envers soi-même et désir d'être comme l'autre 80
Grande tension intérieure 191
Grincements de dents 161
Gros intestin 286

- Attachements et détachements 286
- Séparation 286
- Rétention 286

Gros orteil 222
- Soutien dans notre cheminement 222
- Autorité 222
- Soutien 222

Grossesse 313

H

Habileté 190

Harmonie entre raison et émotion 170

Hémiplégie 121
- Sentiment d'être divisé 121
- Détachement 121
- Négation partielle 121

Hémisphère Droit : Yin - féminin 109

Hémisphère Gauche - Yang - masculin 109

Hémisphères cérébraux 109
- Complémentarité 109

Hémorragie nasale 149, 238

Hémorragie utérine 238

Hémorragies 237

Hémorroïdes 289
- Perte de vitalité et difficulté à lutter 289
- Contrôle 289
- Contrariété 289
- Indignation 289

Hernie discale 88
- Perte qui déstabilise 88
- Perte de soutien 88

- Se sentir prisonnier 88
- Révolte 88

Honte 86, 88, 156, 340

Hostilité 79

Humilité 103, 210

Hyperacidité gastrique ou aigreurs d'estomac 263

Hyperglycémie (excès de sucre dans le sang) ou Diabète 280
- Compensation de la vie 280
- Epuisement affectif 280

Hypermétropie 141
- Peur du présent 141
- Déformation du point de vue 141
- Distanciation du foyer 141

Hypersensibilité 158

Hyperthyroïdie 328
- Augmentation de la colère 328

Hypoacousie ou surdité 153
- Manière de se protéger 153
- Sentiment de ne pas être entendu 153
- Acrimonie 153
- Aigreur 153
- Isolement 153

Hypoglycémie (manque de sucre dans le sang) 280
- Peur d'amour 280
- Faim de vie 280

Hypophyse 324
- Synthèse entre pensée et émotion 324
- Orchestre 324
- Courage 324
- Volonté 324
- Réalisation 324

Hypothyroïdie 328
- Abandon - échec - étouffement 328

I

Idée caduque 99

Identité 133

Image divergente/convergente 143

Impatience 80

Imperfection 83

Implication 216, 240

Impossibilité de matérialiser ce que nous pensons ou aimerions faire 126

Impuissance 86, 89, 116, 132, 154

Incapacité à assumer la situation 126

Incertitude 214

Incertitude dans les relations 143

Inconfort de ce qu'on entend 154

Inconscience 116

Indécision 73

Index 198
- Posture de jugement 198
- Jugement 198
- Autorité 198
- Orgueil 198
- Autosuffisance 198

Indifférence 148

Indigestion/digestion 261

Indignation 188, 289, 337

Individualité 108

Infection dans les oreilles 152
- Ouverture et écoute intérieure 152
- Passivité 152
- Obéissance 152

Infections urinaires 304

Inflammation de la prostate 318

Inflammation des testicules 316

Inflammations (arthrites) 99
- Rancunes gardées 99
- Ressentiment 99
- Chagrin 99
- Victimisation 99

Inflammations, conjonctivite, kératite 139
- Colère 139
- Injustice 139
- Frustration 139

Inflexibilité 79

Inflexibilité face aux opinions des autres 75

Influence 190

Injustice 139, 273

Insaisissable 339

Insatisfaction 199, 241

Insatisfaction de la nourriture affective 158

Insatisfaction de soi 119

Insécurité 76, 82, 85, 113, 171, 279, 293

Insécurité et crainte de la nouveauté 84

Inspiration 323

Interruption 214

Intestin grêle 284
- Absorption de la nourriture affective 284
- Sélection 284
- Absorption 284

Intestin grêle et gros intestin 283
- Absorption et élimination 283

Intransigeance 113

Intuition 145

Intuition 202, 323

Investissement 240

Invitation à demeurer souple 105

Irritabilité 337

Irritation 330

Irritations cutanées 337
- Sensibilité à l'opinion des autres 337
- Irritabilité 337
- Sensation de menace 337
Isolement 73,153

J

Jalousie 80
Joie de vivre 279, 331
Jugement 198, 298

K

Kératite 139
Kystes aux ovaires 313

L

La Personne Intestin 290
Langue 156
- Subtil goût de la vie 156
- Frustration 156
- Honte 156
- Refus personnel du plaisir 156
Laryngite 168
- Manque de confiance en soi 168
- Communication peu claire 168
Larynx 167
- Affirmation de soi 167

Leucémie 236
Lèvres 155
Libération de la colère contenue durant des années 127
Libération de tensions accumulées 120
Libération des émotions 322
Liberté 200, 254
Lien affectif 223
Liens maternels 312
Lupus érythémateux 341
- Préférer se punir plutôt que s'affirmer 341
- Renoncement 341
- Autopunition 341
Luttes 167
Lymphome 235

M

Mains 192
- Pouvoir d'agir 192
- Pouvoir 192
- Possession 192
- Avidité 192
- Action 192
- Perception 192
- Communication 192
- Échange 192
Majeur 199
- Plaisirs dans la vie 199
- Créativité 199
- Plaisir 199
- Sexualité 199
- Insatisfaction 199

INDEX

Mal-être dans la relation affective 158
Maladie d'Alzheimer 116
- Non acceptation de la vie 116
- Fuite 116
- Inconscience 116

Maladies du système artériel 240
- Circulation - rayonnement - joie de vivre 240
- Affectivité 240
- Investissement 240
- Implication 240
- Ouverture 240
- Fermeture 240
- Émotion 240

Maladies du système veineux 241
- Vie pleine d'insatisfactions 241
- Insatisfaction 241
- Passivité 241
- Fragilité 241
- Découragement 241

Malléabilité 221
Manière de se protéger 153, 293
Manque d'amour 79, 84
Manque d'amour propre 83
Manque d'une vue d'ensemble 140
Manque de clarté 142
Manque de confiance 66, 84, 96
Manque de confiance en soi 93, 168
Manque de confiance en soi et en tout son environnement 96
Manque de contrôle 81, 90
Manque de conviction 105
Manque de discernement 139
Manque de force 132
Manque de perspicacité 140
Manque de protection 338
Manque de sécurité 90
Manque de soin pour moi même 105

Manque de soutien familial 81
Manque de vitalité 132
Maternité 312
Mauvaise haleine 159
- Situation mal digérée 159
- Désir de vengeance 159
- Colère 159

Mauvaise haleine 271
Maux de tête 270
Maux de tête ou céphalées 113
- Volonté de tout contrôler rationnellement 113
- Contrariété 113
- Contrôle 113
- Intransigeance 113

Méfiance 142
Membres inférieurs 184
- Sécurité intérieure 184
- Ouverture pour accepter de donner et de recevoir 184

Membres inférieurs 204
- Relations affectives 204

Membres supérieurs 184
Membres supérieurs 185
- Capacité à accueillir, à embrasser la vie, à prendre la vie à bras-le-corps, à agir, à donner et recevoir 185
- Accueil 185
- Protection 185
- Possession 185
- Action 185
- Pouvoir 185
- Autorité 185
- Contrôle 185

Mémoire d'abandon ou de trahison 205
Mémoire du passé 207
Ménopause 313
Mépris de soi 73

Mes valeurs, mes relations affectives 321

Migraine 114, 270
- Tendance à s'isoler, perte de la joie de vivre 114
- Contrariété 114
- Peur 114
- Insécurité 114

Mise à distance 143

Mobilité 66, 99, 213

Morsures de l'intérieur des joues et de la langue 158
- Insatisfaction de la nourriture affective 158
- Défense 158
- Tentative de libération 158

Motivation pour agir 190

Mouvements cycliques 191

Mutisme 159
- Peur d'exprimer des émotions 159
- Déni - Prise de distance 159

Myopie 140
- Peur du futur 140
- Manque d'une vue d'ensemble 140
- Manque de perspicacité 140

N

Négation de la réalité 142

Négation partielle 121

Nez 145

Nodules de la thyroïde 330

Non acceptation 267

Non acceptation de la vie 116

Non-dits 168

Nostalgie 278

Nuque 169, 173

O

Obéissance 152

Obésité 293
- Manière de se protéger 293
- Protection 293
- Insécurité 293
- Vulnérabilité 293

Œsophage 261
- Organe de transit de la nourriture 261

Œsophagite 261
- Problème de déglutition Nécessité d'avaler 261

Omoplates 181
- Fardeau de la vie 181

Ongles 203
- Capacité à se défendre 203
- Défense 203
- Protection 203

Opiniâtreté 154

Oppression- frustration 330

Orchestre 324

Oreille 152

Organe de transit de la nourriture 261

Orgueil 103, 198

Orientation dans la vie 88

Orteil Annulaire 223
- Confort / inconfort dans la relation 223
- Union 223
- Lien affectif 223

Orteil Index 222
- Blocage du cheminement 222
- Autorité 222
- Direction 222

Orteil Majeur 223
- Équilibre dans nos relations 223
- Créativité 223
- Plaisir 223
- Sexualité 223

Ostéomyélite 96
- Manque de confiance en soi et en tout son environnement 96
- Autorité 96
- Manque de confiance 96

Ostéoporose 98
- Perte d'intérêt et démotivation 98
- Perte de valeur 98
- Perte d'identité 98

Otage des secrets 86

Otite 154
- Inconfort de ce qu'on entend 154
- Impuissance 154
- Colère 154

Ouïe 151

Ouverture 71, 240

Ouverture et écoute intérieure 152

Ouverture pour accepter de donner et de recevoir 184

Ovaires 312
- Liens maternels 312
- Féminin 312
- Maternité 312

P

Pancréas 277, 279, 331
- Joie de vivre 279, 331
- Peur de manquer 279
- Insécurité 279
- Recherche de plaisir 279

Paralysé par les peurs 86

Passion et joie de vivre 233

Passivité 152, 241

Paternité 317

Peau sèche 338
- Aridité dans ses relations 338
- Manque de protection 338
- Besoin de soin 338

Péllicules 131, 271
- Conflit intérieur 131
- Délimitation 131
- Contact 131

Pénis - testicules 315

Perception 192

Péroné 213

Perplexité 148

Personne Cœur 246

Personne Estomac 264

Personne Foie 272

Personne Génitale 319

Personne Peau 342

Personne Poumon 255

Personne Rate-Pancréas 281

Personne Rein 301

Personne Sein 229

Personne Vésicule 275

Personne Vessie 305

Perte d'identité 98

Perte d'intérêt et démotivation 98
Perte de la joie de vivre 149
Perte de la voix 168
Perte de pouvoir 82, 89, 132, 149
Perte de soutien 88
Perte de valeur 98
Perte de vitalité et difficulté à lutter 289
Perte qui déstabilise 88
Pertes 84
Pertes d'urine 304
Perturbation existentielle profonde 93
Petit doigt 202
Petit orteil 224
- Clôture du cycle 224
- Écoute intérieure 224
Peur 114, 126, 270, 298, 310
Peur autour de la Survie 68
Peur d'amour 280
Peur d'Être humilié 75
Peur d'affronter la réalité 79
Peur d'être blessé 339
Peur d'être étouffé physiquement et psychiquement 78
Peur d'exprimer des émotions 159
Peur de communiquer 168
Peur de grandir 99
Peur de l'Abandon 68, 303
Peur de l'Infidélité 68
Peur de la Mort 68
Peur de la Non Reconnaissance 68
Peur de manquer 77, 279
Peur de ne pas être aimé 79
Peur de ne pas être reconnu 73
Peur de ne pas parvenir à ce que je veux 75
Peur de parler 75

Peur de perdre 77, 132, 289
Peur de ses pulsions sexuelles 309
Peur du futur 140
Peur du manque de loyauté 76
Peur du présent 141
Peur du Rejet 68
Peur du ridicule 75
Peur inconsciente d'avoir des enfants 310
Pharyngite 167
- Ses luttes 167
- Refus d'ingérer 167
- Combativité 167
Pharynx 166
- Décision 166
Phlébite 242
- Blocage - découragement 242
Phlébites 214
- Sentiment d'incompréhension 214
- Interruption 214
- Blocage 214
Pieds 218
- Positions et orientations dans la vie 218
- Présence 218
- Positions 218
- Convictions 218
- Enracinement 218
Plaisir 199, 223
Plaisirs dans la vie 199
Plaques bleutées 337
- Retourner l'agressivité contre soi 337
- Révolte 337
- Indignation 337
Plaquettes 237

Poignets 190
- Motivation pour agir 190
- Souplesse 190
- Influence 190
- Habileté 190
- Savoir faire 190

Polype nasal 148
- Conflit entre l'être effectif et l'être affectif 148
- Perplexité 148
- Congestion 148

Positionnement fragile 171

Positions 218

Positions et orientations dans la vie 218

Possession 185, 192

Posture dans la vie 92

Posture de jugement 198

Pouce 196
- Besoin de protection et de réconfort 196
- Contrôle 196
- Consolation 196
- Protection 196

Poumons 249

Pouvoir 185, 192

Pouvoir d'agir 192

Pouvoir devenir maître de soi 92

Pouvoir et sécurité affective 315

Préférer se punir plutôt que s'affirmer 341

Prendre ses fantasmes pour la réalité 83

Prendre soin de soi, prendre soin de l'autre 225

Présence 218

Prétention 202

Principes et lois qui structurent la vie 93

Prisonnier du passé 85

Problème au niveau de la vue 270

Problème de déglutition - Nécessité d'avaler 261

Problèmes articulaires 99

Problèmes au niveau des vertèbres 70
- Déséquilibre 70
- Changement 70

Problèmes au niveau du système nerveux 126
- impossibilité de matérialiser ce que nous pensons ou aimerions faire 126

Problèmes aux doigts 195

Problèmes aux yeux 139

Problèmes d'audition 153
- Écoute sélective 153
- Être aux aguets 153
- Sensibilité aux sons qui nous entourent 153

Problèmes osseux 93
- Principes et lois qui structurent la vie 93
- Dévalorisation 93
- Perturbation existentielle profonde 93
- Manque de confiance en soi 93

Problèmes respiratoires 253

Profond conflit intérieur 95

Prostate 317
- Espace personnel et pouvoir social 317
- Paternité 317
- Puissance 317
- Vie sociale 317

Protection 66, 154, 185, 188, 196, 203, 293, 311

Protection - Interaction 333

Protection contre le contact physique 339

Protection face à des paroles blessantes 154
Psoriasis 339
- Protection contre le contact physique 339
- Peur d'être blessé 339
- Refus des sentiments 339

Psychorigidité 142
Ptosis (Chute de la paupière supérieure) 144
- Grande déception 144
- Regard fatigué 144
- État de veille permanente 144

Puissance 317

Q

Qualité de la nourriture affective 259

R

Rage 80, 87
Raison 326
Rancune 340
Rancunes gardées 99
Rapport au pouvoir 89

Rate 278
- Siège de la nostalgie et des choses inachevées 278
- Nostalgie 278
- Repentir 278
- Vie réglée 278

Rate - Pancréas 277
- Siège de la nostalgie et des lamentations 277
- Règles 277
- Équilibre 277
- Contrôle 277

Réaction face à une quelconque agression 288
Réalisation 188, 324
Recherche d'équilibre dans les autres 80
Recherche de nouveaux points d'appui 216
Recherche de plaisir 279
Rectitude dans ma conduite 99
Recto-colite (inflammation simultanée du rectum et du côlon) 288
- Réaction face à une quelconque agression 288
- Défense 288
- Agression 288
- Attachement 288

Réflexion 326
Refuge 311
Refus 310
Refus d'accueillir 165
Refus d'écouter sa voix intérieure 154
Refus d'ingérer 167
Refus de grandir et sentiment de désespoir 99
Refus de vivre prisonnier de son mental 106

Refus des agressions 154
Refus des sentiments 339
Refus du plaisir 309
Refus personnel du plaisir 156
Regard fatigué 144
Regard obscurci, masqué 142
Règles 277
Reins 298
- Siège de nos peurs 298
- Peur 298
- Colère 298
- Jugement 298
- Équilibre 298
Rejet de moi-même 338
Rejet de sa propre sagesse 73
Rejet du plaisir 87
Relations affectives 204
Remords 118
Renoncement 106, 120, 341
Repentir 278
Répression 118, 309,
Résistance 92, 95, 99, 120, 154, 303, 338
Résistance 95
Résistance à la vie 310
Résistance au changement 132, 303
Responsabilité 82
Responsable de la vitalité 323
Ressentiment 89, 99, 273
Rétention 286
Retourner l'agressivité contre soi 337
Révolte 88, 93, 254, 286, 337
Ruminations mentales improductives 72
Rupture 120

S

Sacrifice 73
Sang 234
Saturation 339
Savoir faire 190
Scoliose 99
- Refus de grandir et sentiment de désespoir 99
- Peur de grandir 99
- Rectitude dans ma conduite 99
- Besoin de m'appuyer sur moi 99
Se déprécier soi-même 72
Se discréditer soi-même 75
Se faire violence 127
Se sentir prisonnier 88
Séborrhée ou peau grasse 339
- Fuite d'un trop plein d'émotions 339
- Saturation 339
- Insaisissable 339
- Désir de fuir 339
Secret de famille 164
Sécurité intérieure 184
Seins 225
Sélection 284
Sensation d'impuissance 90
Sensation de menace 337
Sensibilité 202
Sensibilité à l'opinion des autres 337
Sensibilité aux sons qui nous entourent 153
Sentiment 326
Sentiment d'être divisé 121
Sentiment d'être invisible, transparent 340

Sentiment d'impuissance face à l'identité 93
Sentiment d'incompréhension 214
Sentiment de dévalorisation 83
Sentiment de ne pas être entendu 153
Sentiment de non appartenance 340
Sentiment de nullité 85
Sentiment de perte de protection 131
Sentiment de rejet 127
Séparation 286
Séparation douloureuse 338
Sérénité 323
Sexualité 199, 223
Siège de la nostalgie et des choses inachevées 278
Siège de la nostalgie et des lamentations 277
Siège de nos peurs 298
Siège du contrôle 108
Sincérité 243
Situation mal digérée 159
Situation non résolue 160
Sommeil altéré 271
Souffrance 78, 200
Souffrance de l'enfance 85
Soupçon 142
Souplesse 190
Soutien 222
Soutien dans notre cheminement 222
Stérilité 310
- Peur inconsciente d'avoir des enfants 310
- Peur 310
- Refus 310
- Résistance à la vie 310

Strabisme 143
- Incertitude dans les relations 143
- Déviation 143
- Image divergente/convergente 143
- Désorientation 143
Stress 140
Subtil goût de la vie 156
Surcharge 104
Surdité 153
Surprotection 104
Survie 88
Syncope 126
- Incapacité à assumer la situation 126
- Peur 126
- Fuite 126
Synthèse 108
Synthèse entre pensée et émotion 324
Système digestif 259
Système nerveux 124
Système reproducteur 308

T

Taux d'acide urique élevé 299
Tendance à l'exagération 85
Tendance à la dramatisation 83
Tendance à la victimisation 81
Tendance à s'isoler, perte de la joie de vivre 114
Tendance au manque de contrôle 80
Tentative de libération 158
Tentative pour évacuer 289

Testicules 315
- Pouvoir et sécurité affective 315
- Gestation 315
- Fertilité 315

Thyroïde 326
- Expression de joie, de tristesse et angoisse 326
- Équilibre 326
- Créativité 326
- Réflexion 326
- Sentiment 326
- Raison 326
- Action 326

Thyroïdite 330
- Irritation 330

Tibia 213

Tibia et péroné - partie inférieure des jambes 213
- Difficulté d'avancer 213
- Mobilité 213
- Aller de l'avant 213

Torsion des testicules 316

Torticolis 171
- Difficulté à se positionner 171
- Insécurité 171
- Positionnement fragile 171

Toux irritantes 253

Trahison 86, 205

Tristesse, blocages 249

Tumeur au cerveau 118
- Vieilles souffrances 118
- Répression 118
- Remords 118
- Violence 118

U

Ulcères 264, 286
- Difficulté à digérer mes contrariétés 286
- Révolte 286
- Baisse de l'estime de soi 286

Union 200, 223

Urine colorée 271

Usure 106

Utérus 311
- Accueillir la vie 311
- Refuge 311
- Protection 311

V

Varices 214
- Vie pleine d'insatisfactions 214
- Découragement 214
- Épuisement 214

Verrues 340
- Vide affectif 340
- Rancune 340
- Frustration 340
- Honte 340

Vertèbre cervicale - 2e 73
Rejet de sa propre sagesse-73
Déni de soi-73
Sacrifice-73

Vertèbre cervicale - 1ʳᵉ - appelée Atlas 72
- Ruminations mentales improductives 72
- Se déprécier soi-même 72
- Exigence excessive envers soi 72

Vertèbre cervicale - 3ᵉ 73
- Peur de ne pas être reconnu 73
- Mépris de soi 73
- Indécision 73
- Isolement 73

Vertèbre cervicale - 4ᵉ 74
- Culpabiliser de sa réussite 74
- Colère réprimée 74
- Culpabilité 74

Vertèbre cervicale - 5ᵉ 75
- Inflexibilité face aux opinions des autres 75
- Difficulté d'expression 75
- Peur du ridicule 75
- Peur d'Être humilié 75

Vertèbre cervicale - 6ᵉ 75
- Se discréditer soi-même 75
- Peur de parler 75
- Peur de ne pas parvenir à ce que je veux 75

Vertèbre cervicale - 7ᵉ 76
- Besoin d'approbation 76
- Doute 76
- Insécurité 76

Vertèbre dorsale 76
- Charge qui pèse sur le dos 76
- Culpabilité émotionnelle et affective 76
- Peur du manque de loyauté 76

Vertèbre dorsale 1 77
- Difficulté à me libérer du passé 77
- Peur de perdre 77
- Peur de manquer 77

Vertèbre dorsale 10 82
- Perte de pouvoir 82
- Responsabilité 82
- Victimisation 82
- Insécurité 82

Vertèbre dorsale 11 83
- Tendance à la dramatisation 83
- Manque d'amour propre 83
- Sentiment de dévalorisation 83

Vertèbre dorsale 12 83
- Prendre ses fantasmes pour la réalité 83
- Imperfection 83
- Difficulté à faire des choix 83

Vertèbre dorsale 2 78
- Peur d'être étouffé physiquement et psychiquement 78
- Souffrance 78
- Chagrin 78

Vertèbre dorsale 3 79
- Peur d'affronter la réalité 79
- Hostilité 79
- Inflexibilité 79

Vertèbre dorsale 4 79
- Peur de ne pas être aimé 79
- Amertume 79
- Manque d'amour 79

Vertèbre dorsale 5 80
- Tendance au manque de contrôle 80
- Furie 80
- Rage 80
- Impatience 80

Vertèbre dorsale 6 80
- Grande exigence envers soi-même et désir d'être comme l'autre 80
- Jalousie 80
- Recherche d'équilibre dans les autres 80

INDEX

Vertèbre dorsale 7 81
- Chercher à échapper à nos préoccupations 81
- Manque de soutien familial 81
- Conflits familaiux 81

Vertèbre dorsale 8 et 9 81
- Tendance à la victimisation 81
- Abandon 81
- Manque de contrôle 81

Vertèbre lombaire 1 85
- Tendance à l'exagération 85
- Besoin de s'isoler 85
- Insécurité 85

Vertèbre lombaire 2 85
- Prisonnier du passé 85
- Souffrance de l'enfance 85
- Sentiment de nullité 85

Vertèbre lombaire 3 86
- Otage des secrets 86
- Abus sexuel 86
- Trahison 86
- Dévaloraistion 86
- Honte 86

Vertèbre lombaire 4 86
- Paralysé par les peurs 86
- Impuissance 86
- Échec sociale 86

Vertèbre lombaire 5 87
- Absence d'objectif, de réseau de relations 87
- Difficulté de communication 87
- Rage 87
- Rejet du plaisir 87

Vertèbres cervicales 71
- Comment je m'ouvre à la vie 71
- Communication 71
- Affirmation de soi / soumission 71
- Ouverture 71

Vertèbres coccygiennes 90
- Affrontement des adversités 90
- Croyance 90
- Manque de sécurité 90

Vertèbres lombaires 84
- Insécurité et crainte de la nouveauté 84
- Manque de confiance 84
- Pertes 84
- Manque d'amour 84

Vertèbres sacrées 1,2 et 3 89
- Conflit de valeurs 89
- Ressentiment 89
- Colère réprimée 89
- Frustration 89

Vertèbres sacrées 4 et 5 90
- Sensation d'impuissance 90
- Manque de contrôle 90
- Culpabilité 90

Vertèbres sacrées ou coccygiennnes 88
- Orientation dans la vie 88
- Anxiété 88
- Survie 88
- Honte 88

Vertèbres sacrrées 89
- Rapport au pouvoir 89
- Impuissance 89
- Frustration 89
- Perte de pouvoir 89

Vertiges fréquents 271

Vésicule biliaire 273
- Émotion réprimée 273
- Agressivité 273
- Injustice 273
- Ressentiment 273

Vessie 303
- Résistance aux changements 303
- Résistance 303
- Peur de l'abandon 303

Victimisation 82, 99
Vide affectif 340
Vie pleine d'insatisfactions 214 241
Vie réglée 278
Vie sociale 317
Vieilles souffrances 118
Violence 118
Visage 133
Vision déformée 140, 142
Vitiligo 340
- Sentiment d'être invisible, transparent 340
- Sentiment de non appartenance 340
- Exclusion 340
Volonté 324
Volonté de tout contrôler rationnellement 114
Vomissements 263
Vulnérabilité 293

y

Yeux 137
Yeux exophtalmiques ou yeux exorbités 42
- Alerte maximum 142
- Vision déformée 142
- Méfiance 142
- Soupçon 142
Yeux rouges 140
- Fatigue intérieure 140
- Stress 140
- Émotions réprimées 140

CONCEPTION GRAPHIQUE
com une souris graphique • 06 13 15 24 72

ÉDITEUR
BoD-Books on Demand, 12/14 rond-point des Champs-Élysées
75008 Paris, France

IMPRESSION
BoD-Books on Demand, Norderstedt, Allemagne

Dépôt légal : août 2017

© Les Amis de 4 Varas, 2017
ISBN 978-2-322-06145-5

Adalberto de Paula Barreto

Quand la bouche se tait, les organes parlent…

Dévoiler les messages des symptômes

Traduction française
C. Fénéon et M. Alidières-Chaltiel

Adalberto de Paula Barreto, est professeur à l'Université Fédérale du Ceará (UFC), dans le Département de Santé Communautaire de la Faculté de Médecine. Il a créé la Thérapie Communautaire, un programme de soins primaires dans le champ de la santé mentale, qui fait avant tout appel aux compétences des personnes et promeut la construction de réseaux solidaires.

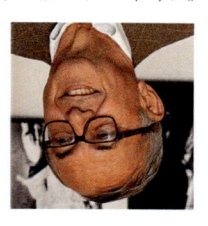

"Né dans la ville de Canindé, à l'intérieur de l'État du Ceará (Brésil), Adalberto Barreto vient d'un milieu populaire et a gravi tous les échelons de l'évolution culturelle, jusqu'au niveau le plus avancé de la critique et de la pensée scientifique européenne, sans néanmoins perdre ou renier ses origines.

Sa formation en théologie, à l'Université Pontificale St Thomas d'Aquin in Urbis à Rome (1976), puis à l'Université Catholique de Lyon en France (1980), lui a fourni tous les éléments, pour rêver d'un monde construit à partir de la dignité des opprimés.

Le doctorat en Anthropologie préparé en France, à l'École des Hautes Études en Sciences Sociales (EHESS) et à l'Université de Lyon II, et obtenu en 1985, lui a permis de comprendre les relations multiples que les êtres humains tissent avec la nature, avec leurs rêves, avec les autres et avec le divin. Toutes ces relations sont d'égale valeur et constitutives des représentations du monde et de son mystère.

Avec le doctorat en Psychiatrie obtenu à l'Université René Descartes Paris V en 1987, Adalberto Barreto avait déjà appris les interactions entre la maladie et la guérison, la société et l'environnement, ainsi que les divers chemins découverts par les hommes, pour soigner leurs plaies corporelles, mentales et spirituelles.

À aucun moment de sa formation académique, il n'a oublié son être profond cabo-clo (métissé indien et européen), sertanejo (du sertão aride) : il est allé jusqu'à se mettre à l'école des guérisseuses-prieuses et guérisseurs, valorisant et réhabilitant la sagesse centenaire de ces thérapeutes populaires et contribuant à l'articuler avec la science moderne.

Touché par la souffrance du peuple, habité par la compassion et la tendresse pour les humbles, animé d'une sainte colère contre les injustices sociales, il a fondé à Fortaleza (Ceará), le Projet de Recherche et d'Extension en Santé Communautaire de l'UFC, au sein de la Communauté de Quatro Varas dans la favela du Pirambú.

Persistant dans sa lutte pour le respect de la différence, il en est venu à se consacrer à l'étude des médecines populaires et leurs systèmes de croyances, cherchant à travers la somme des compétences acquises, à intégrer à la pratique académique officielle, des formes alternatives de recherche de soin."¹

Léonardo Boff

¹ Extrait de la préface du livre L'indien qui est en moi, éd. Descartes & Cie (1996).